Brigitte Renate Meissner

Kaiserschnitt und Kaiserschnittmütter

W0208766

Ich widme dieses Buch in Liebe und Respekt meinen Eltern,
meiner Mutter Yolande und meinem Vater Rudolf

…… und allen Kaiserschnittmüttern, die sich und ihren Kindern lieber eine natürliche Geburt gewünscht hätten. Möget ihr hiermit Ermutigung, Unterstützung in der Verarbeitung sowie vermehrte Achtung für euren Weg und eine neue Sichtweise eurer Erlebnisse finden.

Für dich

Eigentum von:
Kaiserschnittmamas Dresden
Katrin Neumann
Franz-Schubert-Straße 12
01809 Heidenau
www.kaiserschnittmamas-dresden.de
kaiserschnittmamas@gmx.net

Brigitte Renate Meissner

Kaiserschnitt und Kaiserschnittmütter

Frauen erzählen, was sie erlebten und wie sie ihren Kaiserschnitt verarbeitet haben.

Einfühlsame Unterstützung nach der „Bauchgeburt“ - Ein Mutmacher zur seelischen Versöhnung

Brigitte Meissner Verlag

Von derselben Autorin sind erschienen:

„Geburt – Ein schwerer Anfang leichter gemacht“
ISBN 978-3-9522246-o-X
Ein Buch mit einfühlsamen Tipps zur Unterstützung von Mutter und Kind nach Frühgeburt, Vakuumglocke, Zange oder Kaiserschnitt.

„Geburtsgeschichten“
ISBN 978-3-9522246-3-4
Frauen erzählen die Geburterlebnisse mit ihren Kindern. Interessante, berührende und ermutigende Geschichten aus dem Leben.

„Emotionale Narben aus Schwangerschaft und Geburt auflösen“
ISBN 978-3-9522246-7-7
Mutter-Kind-Bindungen heilen oder unterstützen – in jedem Alter

Printed in India

© 2. überarbeitete Auflage 2010 „Kaiserschnitt und Kaiserschnittmütter“
von Brigitte Renate Meissner

ISBN 3-9522246-2-6

© 1. Auflage 2003 Brigitte Meissner Verlag,
Idee von Buch und Umschlag: Brigitte R. Meissner
Das Werk und seine Teile sind urheberrechtlich geschützt. Jegliche Verwendung bedarf deshalb der vorherigen schriftlichen Einwilligung der Autorin. © der einzelnen Beiträge bei den jeweiligen Autoren.
Bearbeitung Buchumschlag: Cornelia Zoller, Consense GmbH Basel. Das Titelbild zeigt Patrik, mit freundlicher Genehmigung seiner Eltern.
Druck und Herstellung: Gopson GmbH

Buchbestellungen: Überall im Buchhandel des deutschsprachigen Raums.
Fragen oder Fehlermeldungen direkt bei: Brigitte R. Meissner, Winterthur, Schweiz, 0041/ (0) 52 203 37 37

INHALTSVERZEICHNIS

Verschiedene Geschichten von Kaiserschnittmüttern

Sucht nicht die Aufsehen
erregende Aktion. Das einzig Wichtige
ist, dass ihr euch selbst gebt.

Dies ist das Mass der Liebe,
das ihr an eure Handlungen legt.

Vorwort

Im Sommer 2001 wurde meine Tochter per Notfallkaiserschnitt geboren. Es war das schönste und zugleich schrecklichste Erlebnis in meinem bisherigen Leben. Ein Widerspruch? Leider nein.

Es geschieht bedauerlicherweise immer wieder, dass eine Geburt nicht so verläuft, wie frau es sich wünscht. Daraus erwachsen der Mutter, dem Kind und der ganzen Familie nicht selten immense Belastungen. Bei der Kaiserschnittgeburt ist dieses Risiko besonders gross, es ist nun mal eine künstliche Geburt. Mutter und Kind werden damit um die Erfahrung einer natürlichen Geburt gebracht.
Selbstverständlich gibt es Komplikationen, die einen Kaiserschnitt rechtfertigen und manchem Kind und mancher Mutter wurde dadurch das Leben gerettet. Und doch entstehen bei vielen Frauen, die sich eine natürliche Geburt gewünscht haben, wegen widriger Umstände jedoch einen Kaiserschnitt erleben mussten, Versagensgefühle. Sie nehmen sich als minderwertig wahr, so als seien sie keine richtigen Frauen und Mütter. Diese Gefühle kenne ich gut.

Mit diesem Buch wollen wir euch zeigen, dass es nicht so sein muss. Auch eine Kaiserschnittmutter ist eine vollwertige Frau, die ihr Kind unter oft schlimmen Voraussetzungen gesund zur Welt gebracht hat. Wir wollen euch mit unseren Erfahrungsberichten Mut machen und zeigen, dass ihr stolz auf eure Leistung sein könnt. Das ist nicht einfach und auch ich brauchte lange, bis sich dieses Gefühl bei mir einstellte. Doch als ich darüber nachzudenken begann, was die Geburt bei mir ausgelöst hat, fand ich ganz neue Gefühle und Gedanken in mir. Ich glaube fest daran, dass im Leben gewisse Dinge passieren, die ein Geheimnis oder eine Chance beinhalten. Wenn man sich bemüht, in diesen Erlebnissen den Sinn zu entdecken, stehen plötzlich wunderbare Möglichkeiten zur eigenen Entwicklung offen.

Sich mit der eigenen Geburtsverarbeitung zu befassen, ist ein manchmal auch mühsamer, schmerzhafter Prozess. Häufig öffnen sich dabei wieder seelische Wunden. Und es kommen vielleicht auch

Gefühle auf, die nicht ins Bild einer perfekten Frau und Mutter passen. Stellt euch diesen Gefühlen! Nur so findet ihr einen Weg, euch mit dem Geburtserlebnis zu versöhnen.

Es braucht Stärke und Mut, um sich gegen das gängige Klischee der glücklichen Mutter zu stellen und zu sagen: „Nein, die Geburt meines Kindes war für mich leider kein schönes Erlebnis." Aber habt ihr nicht schon Stärke und Mut bewiesen, als ihr eure Kinder zu Welt brachtet? Seid mutig, denn ihr seid nicht alleine.

Ich möchte allen Frauen danken, die uns ihre persönliche Geschichte in diesem Buch mitteilen. Da meine Geschichte auch hier steht, kann ich eure Gefühle sehr gut nachvollziehen. Ich hoffe, dass wir mit unseren Erfahrungen dazu beitragen können, ein Tabu zu brechen und damit anderen Frauen bei der Geburtsverarbeitung helfen. Wenn unser Weg und unsere Erlebnisse einen Sinn haben, dann vielleicht auch diesen. Danke.

In Liebe
Anita, eine Kaiserschnittmutter

Willkommen zur Einleitung

Wie schon bei meinen anderen Büchern werde ich mich auch hier in der Einleitung kurz halten, da ich selber lange und ausschweifende Einleitungen nicht liebe – und auch nicht lese! Als Autorin und Herausgeberin habe ich jedoch das Bedürfnis kennengelernt, meiner Leserinnenschaft ein paar wenige Dinge mitteilen zu wollen, bevor sie sich auf die Lesereise macht. Deshalb freut es mich, wenn Sie sich für die folgenden Zeilen Zeit nehmen.

Frauen und Kinder mit schweren, traumatischen oder enttäuschenden Geburtserlebnissen lagen mir schon seit Beginn meiner Hebammentätigkeit immer sehr am Herzen. Vor allem aber die Kaiserschnittmütter- und babys. Warum? Die Enttäuschung und Trauer über die abgebrochenen Geburten, die Gefühle des Versagens und der Hilflosigkeit, die viele von Ihnen danach verspürten und verbalisierten, bestärkten mich darin, Wege suchen zu wollen, um gerade Ihnen bei der Verarbeitung dieses im wahrsten Sinne des Wortes „einschneidenden Ereignisses“ bestmöglichste Unterstützung geben zu können. Gleichzeitig erkannte ich, dass sich generell nach schweren Geburten und auch nach unnatürlichen wie dem Kaiserschnitt oft gehäuft ganz spezifische Probleme bei Mutter und Kind zeigen.

Ich begann diese zu sammeln und habe auf Grund dieser Erkenntnisse und meiner Suche nach Abhilfe und Hilfsmöglichkeiten mein erstes Buch „Geburt – ein schwerer Anfang leichter gemacht“ herausgegeben. Ein Buch, das sich eben speziell an enttäuschte und vom Geburtserlebnis generell belastete Mütter und Kinder richtet. Ich spürte, dass ich über das Medium Buch vertiefte und persönlichere Informationen vermitteln und auch mehr Menschen erreichen konnte als bloss in meinem persönlichen Arbeitsbereich. Während meiner Arbeit an meinem zweiten Buch „Geburtsgeschichten“, kam mir die Idee, ein Buch nur für Kaiserschnittmütter herauszugeben. So arbeitete ich an beiden Buchprojekten gleichzeitig.

Einige der Kapitel in diesem Buch habe ich ähnlich oder zu gewissen Teilen auch wörtlich aus meinen zwei vorherigen Büchern übernommen. Dies habe ich deshalb getan, weil bestimmte Grundaussagen, wie beispielsweise bei der Geburtsverarbeitung, dieselben bleiben. Ich habe dort, wo das Thema Kaiserschnitt in einem Bereich spezielle oder andere Erfahrungswerte hervorruft, diese auch jeweils individuell behandelt.

Anders als bei meinem ersten Buch, in dem ich mit Ausnahme von zwei kleinen Beiträgen von Ärzten den ganzen Inhalt selber zusammengetragen und geschrieben habe, besteht das hier vorliegende Buch „Kaiserschnitt und Kaiserschnittmütter“ zu etwa der Hälfte aus gesammelten Erzählungen von Müttern. Mit ganz wenigen Ausnahmen kenne ich jede der Frauen persönlich, die mit ihren Berichten in diesem Buch vertreten sind. Ich habe sie entweder in der Schwangerschaft in meiner Hebammenpraxis betreut, bei der Geburt ihrer Kinder begleitet, meinen „Kaiserschnittfrau-Seminaren“ kennengelernt oder sie kamen für die Verarbeitung einer für sie traumatisch verlaufenen Geburt zu mir in meine Praxis.

Jede dieser Frauen hat ihre eigene Art, ihre Geschichte zu erzählen und wir (die Lektorinnen und ich) haben versucht, diesen persönlichen Stil zu bewahren. Wir sind der Meinung, dass dies die Einzigartigkeit jeder Geschichte unterstreicht und empfinden es als Bereicherung. Dies zum Verständnis für die Leserinnen und Leser, sollte der wechselnde Ton auffallen. Mit ein paar wenigen Beiträgen sind auch Väter vertreten, welche die Geburten aus ihrem Blickwinkel erzählen. Alle Frauen haben mir ihre Erzählungen und Beiträge frei zur Verfügung gestellt. Im Gegenzug spende ich für jedes verkaufte Buchexemplar einen Schweizerfranken an Projekte von zwei Hilfswerken, welche sich für die Aufklärung und den Kampf gegen die Genitalverstümmelung von jungen Mädchen vor allem in Afrika einsetzen (Siehe separates Kapitel am Ende dieses Buches).

Vielleicht gibt es das eine oder andere Wort, welches für Sie nicht verständlich ist. Deshalb habe ich für einige Begriffe aus der Geburtshilfe am Ende des Buches einen kleinen Index erstellt.

Jede Frau und Mutter enthüllt ihren eigenen Erlebnisreichtum und die verschiedensten Lebenserfahrungen in Freud und Leid rund um die Geburten ihrer Kinder auf ihre ganz spezielle und einzigartige Weise. Wir werden als Zeuginnen und Zeugen davon unweigerlich berührt, denn wie der Tod, so ist die Geburt mit das bewegendste Ereignis unseres menschlichen Daseins. Mögen Sie die nun folgenden Lebens- und Geburtsgeschichten genauso berühren wie mich.

Mögen alle Wesen Glück und Harmonie erfahren.

Brigitte Renate Meissner

PS: Überarbeitete Version 2010:
In dieser überarbeiteten Ausgabe von „Kaiserschnitt und Kaiserschnittmütter" finden Sie auf S. 126 neu das Kapitel: „Mutter-Kind-Bindung nachträglich heilen in zwei Schritten".

Die Freude und das Engagement Mütter und ihre Babys, Kleinkinder oder älteren Kinder nach schweren oder enttäuschenden Geburten auf ihrem Heilungsweg zu begleiten, blieb bei mir ungebrochen. Und auch das tiefe Berührtsein, wenn ich als Zeugin und Begleitende miterleben darf, wenn tiefe emotionale Durchbrüche bei Mutter und Kind passieren. Es erfüllt mich mit grosser Freude, dass immer mehr Fachpersonen meine Erkenntnisse und die im hinzugefügten Kapitel beschriebenen Hilfsmöglichkeiten und Heilrituale in ihren Arbeitsalltag integrieren. Trotzdem, es sind noch nicht genug - wir haben noch viel zu tun.

Die Geburt und damit Mutter und Kind zu heilen, heisst auf die Dauer die ganze Welt zu heilen. *Jeannine Parvati Baker, Laienhebamme*

Der Sinn und die Nachricht dieses Buches

Viele Frauen erzählen uns Hebammen immer wieder gerne ihre Geburtsgeschichten und stellen uns dabei oft viele Fragen. Auch untereinander tauschen Frauen dieses einzigartige Erlebnis häufig aus, denn es ist eines der intensivsten Ereignisse im Leben einer Frau. Gerade die Frauen, welche gerne natürlich geboren hätten, aber unfreiwillig einen Kaiserschnitt erlebt haben, kommen da sehr oft zu kurz.

Ein Kaiserschnitt ist bei vielen Frauen ein Erlebnis, das unverhofft und unerwartet passiert. Oftmals ist dieser geburtshilfliche Eingriff auch verbunden mit einer mehr oder weniger dramatischen Notsituation, so dass die Gefühle und momentanen Bedürfnisse der betroffenen Frauen und Mütter allzu oft auf der Strecke bleiben, weil das Wohlergehen des Kindes dann Priorität hat.

Manchmal wird ein Kaiserschnitt auch von langer Hand geplant, da es sich um eine Beckenendlage (Steisslage) oder Zwillingsgeburt handelt und die begleitenden Ärzte zum Kaiserschnitt raten. Wohlgemerkt: Nicht alle Zwillingskinder oder Steisslagen müssten per Kaiserschnitt entbunden werden. Obwohl es bei diesen Konstellationen klar geburtsunmögliche, risikoreiche Kindslagen gibt, welche eine Geburt auf spontanem, natürlichem Wege nicht ermöglichen, so könnten mehr Kinder spontan geboren werden, wenn die Ärzte noch das notwendige Wissen dazu hätten oder die Paare in dafür besser ausgerüstete grössere Kliniken überweisen würden. (Siehe den Beitrag von Dr. Krause aus dem Klinikum Nürnberg auf Seite 152).

Kaiserschnittmütter sind gerade in einer Gruppe von Frauen, die alle spontan geboren haben, oft allein, fühlen sich ausgegrenzt und haben selten das Erlebnis, sich „in Gruppe" fühlen zu dürfen. Die Idee für dieses Buch kam mir, als ich mir Gedanken darüber machte, wie Kaiserschnittmütter sich finden könnten, damit sie sich nicht mehr so alleine fühlen müssen. Dieses Buch soll denn auch die Vielfalt möglicher Geburts- und Lebenserfahrungen rund um den Kaiserschnitt abbilden. Verschiedenste Frauen in jeweils unterschiedlichen Lebensphasen und Erlebniswelten erzählen von ihren Geburten und den damit verbundenen Schicksalswegen, welche mit ihren Kindern eng verknüpft sind. Wir alle, die wir diese Geschichten lesen, sind also einen Moment lang ganz intim bei jeder einzelnen „auf Besuch".

Gleichzeitig kann es auch einfach für alle involvierten Fachpersonen wie Hebammen, Wochenbettschwestern, Geburtshelfer, Stillberaterinnen, Therapeutinnen und Therapeuten und andere Interessierte berührend und spannend sein, diese Erfahrungsberichte zu lesen. Um noch besser zu verstehen, was Kaiserschnittmütter bewegt und was ihnen hilft. Oder aus Freude und Interesse an Wahrheitsberichten. Ansonsten soll dieses Buch auch ein Plädoyer sein zur Unterstützung und Ermutigung aller Frauen, welche ein schweres oder enttäuschendes Geburtserlebnis mit einem ihrer Kinder hatten. Erstens zeigen die Geschichten, dass jede Frau mit jedem ihrer Kinder einen eigenen individuellen (Geburts-) Weg geht, zweitens aber auch, wie viele der Frauen, die sich der Geburtsverarbeitung gestellt haben, einen inneren Wachstumsweg gegangen sind. Sie sind an dem Geschehenen gereift und sie haben dadurch psychologische Prozesse durchgemacht, die ansonsten nicht stattgefunden hätten. Und vielleicht gehört genau diese Reifung zu ihrem Lebensweg und bringt oder brachte dadurch genau die Qualitäten zum Vorschein, welche diese Frau und Mutter für ihren Einsatz als die Mutter ihrer Kinder nun gut gebrauchen kann! Während meiner Arbeit im Spital und in meiner Praxis sage ich den Frauen immer wieder: „Die Geburt mit deinem Kind ist gemeinsames Schicksal und keine Leistungsangelegenheit und sollte ganz sicher frei von Schuld sein!"

Der Reichtum der Frauen

Ich persönlich empfinde ganz stark, dass die Anstrengung, welche die Frauen tagtäglich rund um den Erdball mit der Geburt ihrer Kinder vollbringen, gewaltig ist. Unabhängig vom Geburtsverlauf! Ganz abgesehen davon das Grossziehen der Kinder, aber dies ist ja wieder eine ganz andere Geschichte. Ein Vater äusserte einmal die Worte: „Wenn mehr Männer sehen könnten, wie Babys geboren werden, hätten wir viel weniger Krieg!" Ja, wenn man Frauen bei der Geburt ihrer Kinder begleitet und die zarten Neugeborenen betrachtet, dann weiss man, dass das Leben kostbar ist.
Der Reichtum der Frauen liegt meiner Meinung nach auch in der Tiefe ihrer Gefühlswelt und der Fähigkeit, schwere und anstrengende Zeiten hinter sich zu lassen und doch immer wieder neu zu lieben. Das vermögen natürlich auch Männer, aber dies ist ein Buch über Frauen und ihre Geburts- und Lebenserfahrungen und die Männer kommen deshalb nur am Rande vor, was aber selbstverständlich nicht abwertend gemeint ist.

Geschichten erzählen

Der Reichtum der Frauen besteht auch darin, Geschichten zu erzählen. Einfach zusammensitzen und reden, das können wir stundenlang. Unsere Erlebniswelt kundtun, psychologisieren und philosophieren. Das tut uns gut. Und dadurch lernen wir voneinander. Dieser Reichtum des Geschichten Erzählens und Austauschens war früher auch auf breiter Gesellschaftsebene alltäglicher und besteht nach wie vor in all den Kulturen und Völkern weiter, die sich vom modernen Zivilisationsstress und vom Fernsehen noch nicht vollends haben vereinnahmen lassen. Auch in Zeiten, die voll von Schmerz, Leid oder Gefühlsintensität sind, tut uns das Reden gut. Solche Zeiten bringen uns oft erst dazu, uns der wahrhaft wichtigen Werte im Leben bewusst(er) zu werden. Geburt und Tod, Krankheit, Verlust des Partners oder Trennung sind Dinge und Situationen, die uns oft „wahrer" werden lassen.

Miteinander reden

Seit Jahrhunderten verarbeiten Frauen Erlebnisse indem sie über sie reden. Das Bild des Kaffeeklatsches und Damenkränzchens hat schon viel Grund zu Spott gegeben und ist sicher nicht die Ebene, die ich hier ansprechen möchte. Aber die Richtung stimmt. Früher und heute – Frauen treffen sich eben, um ihre Geschichten, ihre Sorgen, ihre Alltagserlebnisse zu erzählen. Natürlich wurde oder wird, je nach Charakter der Beteiligten, sicher auch gespottet und geklatscht, aber bestimmt in unterschiedlichem Ausmass und nicht nur. Manchmal eher bösartig, manchmal auch mitfühlend. Sicher ist, dass diese Form des Zusammenseins viel zur individuellen Psychohygiene beitrug oder beiträgt. Ich und meine Freundinnen treffen uns jedenfalls regelmässig zum Austausch, die Kinder spielen und dabei wird geredet und ausgetauscht. Je nach Zusammensetzung mal offener, mal eher verhaltener – und, ich geb's zu, manchmal wird auch geklatscht!

Frauen reden miteinander und erzählen sich dabei oft ihre Geburtsgeschichten. Leider kommen aber in diesen Erzählrunden Frauen, die ein für sie enttäuschendes oder sogar traumatisches Geburtserlebnis hatten, also sehr oft auch unfreiwillige Kaiserschnittmütter, nicht selten zu kurz. Denn erstens schämen sie sich oft, ihre diesbezüglichen sensiblen Gefühle in einer Runde zu offenbaren oder es geht ihnen zu stark an die Substanz, sich so verletzlich zu zeigen. Oft stehen Kaiserschnittfrauen auch ganz alleine mit ihrem Erlebnis und sind dadurch zusätzlich noch eine Einzelgängerin in der Gruppe. Dadurch können sie oft die anderen Geschichten nicht frei und unbelastet aufnehmen, um dadurch vielleicht auch Mut zu fassen und etwas zu lernen für eine nächste eigene Geburt.

Häufig ist es so, dass viele Frauen, die spontan geboren haben, zwar mitfühlend sind, aber gar nicht nachvollziehen können, was ein Kaiserschnitt wirklich bedeutet. Wie sollten sie das auch. Verena, eine Kaiserschnittmutter, berichtete mir, wie sie ihrer Schwägerin von ihrem Kaiserschnitterlebnis erzählte. Sie beschrieb die Schwägerin, die ihr Kind ganz leicht ohne Dammschnitt- oder riss bekommen hatte, als „nicht völlig unsensibel". Sie hatte ihr jedoch erst erklären müssen, dass eine Frau beim Kaiserschnitt mit PDA zwar wach ist, aber ihr Kind nicht streicheln und im Arm halten kann, da die Arme (wenigstens in den meisten Kliniken) festgeschnallt sind. Beide Töchter wurden auch innert kürzester Zeit von ihr weggebracht. Verenas Schwägerin war darüber sehr erstaunt gewesen. Den meisten „nichtbetroffenen" Frauen ist ausserdem nicht wirklich klar, was es bedeutet, wenn der Bauch aufgeschnitten, genäht oder mit Klammern fixiert wird, vielleicht verdrängen sie es auch.

Leider sprechen Frauen mit Kaiserschnitt oft noch nicht mal mit Frauen, die das gleiche wie sie erlebt haben. Verena berichtete mir ausserdem folgende Geschichte:

„Eine Nachbarin von mir, die wusste, dass ich den zweiten Kaiserschnitt nach einer abgebrochenen Hausgeburt hinter mir hatte, erzählte mir vor wenigen Monaten ganz beiläufig, dass ihre Tochter ebenfalls per Sectio zur Welt gekommen war; das Mädchen ist dreieinhalb! Ich erinnere mich, wie ich damals mit dem zweiten Kind schwanger, zusammen mit ihr auf dem Spielplatz sass und ihr erzählte, dass wir eine Hausgeburt geplant hätten. Das war gegen Ende der Schwangerschaft, als wir mit Aussenstehenden mehr darüber sprachen und es nicht mehr wie anfangs verheimlichten, aus Angst vor unangenehmen Diskussionen. Sie meinte konsterniert: „Ich dachte, dass man bei Kaiserschnitt das nächste Mal auch wieder einen bekommt." Und dies von einer Zahnärztin! Ganz deutlich höre ich noch meinen darauf folgenden Monolog zu diesem Thema. Ein bisschen habe ich mich damals über ihre Ignoranz geärgert, aber eigentlich, wie ich heute erkannt habe, war sie einfach zutiefst verunsichert. Ihr leises Geständnis bezüglich ihres eigenen Kaiserschnitts so viel Zeit später, hat mich wie ein Donnerschlag getroffen und ich habe in diesem Moment sehr viel Schmerz bei ihr gefühlt. Sie hat so lange gebraucht, diese wenigen Worte zu sagen. Ich habe mich oft gefragt, ob ihre Tochter ein Einzelkind bleiben wird."

Viele Frauen machen den Fehler, ein gutes und starkes, natürliches Geburtserlebnis gleichzustellen mit einer Leistung, die sie als Person zu erbringen hätten. Wenn sie dies aus irgendeinem Grund nicht geschafft haben, weil das Leben andere Wege mit ihnen ging, die Geburt sich anders als erhofft entwickelte, so empfinden sie dies leider nur allzu oft als persönliches Versagen. Wenn sie nun nicht Versagens- und Schuldgefühle plagt, so kann sich eine Frau auch einfach vom Leben benachteiligt und traurig fühlen, während sie mit einem Kloss im Bauch dem begeisterten Bericht einer glücklicheren „Geburts–Frau“ lauscht. Ich glaube, wichtig ist auch sich einzugestehen, dass man eben nicht immer und in allen Belangen perfekt funktioniert, dass man das schwierige Erlebnis und die eigene Reaktion darauf akzeptiert, annimmt, mit sich selbst Mitgefühl hat.

Auch tiefe Wut und Ärger wegen Dingen und Situationen, die sie während oder nach der Geburt in der „Spitalmühle“ mit zum Teil herzlosem oder unsensiblem Personal erlebt hat, treibt manche Frau um. Natürlich ist jede Frau froh, wenn sie und ihr Kind wohlauf sind nach einer schwierigen Geburt, einem Kaiserschnitt, aber sie wäre noch glücklicher, wenn sie vom Erlebnis nicht überrollt oder überfordert worden wäre oder wenn unfreundliches Personal die sensible Zeit des Wochenbettes nicht zum Albtraum gemacht hätte. Daraus können alle Frauen lernen, was sie bei einem nächsten Mal besser vorbereiten und abklären sollten. Wie und in welcher Klinik oder welchem Geburtshaus möchte ich mein Baby gebären? Was für eine Stimmung herrscht in dieser Klinik, diesem Geburtshaus?

Voneinander profitieren

Dank der vertieften Erkenntnis von psychologischen Zusammenhängen stehen wir heute an einer, ich würde schon fast sagen, historischen Schwelle: Wir sind gefordert, auf seelischer Ebene noch mehr Ehrlichkeit zuzulassen, damit wir uns alle weiterentwickeln können. Wenn wir uns unsere Geschichten ehrlich erzählen und gegenseitig mit Einfühlungsvermögen zuhören, dann kann jede Frau vom Reichtum der anderen profitieren. Auch Frauen, die gut und natürlich geboren haben, müssen vermehrt lernen, dies mit Dankbarkeit zu sehen, statt als persönliche Höchstleistung und dadurch auch ihr Herz öffnen, um mit Mitgefühl, nicht mit Mitleid den Erzählungen von enttäuschten Frauen zu folgen. Damit lernen diese, dass sie und ihre Geschichte akzeptiert, geachtet und verstanden werden.

Manchmal braucht es auch wirklich Mut, in einer Gruppe von Frauen die einzige zu sein, die scheinbar negative Gefühle verspürte. Denn in Wirklichkeit sind es natürlich viel mehr, die so empfinden, aber keine gibt es zu. Erst durch das Verbalisieren und die Akzeptanz der negativen Gefühle, Ängste und Eindrücke, werden wir auch fähig, das Positive der erlebten Situation zu sehen, das möglicherweise erst nach längerer Zeit ersichtlich ist. Die Geburt bringt manche Frau erst dazu zu spüren, was sie will und was sie NICHT will. Zu wissen was sie nicht (mehr) will, ist eine positive Kraft, die sie im Leben gut gebrauchen kann und für sich einsetzen sollte.

Die Geschichte des Kaiserschnitts

Der Kaiserschnitt ist eine Operation, welche mit Sicherheit vor bald 450 Jahren zum ersten Mal an einer lebenden Frau ausgeführt wurde. Die Wurzel des Kaiserschnitts reicht aber zweifelsohne bis in die Frühzeit der Menschheit zurück. Denn es liegen uns viele Berichte aus der Mythologie der verschiedensten Kulturkreise sowie aus der Volksmedizin vor, welche wir nicht einfach ins Land der Fabeln verweisen können. Die Wahrscheinlichkeit, dass diese Operation aus natürlicher Notwendigkeit auch schon früher zumindest versucht wurde, liegt nahe.

Obwohl der Kaiserschnitt an der toten Mutter in der hellenischen Mythologie erwähnt wird, finden sich hierüber in der sonst umfangreichen griechischen medizinischen Literatur oder Kulturgeschichte keine Angaben. Es finden sich viele Hinweise über den Tod der Mutter bei der Niederkunft, aber kein Zitat spricht davon, was zu machen sei, wenn eine schwangere Frau vor der Entbindung stirbt oder was in einzelnen Fällen konkret getan wurde. (Bei den Römern hingegen gab es ein Gesetz, in dem klar formuliert wurde, was in so einem Fall zu machen sei). Bei den Griechen sind auch keine gesetzlichen Verfügungen oder Empfehlungen an Ärzte oder Hebammen vorhanden.

Mein Verdacht ist, dass dies daran liegt, dass es bis ins späte Mittelalter ein grosses Tabu war Tote zu sezieren, das heisst, ihren Leib aufzuschneiden. So wurde dies bei schwangeren Frauen die starben, dann zwar doch hie und da versucht, um das Ungeborene zu retten, es wurde wegen des Stigmas aber eher verheimlicht. Scheinbar hatten im Mittelalter die Hebammen in einigen Regionen die Pflicht, einer Sterbenden den Bauch aufzuschneiden, um das Kind zu retten. Dann konnte es wenigstens noch getauft werden, bevor es starb, und seine Seele verfiel nicht dem Teufel. Die Geschichte des Kaiserschnitts ist auch deine Geschichte, liebe Kaiserschnitt-Mutter.

Ich weiss, dass die meisten der unfreiwilligen Kaiserschnittmütter gerade den Satz: „Sei doch froh, dir und dem Kind geht es jetzt ja gut", nicht mehr hören können, wenn sie von ihrer Enttäuschung reden möchten. Es ist mir wirklich ein tiefes Anliegen der Öffentlichkeit/den Menschen bewusst zu machen, dass jede von der Geburt enttäuschte Frau das Recht hat diese Gefühle zu verspüren und auch auszudrücken. Erst danach kann bei vielen Müttern der Prozess der Annahme beginnen. Die verlorenen Illusionen, der Schreck, die Ängste und Verluste müssen betrauert und verabschiedet werden. Das ist ganz klar. Im weiteren Verlauf der Verarbeitung kann der Gedanke und das Wissen, was geschehen wäre, wenn es nicht die Möglichkeit eines Kaiserschnitts der modernen Zeit gegeben hätte, doch für einige Frauen hilfreich sein im Prozess der Auseinandersetzung. Ein gefühlsmässiges Eintauchen und Bewusstwerden, wie viele Generationen von Frauen den Weg zum heutigen kompetenten Eingriff noch mit dem Leben bezahlten, kann den Prozess der Dankbarkeit unterstützen und dadurch die Annahme des Geschehenen erleichtern. Denn Dankbarkeit, wo immer sie ihren Ansatzpunkt hat, ist ein wichtiger Meilenstein in jedem Versöhnungsprozess. Und sie bedingt sehr oft eine bewusste Entscheidung.
Deshalb habe ich hier im Anschluss an meinen eigenen Text, eine gekürzte Fassung der Geschichte des Kaiserschnitts angefügt. Ich finde, sie ist interessant und gehört ins Allgemeinwissen einer Kaiserschnittmutter, denn es hat mit ihrer Geschichte aufs Engste zutun.

Über die Jahrhunderte wurden unzählige Frauen unter den schwierigsten und primitivsten Umständen operiert und für lange Zeit überlebten scheinbar nur eine bis drei in den Schriften aufgeführte Frauen diese Versuche. Alle anderen starben und jede von ihnen, ihr individuelles Schicksal und ihr Tod haben jeweils einen kleinen Baustein dazu beigetragen, dass heute Frauen und ihre Kinder diesen Eingriff nicht nur überleben sondern Dank dieser Operation überhaupt am Leben geblieben sind, beziehungsweise vielleicht überhaupt nur wegen des Kaiserschnitts leben.

Grundsätzlich wurde im Mittelalter und auch in der Antike der Kaiserschnitt eher an der schon toten Mutter vollzogen, um eventuell noch wenigstens das Kind zu retten. (Was jedoch gemäss der Schriften angeblich also nur als Einzelfall gelang!). Erst ab dem 16 Jh. war die Sectio Caesarea an der (noch) lebenden Frau mehr und mehr versucht worden. Man weiss aber zum Beispiel, dass in Paris zwischen 1790 und 1878 keine einzige Frau diese Operation überlebte. Ohne Anästhesie (erst um 1830 entdeckte man die schmerzlindernde Wirkung von Äther und Chloroform) wurden die Frauen operiert, als einzige Hilfe nur die Möglichkeit der Gabe von Branntwein oder eventuell noch anderer Drogen, welche eine Senkung der Bewusstseinsebene bewirkten.

Es folgte eine lange von vielen Misserfolgen, Hoffnungen und Missgeschicken geprägte Zeit der Erfahrungssammlung auf Ärzteseite in vielen Ländern Europas. In dieser Zeit glückte der Kaiserschnitt zunehmend doch vereinzelt in dem Sinne, dass die Frau ihn überlebte - selten jedoch das Kind. Erst ab 1850 bis Anfang 1900 verbesserte sich die Op-Technik zusammen mit der Wissenschaft der Anästhesie, so dass immer mehr Frauen und Kinder überlebten, bis zum Routine-Eingriff der heutigen Zeit. Es folgt nun eine ergänzende, kurze Fassung der Geschichte des Kaiserschnitts. Sie ist von Gabriele Hohwieler-Brünner, Historikerin, Germanistin und Lektorin dieses Buches.

Historisches

Angeblich soll Caesar (100–44 vor Chr.) per Kaiserschnitt auf die Welt gekommen sein, dies ist jedoch höchst unwahrscheinlich, da seine Mutter Aurelia nach der Geburt ihres Sohnes noch gut 46 Jahre lebte. Der römische Geschichtsschreiber Plinius der Ältere (23-79 nach Chr.) wollte mit dieser besonderen Geburt in seiner „Historia naturae..." die herausragende Stellung Caesars in der Geschichte betonen und nahm es deshalb mit der Wahrheit nicht so genau. Er griff auf die Geburt eines anderen großen römischen Feldherrn – Scipio Cornelius Africanus (235–183 v. Chr.) zurück, der ein Wegbereiter Roms zur Weltherrschaft war. Scipio wurde wahrscheinlich durch Schnittentbindung geboren, nachdem seine Mutter kurz vorher gestorben war. Dass es Schnittentbindungen bei den Römern schon sehr früh gab, beweist die Lex regia (=königliches Gesetz), die verbot, dass eine schwangere Frau beerdigt wurde, bevor nicht die Leibesfrucht herausgeschnitten worden war. Für Scipio Cornelius Africanus ein echter Glücksfall.

Der Begriff Kaiserschnitt geht auf die lateinischen Vokabeln „caedere" und „secare" zurück, die beide „schneiden" bedeuten. Lateinisch heißt die Schnittentbindung „sectio a caeso (matris) utero", was übersetzt „Operation vom aufgeschnittenen Uterus der Mutter" bedeutet.
Weitere prominente Kaiserschnittkinder der Antike sind Aesculap, der Gott der Heilkunde, sowie Dionysos, Gott der Vegetation, des Weines und der Ekstase, der im Schenkel seines Vaters Zeus ausgetragen wurde, nachdem er aus seiner sterbenden Mutter heraus geschnitten worden war. Auch Buddha soll angeblich auf diesem Weg das Licht der Welt erblickt haben.
Im Mittelalter wurden Kaiserschnitte von den Hebammen durchgeführt, der Schnitt wurde anschließend mit einem seidenen Faden vernäht und mit einem Pflaster aus tierischen und pflanzlichen Stoffen bedeckt. Allerdings dürfte keine der Frauen diesen Eingriff überlebt haben, obwohl einzelne Berichte darüber in den Geschichten der damaligen Zeit auftauchen. In der württembergischen Hebammenverordnung von 1480 wird erläutert, wie ein Kaiserschnitt vollzogen werden sollte:

„Viele Mütter bitten sterbend, oder, wenn sie fühlen, dass sie sterben müssen, das Kind durch den Schnitt zu befreien. In diesem Falle muss eine geschickte Hebamme eine Seite aufschneiden, aber nicht die rechte: Denn beim Mann liegt das Herz links, bei der Frau aber rechts. Sie soll im unteren Bereich des Bauches in der Gegend des Schambeins beginnen und über eine Handbreit aufschneiden und mit ihrer geölten Hand sorgfältig die Eingeweide fortschieben. Sie soll die Kranke auf dem Rücken liegen lassen, so dass der Kopf verhältnismäßig tief liegt, damit sie an die Gebärmutter heran kommt. Dann wird die Frau nach Eröffnung der Gebärmutter auf die Seite geneigt, wie die Hebammen gut wissen. Das Kind wird von den Eihäuten befreit. Die Frau aber, wenn sie noch Lebenszeichen von sich gibt, wird vorsichtig auf den Rücken gelegt.
Man versieht die Wunde mit drei oder vier Ligaturen mittels einer Nadel und einem seidenen oder anderen Faden. Darüber kommt ein Pflaster aus drei Eiern und starkem Hanfstoff, dem man, wenn es zu haben ist, noch Pulver von armenischer Erde (bolus armenicus) zufügt. Das Pflaster wird auf die Wunde gebunden ... und mit Gottes Hilfe wird sie gesund werden."

Abb. Aus dem Folianten „Seelenwurzgarten", N.Y. Pierpont Morgan Library

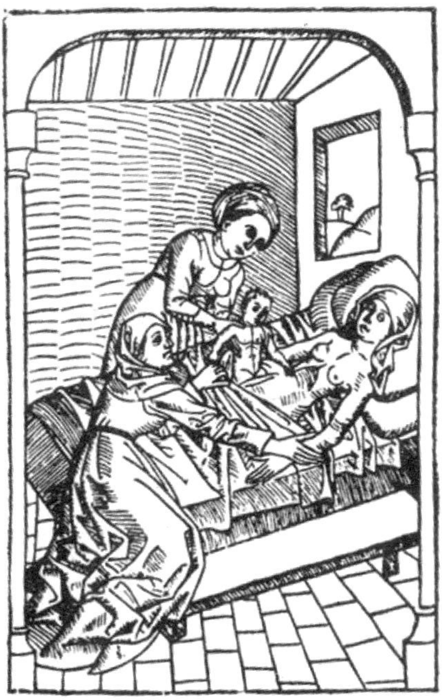

Die Geschicklichkeit im Kaiserschnitt brachte den Hebammen in Frankreich den Spottnamen „ventrières" ein. Sinngemäss übersetzt heisst das „Bauchaufschneiderinnen".
Die Kirche hielt denn auch die „weisen Frauen" dazu an, lieber das Leben des ungetauften Kindes zu retten und den Tod der Mutter billigend in Kauf zu nehmen.
Ständige Ermahnungen und Strafandrohungen an die Hebammen dürfen als Indiz gewertet werden, das diese nicht gerne dazu bereit waren.

Es gab Hebammen, die ausdrücklich berechtigt waren, den Kaiserschnitt durchzuführen. Konnte eine solche nicht rechtzeitig zu einem Notfall gerufen werden, durfte der Kaiserschnitt auch von einer nicht ausdrücklich berechtigten Hebamme vorgenommen werden.
1840 betrug die Sterbequote nach der Durchführung des Kaiserschnitts noch nahezu 100%, um 1900 waren es Dank des Vordringens der Asepsis in die Operationssäle nur noch 3%.

Kaiserschnitt – die „Bauchgeburt"

Der Ausdruck „Bauchgeburt" stammt von einer Frau, welche eines meiner Tagesseminare für Kaiserschnittfrauen besuchte. Sie hatte schon einiges an Vorarbeit in Bezug auf Verarbeitung und Versöhnung mit dem Erlebnis Kaiserschnitt hinter sich, kam aber doch zu diesem Seminar, weil sie, wie sie sagte, sich einmal wirklich „in Gruppe" fühlen wollte. Während sie so von ihren Erfahrungen berichtete, sprach sie dann auch von ihrer „Bauchgeburt" und mich berührte die Art wie sie es sagte sehr. Sie sprach mit sehr viel Selbstliebe und Respekt über den Weg, den sie gegangen war. Auch gefiel mir der Ausdruck in seiner Bedeutung an sich. Ich finde, er beinhaltet viel Zärtlichkeit und auch Achtung für die unfreiwillige Entbindungsform Kaiserschnitt. Und diesen Respekt, diese Zärtlichkeit hat jede Frau verdient, die unfreiwillig Schweres und Enttäuschendes rund um und mit dem Kaiserschnitt – eben mit ihrer Bauchgeburt erlebt hat.

Enttäuschung, Schuldgefühle, persönliches Versagen?

Nach einem Kaiserschnitt und auch nach jeder schweren Entbindung verspüren viele Frauen einige gehäuft auftretende Probleme. Immer wieder genannte Themen sind Enttäuschung, Gefühle der Schuld und des persönlichen Versagens.
Jede Geburt, ganz besonders jedoch die per unfreiwilligem Kaiserschnitt, ist für die Frau ein äusserst sensibles Geschehnis. Einerseits ist sie selber bis an oder über ihre Grenzen hinaus gefordert, wenn sie

eine (erfolglose) vaginale Entbindung probiert hat, oder umgekehrt genauso, wenn dies eben gerade nicht möglich war und sie also mit ihren eigenen verschiedenen Gefühlen zu kämpfen hat. Hinzu kommen Ängste bezüglich des Operationsverlaufs. Andererseits ist sie sehr sensibel und offen für Schuldgefühle hinsichtlich allem, was ihr Kind und sein Befinden nach der Geburt angeht.

Viele Frauen, die mit ihrem Kind eine traumatische oder eine unnatürliche Geburt erlebten, leiden unter Schuldgefühlen. Sie denken, sie hätten sich vielleicht mehr Mühe geben sollen, besser pressen müssen etc. oder sie sind einfach von sich selber oder dem Leben enttäuscht, dass gerade sie es nicht „geschafft" haben, ihr Kind auf natürliche Art und Weise zu gebären. Dies ist oft vor allem bei den Frauen der Fall, die sich um eine natürliche Geburt besonders bemüht haben und bei denen es dann trotzdem zu einer Periduranästhesie, einer Vakuumgeburt oder zum Kaiserschnitt kam.

Durch solche Schuld- oder Versagensgefühle wird das sowieso schon belastete Geburtserlebnis für die betroffenen Frauen noch schwerer zu verarbeiten. Solche Gefühle kann und soll frau nicht wegreden oder unterdrücken. Aber durch einen fortwährenden Bewusstwerdungsprozess können sie sich langsam wandeln und auflösen. Es kommt ausserdem noch oft erschwerend hinzu, dass der Partner oder wohlmeinende Bekannte, wohl im Wunsche zu helfen, dazu neigen, diese negativen Gefühle herunterzuspielen. So bekommen diese Frauen und Mütter oft von ihrer Umgebung zu hören:

„Ach vergiss das doch jetzt, dem Kind geht es ja gut."

Doch es ist wichtig, dass betroffene Frauen über ihre Gefühle reden können, um loszulassen und um sich mit dieser enttäuschenden Geburt zu versöhnen. Es ist zudem keineswegs eine Frage der Schuld, sondern eher eine des gemeinsamen Schicksals, die sie mit ihrem Kind verbindet. Diese Mutter sollte durch langsames Umdenken stattdessen ehren, was sie geleistet hat! Und wenn der Kaiserschnitt geplant stattfand, die Frau ihn sich aber wirklich nicht gewünscht hat oder sich aufgrund eines Steisskindes oder wegen Zwillingen dazu entschlossen hat (oder vom Arzt dahingehend beraten wurde), so sollte sie ehren, was sie bezüglich Loslassen und Enttäuschungsverarbeitung leisten musste.

Ich möchte jede Frau ermutigen gerade nach einer traumatischen oder für sie enttäuschenden Geburtsbeendigung per Kaiserschnitt, mit der Hebamme, die sie betreut hat, nochmals Kontakt aufzunehmen. Vielleicht ist sie bereit, mit ihr die Geburt zu besprechen. Dies kann für viele Frauen sehr heilsam sein und helfen, manche Dinge auch im Nachhinein zu verstehen, dadurch besser anzunehmen und dann loszulassen.
Auf einer stofflichen, materiellen Ebene kann alte, unausgedrückte Angst oder können Schmerzen physiologische Prozesse unterdrücken oder verhindern. Es ist nur natürlich nach einem ungewollten Kaiserschnitt oder einer traumatischer Geburt, Angst vor einer nächsten Geburt zu haben. Dies kann in der Folge auch die Freude an der Sexualität oder die Empfänglichkeit mindern.

Wenn eine Frau aufgrund einer traumatischen Entbindung Angst vor der nächsten Geburt hat, entsteht oft Hemmung und Rückzug vor dem Akt, der zur Schwangerschaft führt.

Was immer für Hindernisse und Bedingungen bei der letzten Geburt vorhanden waren, um eine natürliche Geburt zu verhindern, diese bremsende Energie wird erst befreit, wenn eine Frau ihren Schmerz, ihre Enttäuschung, ihre Angst nochmals anschaut, betrauert und dann loslässt. Das heisst, sich selbst und dem Leben verzeiht. Vielleicht muss sie sogar ihrem Kind verzeihen. Es gibt immer wieder Frauen, die neben den Schuldgefühlen oder Sorgen (um ihr Kind), auch eine gewisse Wut auf ihr Kind haben. Denn durch die Geburt ihres Kindes hatten sie dieses traumatische Erlebnis. Diese Mütter wissen natürlich, dass das Kind nicht wirklich als schuldig daran bezeichnet werden kann. Da sie solche „negativen" Gefühle als unrechtmässig erachten, werden sie unterdrückt. Sie denken, dass eine gute Mutter nicht so denken, fühlen oder sprechen darf. Aber Gefühle sind da und sollten ernst genommen, zugelassen und ausgedrückt werden.

Dann erst kann losgelassen und verziehen werden. Das ehrliche Zulassen von negativen Gefühlen tut der Liebe zum Kind keinen Abbruch, im Gegenteil! Dies bereitet den besten Boden, damit eine Frau bei einer nächsten Schwangerschaft wieder mit ihrer ganzen Kraft neu auf die Situation Geburt und das neue Kind zugehen kann.

Verdammt, keine richtige Frau zu sein?

„Ich fühle mich mit der Kaiserschnittgeburt einfach nicht als richtige, vollwertige Frau.“ Immer wieder höre ich diesen Ausspruch von enttäuschten Frauen. Gerade wenn sie schon zweimal vergeblich versuchten vaginal zu gebären und die Hoffnung auf eine natürliche Geburt zumeist endgültig begraben müssen, ist dieses Empfinden besonders stark. Eine andere, dreifache Kaiserschnittmutter, die Ehefrau eines Gynäkologen, weinte in einem meiner Seminare auf:

„Da bin ich mit einem Frauenarzt verheiratet, habe ein breites Becken und die Konstellation hat es ergeben, dass ich nie spontan gebären konnte. Stattdessen klingelt bei uns in vielen Nächten das Telefon und mein Mann wird zur bevorstehenden Geburt einer mir fremden Frau gerufen. Er kann die spontane Geburt nur mit anderen Frauen erleben. Das tut mir jedes Mal wieder weh. Natürlich stört es mich viel mehr als ihn, das ist mir aber kein wirklicher Trost“.

Diese Frau hatte einen Kaiserschnitt beim ersten Kind wegen Steisslage und beim zweiten Kind musste der natürliche Geburtsversuch mit einem Notfallkaiserschnitt abgebrochen werden. Der dritte ergab sich aus den ersten beiden.
Viele Frauen haben die Eigenheit, den Wert, den sie als Frau ausmachen, über die Art und Weise zu definieren wie sie ihr Kind geboren haben. Dass Frauen diese zwei Themen miteinander verkoppeln, ist meiner Erfahrung nach ein häufig anzutreffendes Grundübel. Ich kann dies zwar als Frau gefühlsmässig gut nachvollziehen, weiss jedoch, dass es für die Verarbeitung einer enttäuschenden Geburt absolut kontraproduktiv ist. Im Ansatz stecken für mich da ganz alte Prä-

gungen des Gefühles der Wertlosigkeit dahinter, die ähnlich sind wie etwa in Kulturkreisen, wo eine Frau, die keinen Sohn hervorbringen kann, sich oft dafür schuldig fühlen muss und in der Folge sehr häufig auch deswegen als minderwertig angesehen wird. Hier in unseren Breitengraden ist dieses Denken generell nicht mehr oder kaum mehr so vorhanden.

Heute prägen jedoch leider, wie oben aufgeführt, gerade einige der enttäuschten Kaiserschnittfrauen selbst wieder eine ähnlich anmutende, sie diskriminierende und abwertende Einstellung. Wichtig ist, dass sie sich hier bewusst entscheiden, ihren inneren Wert als Frau und Mutter von ihrem Herz und ihrer Seele abzuleiten, statt an einem körperlichen Akt zu messen. Jede Frau kann lernen, dass sie so wie sie ist, genau die richtige Mutter für ihre Kinder ist, sonst wären diese ihr vom Leben oder Schicksal nicht in Obhut gegeben worden.

Zu trauern ist sicher wichtig und braucht seine Zeit. Jede Frau braucht auch ihren eigenen individuellen Zeitrahmen zum Heilen und Versöhnen. Und doch kommt jede nach einer gewissen Zeit an einen wichtigen Punkt. Die Frage: „Bin ich wirklich wertlos als Frau, bloss wegen der äusseren Umstände? Oder setzt sich mein Wert aufgrund von inneren Werten als Mensch und Mutter zusammen?“, kann und sollte sie von tief innen bewegen und zu einem wichtigen Entschluss führen. Es ist der Moment, an dem eine Frau hoffentlich die klare und bewusste Entscheidung trifft, dass sie als Frau immer eine vollwertige Frau ist, unabhängig ob und wie sie Kinder auf die Welt brachte. Und von dem entscheidenden Moment an wird der Schmerz in ihrem Inneren weniger. Denn ihr Herz und ihre Seele erhalten endlich den nötigen Selbstrespekt, um die Wunde im Zentrum zu heilen.

Die Narbe am Bauch hingegen, wird immer sichtbar sein. Sie erinnert an das Geschehene. Das ist auch gut so, denn verarbeiten heisst nicht verdrängen und/oder vergessen, sondern hindurchgehen und den Weg akzeptieren, respektieren und integrieren. Auch die Narbe, die in übertragenem Sinne gemeint an der Seele entstand, wird immer erinnert werden. Doch Wunden die sich schliessen, auch die seelischen, schmerzen immer weniger, sie sind vielleicht vor allem zu Anfang etwas empfindlicher als andere Stellen des Körpers und der Seele und brauchen eine Weile lang bestimmt etwas mehr Pflege und Aufmerksamkeit.

Die ganze Arbeit umsonst?

„Ich war so viele Stunden unter der Geburt, habe mich bemüht und so viele Schmerzen ertragen und jetzt hat es trotzdem einen Kaiserschnitt gegeben. Die ganze Arbeit und Bemühung war einfach umsonst." Manche erschöpfte und enttäuschte Mutter äussert diese Worte. Vom Ansatz her kann ich diese Einstellung und die damit verbundenen Gefühle sehr gut verstehen und nachvollziehen. Von meiner Position als forschende Hebamme und Autorin muss ich jedoch klar sagen, dass dem ganz sicher nicht so ist. Aus folgenden Gründen:

Es hat eine gemeinsame Geburtsarbeit von Mutter und Kind stattgefunden, das Kind konnte in den meisten Fällen durch das natürliche Entwickeln von Wehen selber den Zeitpunkt mitbestimmen, wann es bereit ist geboren zu werden und zusätzlich durfte es so lange im Bauch wachsen wie es dies benötigte. Es wurde durch Wehen massiert und dadurch bestens darauf vorbereitet, dass nun einige gewaltige Umstellungen passieren. Und während dieser wichtigen Arbeit hat das Baby erfahren, dass seine Mutter den Weg ins Leben mit ihm gemeinsam ging, sich mit ihm gemeinsam bemühte. Dies sind grundlegende, wichtige und prägende Elemente, deren positive Seiten wir nicht unterschätzen sollten.

Ich zähle der Frau dann immer die eben genannten positiven Aspekte auf und betone, dass keine Minute, in der sie sich mit dem Kind auf dem Weg befand, je vergeblich war. Natürlich kann jede schwere oder traumatische Geburtsbeendigung auch für das Kind Stressfaktoren beinhalten, welche sich später durch unruhiges Schlafen, häufiges Weinen oder Verdauungsbeschwerden etc. ausdrücken. Auf diese geburtsbezogenen Probleme und die dafür geeigneten Hilfsmöglichkeiten gehe ich vor allem in meinem ersten Buch „Geburt – ein schwerer Anfang leichter gemacht“ ein, dafür fehlt hier der Rahmen. Lesen Sie in diesem Buch dazu auch Seite 76 das Kapitel „Körperliche/seelische Probleme bei Mutter und/oder Kind“. Trotz dieser möglichen Probleme steht für mich auf Grund des oben gesagten eindeutig fest, dass die Arbeit und Bemühung der Frau immer wertvoll war und ist.

Kaiserschnitt - wo ist da mein Geburtserlebnis?

Die beiden nun folgenden Kapitel habe ich aus meinem Buch „Geburt – ein schwerer Anfang leichter gemacht“ direkt übernommen. Ich empfinde, dass die Geschichte der Göttin Inanna sehr aussagekräftig und mystisch-tiefgründig ist. Wenn eine Frau ihre tiefe Botschaft mit offenem Herzen aufnehmen kann, ist diese Parabel für jede Kaiserschnittmutter heilsam und ich bin der Meinung, dass sie deshalb unbedingt in dieses Buch für Kaiserschnittmütter gehört.

Sie haben sich in der Schwangerschaft gut vorbereitet, einen Geburtsvorbereitungskurs besucht, viel gelesen und Gedanken und Gefühle auf die kommende Geburt hin gehabt. Der Termin kam näher und damit die grosse Enttäuschung, die Geburt verlief ganz anders als geplant, Komplikationen traten auf und die Geburt endete als Kaiserschnitt. Eventuell erwarteten Sie Zwillinge oder Ihr Baby verblieb in der sogenannten Steisslage, (fachlich korrekt als Beckenendlage bezeichnet) und ein Kaiserschnitt wurde Ihnen aus diesen Gründen empfohlen. Das heisst nicht, dass bei Zwillingen oder Steisslage immer Kaiserschnitt gemacht werden muss. Viele Zwillinge, wie auch einige Babys in Steisslage, können sehr wohl spontan geboren werden, wenn bestimmte Sicherheitsbedingungen erfüllt sind.

Vielleicht sind Sie nach diesem ungewolltem oder unerwartetem Kaiserschnitt sehr enttäuscht und haben den Eindruck und das Gefühl kein Geburtserlebnis gehabt zu haben. Vor allem nachher, wenn andere Frauen von ihrer natürlichen Geburt erzählen und Sie sagen müssen: „Ich hatte halt einen Kaiserschnitt." In solchen Situationen spüren Sie vielleicht Ihre Trauer und Enttäuschung wieder vermehrt oder Sie fühlen sich eventuell sogar minderwertig.

Haben Sie sich gewünscht spontan und natürlich zu gebären und dann einen Kaiserschnitt erlebt? Hat die Ausmessung Ihres Beckens gar gezeigt, dass Ihre Beckenmasse deutlich verengt sind, so dass Sie damit rechnen müssen, nie spontan gebären zu können? Glauben Sie deshalb, dass Sie kein Geburtserlebnis hatten bzw. haben können?
Auch Sie als unfreiwillige Kaiserschnittfrau haben ein Geburtserlebnis, einfach ein etwas anderes als bei der normalen Geburt. In einer Form in der die Frau und die Hebamme gefordert sind, etwas tiefer zu gehen, um zu verstehen. Damit meine ich: Dieses Geburtserlebnis ist nicht so offensichtlich, es kann nur auf einer anderen Ebene aufgenommen und verstanden werden.

In meinen eintägigen Seminarkursen zur Geburtsverarbeitung für Kaiserschnittfrauen integriere ich die folgende Geschichte. Sie eignet sich wunderbar, um eine Traumreise mit den Frauen zu gestalten und auch um den Kaiserschnitt von einer anderen Seite zu betrachten sowie seine symbolischen und mythologischen Hintergründe aufzuzeigen. Neben dem gegenseitigen Austausch, welcher in der Gruppe bei dem Seminar stattfindet, ist diese Geschichte vielleicht eine zusätzliche Möglichkeit für Sie zu einer Versöhnung mit Ihrem Kaiserschnitterlebnis zu finden. Dazu gehen wir jetzt gemeinsam in die Urzeiten der Mythen, zur Geschichte der Himmelsgöttin Inanna. In dieser Geschichte erlaube ich mir, euch Frauen mit du anzusprechen.

Die Frau auf den Wegen der Göttin Inanna

Die Reise Inannas in die Unterwelt ist eine uralte Geschichte, welche uns aus babylonischer Zeit überliefert ist. Dieser Mythos steht in einer klaren Verbindung zur psychologischen Erfahrung und zu den Gefühlen, die Frauen durchleben, wenn sie ohne eigenen Wunsch per Kaiserschnitt entbunden werden. Vor allem wenn du dir eine natürliche Geburt gewünscht hast, musst du viel loslassen. Bei den verschiedenen Aufgaben, welche die Reise in die Unterwelt für Inanna beinhaltet, hören wir Echos von den emotionalen Triebkräften der unfreiwilligen und enttäuschten Kaiserschnittfrau. Hier Inannas Geschichte:

Innana ist eine grosse Königin und die Himmelsgöttin. Vom Gott der Unterwelt wird ihr Baby entführt, ihre Tochter. Um ihr Kind zurück zu bekommen, muss Inanna die Reise in die Unterwelt antreten und den Gott der Unterwelt konfrontieren. Diese Reise führt sie durch sieben Tore. Bei jedem dieser Tore muss Inanna etwas von ihrem weltlichen Körper zurücklassen, um weitergehen zu können.
Das 1. Tor: Sie gibt die Krone, all ihren kostbaren Schmuck und damit auch ihren weltlichen Status als Königin ab.
Beim 2. Tor werden ihr alle königlichen Kleider und die feine Unterwäsche weggenommen. 3. Tor: Sie gibt ihre Haare. Das 4. Tor: Sie gibt ihre Haut. 5. Tor: Sie gibt ihre Muskeln her. 6. Tor: Sie gibt alle ihre Organe. Das 7. Tor: Sie gibt ihr übrig gebliebenes Skelett und sich selbst... Damit hat sie ihren Eintritt in die Unterwelt erreicht und bezahlt und in diesem Augenblick sieht und hört sie ihr Kind wieder!

Durch ihre Selbstaufgabe und Bereitschaft zur Hingabe hat sie die Prüfung bestanden, der Gott der Unterwelt hat seine Macht verloren und muss Inanna ihre Tochter zurückgeben. Zusammen mit ihrem Kind steigt Inanna nun wieder Tor für Tor hinauf, in die menschliche Welt. An jedem Tor erhält sie ihre Opfergaben zurück, bis sie auf der Erde angekommen, wieder ganz erneuert und gesund wiederhergestellt ist. Nur ihr kurzes Haar, das selber nachwachsen muss, erinnert noch eine Weile an ihre Reise. Nun ist sie wahre Königin und Göttin, denn sie ist einen Tod gestorben auf ihrer Reise in die Unterwelt. Den Tod der Wünsche des eigenen Selbst! Für das Leben ihres Kindes hat sie einen hohen Preis bezahlt, ihr eigenes Leben gegeben, doch sie ist auch wieder auferstanden.

Dies spiegelt auf verblüffende Weise die Situation der unfreiwilligen Kaiserschnittmutter. Denn auch du musstest alles loslassen. All deine Vorstellungen und Wünsche auf eine natürliche Geburt! Gefühle wie Wut, Trauer und Hilflosigkeit wegen dieser „Wahllosigkeit" haben dich erschüttert und gelähmt, sprachlos gemacht. Der Weg, den du gingst, lief praktisch gleich ab wie Inannas Reise in die Hölle. Um dein Baby zu bekommen, musstest du in die Unterwelt absteigen, sprich, alles abgeben. Wie Inanna hast du viele Tore durchschritten: Zuerst hast du deinen Titel in der Welt abgegeben... Ob du Postfrau, erfolgreiche Managerin oder Studentin in der Welt bist, spielte keine Rolle mehr, auch nicht, ob du allgemein oder privat versichert bist. Du wurdest entkleidet, rasiert und deine Haut sowie die Muskelschicht aufgeschnitten. Bis zu deinem innersten Organ, der Gebärmutter, wurdest du blossgelegt. Und dort, wo du alles hingeben musstest, hast du dein Kind bekommen. Es war ein hoher Preis für dich. Dieser Preis heisst Hingabe. Und die Hingabe ist der Schlüssel zu deinem Geburtserlebnis...
In der Hingabe und Opferung deiner Selbst und all deiner Wünsche und Vorstellungen davon, wie dein Kind dir geboren werden sollte, liegt die Heilung deiner tiefen Enttäuschung. Geburt, Leben und Tod sind immer noch grösser als wir. Wenn wir uns hingeben können, haben wir ein grosses Lebensgeheimnis verinnerlicht und können aus der Quelle der Weisheit schöpfen.

Kaiserschnitt ist nicht gleich Kaiserschnitt

Wie es der Titel dieses Kapitels schon sagt: Kaiserschnitt ist nicht gleich Kaiserschnitt! Für die Mutter nicht und auch für das Kind nicht. Es ist ganz offensichtlich, dass dieser Eingriff von Frauen mit ihrem Baby auf die verschiedenste Art und zudem unter absolut voneinander abweichenden Bedingungen erlebt und erfahren wird. Eine Rolle spielt natürlich auch die Persönlichkeitsstruktur der betroffenen Frau und ebenfalls die Art und Weise, wie sie während des Erlebnisses vom Personal begleitet und unterstützt wurde.

Ich beziehe mich hier jedoch nicht speziell auf die individuelle Persönlichkeit der Frauen, sondern ganz konkret auf die Umstände, wie es zum Kaiserschnitt kam und wie der Eingriff vor sich ging. Da gibt es die verschiedensten Variationen und alle prägen und beeinflussen die Gefühle der Kaiserschnittmutter massgeblich. Dieses unterschiedliche Erleben hat in der Folge zumeist einen direkten Einfluss darauf, wie gut und schnell oder eben auch wie schwer und mühselig der Verarbeitungsprozess abläuft. Dies erklärt auch, warum sich Kaiserschnittfrauen im Gespräch untereinander zum Teil auf ganz verschiedenen Wahrnehmungs- und Erfahrungsebenen befinden. Ihre jeweilige Ausgangslage kann sehr verschieden gewesen sein.

Ich denke, es ist gut für das gegenseitige Verständnis auch von Frauen untereinander, sich Folgendes zu vergegenwärtigen: Eine Frau, die sich schon in der Schwangerschaft darauf vorbereiten kann, dass sie einen Kaiserschnitt erleben wird (aus verschiedenen medizinischen Gründen oder wegen einer Steisslage oder wegen Zwillingen), kann diesen in den meisten Fällen auch viel ruhiger und gelassener hinnehmen als eine Frau, welche unter der Geburt ganz unerwartet wegen eines Notfallkaiserschnitts im OP landet. Erstere hatte nämlich über Tage, Wochen oder sogar Monate Zeit, sich mit ihrer Enttäuschung, aber auch dem Für und Wider eines Kaiserschnitts auseinanderzusetzen und dadurch langsam und in Ruhe eine Haltung des „sich Dreinschickens“, der Hingabe, im besten Fall der Versöhnung zu erlangen. Die Frau mit unerwartetem oder Notfallkaiserschnitt hat aufgrund der eiligen Umstände diese Zeit nicht gehabt. Überdies muss sie oft zusätzlich um Leib und Leben fürchten - um ihr eigenes, um das ihres Kindes oder gar um beide. Dies alles prägt und wirkt sich darauf aus, wie die Frau letztendlich das Kaiserschnitterlebnis empfindet und in der Folge auch verarbeiten kann.

Verschiedene Ausgangslagen für Kaiserschnitt

Es folgt nun eine Aufzählung der gängigsten und mir bekannten Varianten, wie ein Kaiserschnitt ablaufen oder unter welchen verschiedenen Umständen er stattfinden kann.

- Entscheid zum Plankaiserschnitt in der Schwangerschaft aus medizinischen Gründen.
- Entscheidung in der Schwangerschaft zum Plankaiserschnitt wegen Steisslage oder Zwillingen.
- Entscheid zum Plankaiserschnitt wegen geburtsunmöglicher Zwillingslage oder Mehrlingsschwangerschaft.
- Wunschkaiserschnitt
- Kaiserschnittentscheid wegen akuter Präeklampsie oder sogenanntem Hellp-Syndrom.
- Kaiserschnitt unter der Geburt, wegen stundenlangem Geburtsstillstand. Die Entscheidung wird in Ruhe gefällt, Mutter und Kind (im Bauch) geht es gut.
- Kaiserschnitt unter der Geburt, wegen stundenlangem Geburtsstillstand. Es bestehen erste Zeichen von zunehmendem Stress bei Mutter oder Kind, die Entscheidung wird jedoch noch in Ruhe gefällt.
- Rascher Kaiserschnitt wegen zunehmend verschlechtertem Allgemeinzustand von Mutter oder Kind irgendwann unter der Geburt. Es folgt eine relativ zügige Geburtsbeendigung.

- Notfallmässiger Kaiserschnitt wegen akuten Symptomen oder Verschlechterungen auf Seiten der Mutter oder des Kindes.
- Notfallkaiserschnitt in rasender Eile – sogenannte „Blitzsectio". Vom Entscheid zum Transfer in den Operationssaal bis zur Geburt vergehen nur wenige Minuten.
- Ob der Kaiserschnitt in PDA/Spinalanästhesie oder in einer Vollnarkose gemacht wurde, ist für die Frau meistens ein sehr wichtiger Faktor und Unterschied. Beide Narkosevarianten können je nach Entscheid der Anästhesieverantwortlichen der jeweiligen Klinik bei den oben genannten Situationen zur Anwendung gekommen sein.

Diese Aufzählung erhebt keinen Anspruch auf Vollständigkeit, gibt aber ein recht umfassendes Bild von dem breiten Spektrum an verschiedenen Ausgangssituationen, in denen sich eine Frau, ihr Baby und in seiner Begleiterfunktion auch ihr Partner befinden können, wenn es zum Kaiserschnitt kommt.

Volle und partielle Kaiserschnittmütter

Eine Einteilung

Neben dem im vorgängigen Kapitel besprochenen Einfluss der unterschiedlichen Ausgangslagen, gibt es noch einen weiteren wichtigen Faktor, der die Verarbeitung des Kaiserschnitts tief beeinflussen kann. Der Umgang mit dem Erlebnis Kaiserschnitt ist in den meisten Fällen auch beeinflusst davon, ob eine Frau alle ihre Kinder per Kaiserschnitt gebären „musste" (wegen höherer Gewalt wie: Umstände, Gesundheit, Notfall etc.), oder ob sie auch eines oder mehrere ihrer Kinder auf natürliche Weise geboren hat.
Für jede dieser Frauen habe ich einen eigenen Begriff geprägt. Erstere nenne ich die volle oder komplette Kaiserschnittfrau; die zweite, welche neben der Entbindung durch Kaiserschnitt auch mindestens ein Kind natürlich geboren hat, nenne ich die partielle Kaiserschnittfrau.

Natürlich ist jede Kaiserschnittfrau primär eine volle Kaiserschnittmutter, denn sie hat den Kaiserschnitt ja voll gehabt, sie wurde ganz aufgeschnitten, nicht nur halb. Ich bin mir im Klaren, dass diese beiden Ausdrücke nicht 100% beschreiben, was ich meine und sagen möchte; sie kommen dem aber am nächsten. Keinesfalls will ich jedoch eine Frau damit in irgendeiner Weise kränken oder vor den Kopf stossen. Dies ist absolut nicht meine Absicht. Der Unterschied, den ich beschreibe, ist aber auf lange Sicht hinaus für die Verarbeitung des Erlebten bei den meisten Frauen wirklich relevant. Deshalb greife ich dieses Thema auch auf. In der Folge will ich noch etwas genauer beschreiben, wieso dies oft so ist.

Wenn das Kaiserschnitterlebnis an sich sehr traumatisch verlief, kommt es vor, dass eine Frau jahrelang nicht darüber hinwegkommt. Dann liegt es jedoch zumeist mehr an der mit sehr viel Hektik, Ängsten und Stress verbundenen, lebensbedrohenden Situation an sich und das Trauma entspricht in etwa dem, was andere Menschen durch Unfälle, Erdbeben oder andere Katastrophen erfahren. Diese Extremerfahrungen müssen immer zuerst verarbeitet werden und bedingen häufig eine professionelle Begleitung zur Traumaauflösung. Sehr oft werden ja auch noch andere Dinge, die frau schon längst für erledigt hielt, dadurch wieder an die Oberfläche gebracht. Somit birgt die bewusste Verarbeitung auch die Chance echten Wachstums. Dies gilt für die volle wie auch für die partielle Kaiserschnittmutter.

Die volle oder komplette Kaiserschnittmutter

Diese Mutter hat aus verschiedenen Gründen nie eine vaginale Geburt erlebt und weiss auch, dass dies für sie nicht mehr möglich sein wird. Entweder aus Gründen der Familienplanung oder weil sie schon zweimal vergeblich versuchte, ihre Kinder auf natürlichem Wege zu gebären. Auch diese Frau muss sich in den meisten Fällen damit abfinden, dass sie keine weitere Chance haben wird.
Bei einigen Frauen kam es aufgrund einer Steisslage oder wegen Zwillingen zu einem Kaiserschnitt. Bei der zweiten Geburt, bei der eigentlich eine vaginale Geburt angestrebt und auch geplant war, kam es

plötzlich zu Komplikationen. Mütterlicherseits zum Beispiel wegen einer zunehmend gefährlicheren Präeklampsie (früher Schwangerschaftsvergiftung genannt) oder wegen akuter Verschlechterung des kindlichen Befindens unter der Geburt. Das sind häufig die Hauptgründe, welche zu einem abrupten Abbruch der Schwangerschaft oder Geburt per Kaiserschnitt führen. Andere Mütter mussten erleben, dass ihre Kinder bei beiden Geburtsversuchen im Geburtskanal nicht weiter nach unten rutschten. Manches Mal ohne ersichtlichen und erklärbaren Grund, manchmal wegen eines Kopf-Becken-Missverhältnisses oder aufgrund von Fehleinstellungen des kindlichen Kopfes. Und dies ist ganz besonders schwer zu akzeptieren, wenn eine Frau wirklich vaginal gebären wollte, zumal „alles zu Anfang doch so gut aussah", wie es manche nachher enttäuscht ausdrückt.

Die volle Kaiserschnittmutter ist die Frau, die sich ganz der Realität stellen muss bezüglich der Art und Weise, wie sie ihre Kinder zur Welt bringen konnte oder anders ausgedrückt, wie sie sie zur Welt bringen musste. Sie kann sich nicht wie nach dem ersten, vielleicht auch noch nach dem zweiten Kaiserschnitt (siehe Seite 84 und 106) an der Hoffnung auf ein nächstes Mal halten und aufrichten. Für sie gibt es keine weitere Chance mehr, sie hat bereits alles versucht und ist an Grenzen gestossen. Grenzen, die ihr durch das Leben, das Schicksal gesetzt wurden und die sie nicht aufheben kann. Für den Rest ihres Lebens muss sie Abschied nehmen von ihren Träumen, Vorstellungen und vielleicht auch Illusionen bezüglich ihrer „Gebärfähigkeit".

Ganz wichtig ist, dass sie nun lernen muss, ihren Wert als Frau vollständig von der oft bewusst oder unbewusst gehegten Einstellung zu trennen, dass nur die Frauen wertvoll sind, die ihre Kinder natürlich und vaginal geboren haben. Hierzu empfehle ich die mehrmalige Lektüre der Geschichte von der Göttin Inanna auf Seite 37. Diese Geschichte häufig zu lesen, vor allem abends vor dem Einschlafen, hilft der kompletten Kaiserschnittmutter, den Wert und das ganz Spezielle ihres Weges zu erkennen und die darin liegende Botschaft tief in der Psyche und in ihrem Herz aufnehmen zu können.

Die partielle Kaiserschnittmutter

Dies ist die Frau, die zwar Kaiserschnittmutter ist, gleichzeitig aber auch durch die natürliche Spontangeburt mit einem anderen Kind das Erlebnis der Vaginalgeburt kennt. Sie hat also entweder vor oder nach dem Kaiserschnittkind schon einmal ein Kind spontan geboren. Oder ihr steht diese Möglichkeit des Versuches noch offen.
Eine Frau, die schon einmal vaginal geboren hat und dies auch wieder vorgezogen hätte, trauert natürlich auch um die verpasste Gelegenheit; trotzdem liegt bei ihr der Schwerpunkt meist etwas anders als bei der vollen Kaiserschnittmutter. Diese trauert zusätzlich dem Erlebnis an sich, der grundlegenden Erfahrung nach, die sie nie machen wird. Die meisten partiellen Kaiserschnittmütter können doch einiges an Trost daraus ziehen, dass sie wenigstens wissen wie es ist, ein Baby natürlich zu gebären. Sie trauern natürlich auch, weil sie den Unterschied kennen und es vorgezogen hätten, wieder den natürlichen Weg zu gehen. Viel eher machen sich diese Mütter häufig Sorgen um das Wohlbefinden ihres Kindes und wünschten sich vor allem für das Kind eine andere, sprich eine natürliche Geburt.

Im Normalfall befassen sich viele Frauen, solange sie noch die Hoffnung auf eine nächste Geburt haben, nicht so tief mit der Verarbeitung ihres Kaiserschnitts. Jede dieser Frauen ist bis zur nächsten Geburt eine partielle Kaiserschnittmutter. Denn nach einem Kaiserschnitt beim ersten Kind besteht ja immer noch die Möglichkeit einer erfolgreichen Vaginalgeburt beim zweiten Kind. Und somit ist diese Haltung des Abwartens auch richtig, denn die Frau möchte noch nicht die Hoffnung aufgeben und sich auch noch nicht zu stark mit dem vielleicht erst später anstehenden, vielleicht aber auch unnötigen Trauer- und Loslassprozess befassen. Dies ist absolut legitim und es liegt in der Entscheidung der einzelnen Frau, wie sie mit ihrem Erlebnis umgehen will.

Viele Frauen, mit denen ich gesprochen habe und die beim zweiten Kind erfolgreich spontan geboren haben, sagen klar, dass diese Geburt die Wunden der ersten Geburt geheilt haben. „Es war wie Balsam auf der Seele“, oder „Der Schmerz wegen des Kaiserschnitts ist nicht mehr so wichtig; jetzt, wo ich spontan geboren habe, tut's mir kaum mehr weh.“ Anders sieht es aus, wenn das Erlebnis des Kaiserschnitts an sich - die Hektik, die Ängste, lebensbedrohliche Gefühle - schwer traumatisch erlebt wurde.

Langsam stelle ich fest, dass hier ein Umdenken passiert und sich immer häufiger auch schwangere Frauen bei mir melden, um ihre schwere erste Geburt in meiner Begleitung zu verarbeiten. Eine Frau formulierte es folgendermassen: „Damit ich für die neue Geburt frei bin und das werdende Kind nicht mit meinen Ängsten belaste.“

Verschiedene Kaiserschnittmütter

Die Gefühle der Enttäuschung und des Verlustes, weil ein Kaiserschnitt gemacht werden musste, können bei einer Frau mit geplantem Kaiserschnitt genauso gross sein wie bei einer Mutter, die diesen Eingriff notfallmässig unter der Geburt erlebte. Ein geplanter Kaiserschnitt aus medizinischen Gründen oder weil die Plazenta vor dem Muttermund liegt und dadurch eine vaginale Geburt unmöglich macht, sind „höhere Gewalt“ und durch nichts zu ändern. Dieses Gefühl der Ausweglosigkeit kann sehr schmerzhaft sein. Gleichwohl hat diese Mutter den einen Vorteil, dass sie zumeist einige Zeit vorher vom Arzt darüber informiert wird und sich intensiv mit ihrer Trauer und dem Verlust ihrer Wünsche, Hoffnungen und Erwartungen auseinandersetzen kann.

Eine Schwangere, die Zwillinge erwartet oder deren Kind sich in Steisslage befindet, hat bei vielen Ärzten heutzutage häufig auch nur die „Wahl“ eines Kaiserschnitts. Es ist jedoch eindeutig so, dass dies nicht in allen Fällen die einzige sichere Lösung ist, wie es oft von den Ärzten (vermehrt Belegärzten) ausgeführt wird. Viele Kinder in Steisslage oder auch Zwillinge in korrekter Lage könnten sehr wohl auf natürlichem Wege geboren werden, leider werden die Frauen aber nicht genügend darüber informiert. Siehe Beitrag von Dr. Krause auf Seite 152. Die Frau, das Paar, hätte dann wenigstens die Wahl, hätte ein wenig mehr Entscheidungs-Spielraum als die Frau, welche unter der Geburt notfallmässig oder wegen anhaltendem Geburtsstillstand den Kaiserschnitt machen lassen muss.

Kaiserschnitt wegen Steisslage oder Zwillingen

Ich möchte mit den folgenden Ausführungen einen wichtigen Grundgedanken aufzeigen, der die Frauen betrifft, die wegen Steisslage oder Zwillingen einen Kaiserschnitt hatten. Diese Mütter haben vielleicht genau die folgende Situation erlebt und können jetzt nichts mehr an der Tatsache ändern, dass sie einen Kaiserschnitt hatten. Warum behandle ich dieses Thema hier in der Folge so ausführlich? Aus zwei Gründen: Zum einen, weil ich es ausserordentlich wichtig finde, dass Frauen diese Informationen erhalten und sie sich gegenseitig im Gespräch weitergeben, um dadurch vielleicht langsam eine Bewusstseinsveränderung auch auf Gesellschaftsebene zu bewirken. Zum anderen aber aus dem sehr einfachen, aber auch konkreten Grund, dass viele Mütter, welche wegen Steisslage oder Zwillingen einen Kaiserschnitt machen lassen, vergessen, dass sie nachher eigentlich nur noch eine Chance zur Spontangeburt haben! Es wird vergessen, wenn beim zweiten Kind während der Schwangerschaft oder unter der Geburt irgendwelche Schwierigkeiten auftreten, auch diese zweite Geburt per Kaiserschnitt enden kann. Und dies kann für Frauen, welche sich von ihrer Einstellung her das Erlebnis einer Spontangeburt von ganzem Herzen gewünscht hätten, sehr hart und schmerzhaft sein.

Weil es dann meistens endgültig vorbei ist mit dem Versuch einer natürlichen Geburt. Obwohl dieses Buch ein Kapitel mit zwei Fallgeschichten beinhaltet, welche die Möglichkeiten einer natürlichen spontanen Geburt sogar nach zwei Kaiserschnitten aufzeigt, so werden vorerst wohl nur wenige Paare diese Möglichkeit ernsthaft in Erwägung ziehen. Dies schon allein durch die damit verbundenen Umstände wie Arzt- und Kliniksuche (Wer unterstützt uns darin?), vermehrte Abklärungen und Arztbesuche und erhöhte Eigenverantwortung.

Eine werdende Mutter mit einem Kind in Steisslage oder Zwillingen, die sich im Vorfeld in einer Grossklinik gut hat abklären lassen (Beckenmasse, Grösse und Lage der Kinder etc.), die gut begleitet und ärztlich beraten wird, hat unter sorgfältiger und kompetenter Überwachung grosse Chancen, spontan zu gebären. Eine Garantie für eine natürliche Geburt kann ihr niemand geben, aber die Chancen dafür wurden genutzt. Und sollte es unter der Geburt doch zum Kaiserschnitt kommen, so ist sie auch darauf vorbereitet und kann eine vaginale Geburt bei einem nächsten Kind nochmals probieren. Diese Frau hat ihre Möglichkeiten voll ausgeschöpft.

Dadurch, dass die werdende Mutter und ihr Mann oder Partner zumeist medizinische Laien sind, sind sie abhängig von den Informationen in ihrem Umfeld. Die in der Gesellschaft gerade gängige Volksmeinung prägt ausserdem die Entscheidungen für einen Kaiserschnitt sehr stark mit. Wie eben zum Beispiel die heute fast schon zur erschreckenden Selbstverständlichkeit gewordene Einstellung: „So, du bekommst Zwillinge oder dein Baby liegt in Steisslage? Ah, da bekommst du ja einen Kaiserschnitt." Das heisst, es ist für die meisten Menschen nur noch eine Feststellung und gar keine Frage mehr. Umso mehr sind sie erstaunt, wenn eine Frau dann verneint und mitteilt, dass sie versuchen möchte, spontan zu gebären. Dass aber diese Meinungsbildung vor allem durch die Ärzteschaft ganz deutlich gefördert wird und wurde - und dies gar nicht hauptsächlich aus Sicherheitsgründen - geht oft vergessen oder ist gar nicht bekannt. Dr. Krause führt dies in seinem Beitrag sehr gut aus. Er zeigt auf, dass es für viele seiner Kollegen schlicht viel einfacher ist, an einem geplanten Termin im OP einzutreffen als die Verantwortung zu tragen, rund um die Uhr telefonisch erreichbar zu sein für die etwas herausfordernderen Geburtssituationen, wie es bei Zwillingen oder einem Kind in Steisslage nun mal ist.

„Wir wollen ja nichts riskieren.". Dieser betonte Sicherheitsgedanke vieler Ärzte, was ja oft als überzeugendstes Argument gegenüber der werdenden Mutter angeführt wird (Denn welche Mutter möchte schon ihres Kindes Gesundheit oder Leben riskieren?), hat nur diesbezüglich seine klare Berechtigung, dass gerade Belegärzte nicht mehr genug „Übung“ haben, um diese herausfordernden geburtshilflichen Situationen souverän und mit genügend Erfahrung zu begleiten und allfällige Schwierigkeiten kompetent zu meistern. Zu gering sind in Regional- oder Belegkliniken die Geburtenzahlen. Wie Dr. Krause bin auch ich der Meinung, dass die Handhabung von spontanen Zwillingsgeburten oder Steisslagen von diesen Ärzten deshalb vermehrt an die Kollegen und Kolleginnen in den Grosskliniken abgegeben werden sollte.

Hier jedoch kommen wir an einen anderen Punkt: Die finanzielle Seite! Ein Arzt, welcher seine Klientin an eine Grossklinik weiterverweist, verliert sie und damit auch sein Gehalt zumindest für diese Geburt. Bei einem Kaiserschnitt hingegen „behält“ er sie und verdient an ihr. Wenn sie halbprivat oder sogar privat versichert ist, verdient er zusätzlich noch eine sehr grosse Summe mehr. Die Ärzteschaft profitiert also ganz klar auf verschiedenen Ebenen beim Entscheid zum Kaiserschnitt! Dies ist keine gute Voraussetzung und Motivation, die Frauen (heute oft Klientinnen genannt) wirklich genau und ehrlich über die Möglichkeiten des reellen Pro und Contra bei Zwillings- oder Steisslagenschwangerschaften bezüglich einer vaginalen Geburt zu informieren und zu begleiten.

Der wirklich gute und loyale Arzt/in versucht, im Gespräch mit der Frau ihren grundsätzlichen Wunsch nach einer natürlichen Geburt abzuklären. Wenn dieser vorhanden ist und er/sie diese Begleitung nicht anbietet, sollte er sie zu weiteren, vertieften Abklärungen in die grösseren und durch die höhere Geburtenzahl auch klar erfahreneren Grosskliniken weiterverweisen. Dies erst gäbe jeder betroffenen Frau die Möglichkeit, sich individuell und ganz persönlich und vor allem objektiv beraten zu lassen. Denn in den Grosskliniken werden medizinische Abklärungen dieser Art sorgfältig durchgeführt und Entscheide in der Regel unabhängig von Kostengründen gefällt, da dort kein Arzt einen grösseren persönlichen Vorteil ziehen kann. Somit könnten die werdenden Mütter dank guter, umfassender Aufklärung über die für sie beste und stimmigste Art der Entbindung entscheiden. Ich bin zudem überzeugt, dass ein solcher loyaler Arzt seine Praxis immer gut gefüllt haben wird. Denn eine umfassend betreute und

beratene Frau wird fleissig Mundpropaganda machen, was die wirkungsvollste Werbung überhaupt darstellt.
Ich bin sonst keine Freundin der grossen Kliniken, aber aus den oben angeführten Gründen sind sie für solche Geburten die richtigen Fachkliniken. Ein zusätzlicher Vorteil ist, dass jede dieser Mütter, ob sie nun Allgemein oder Privat versichert ist, garantiert von einer optimalen Betreuung ausgehen kann, denn Steisslagen oder Zwillinge sind die am besten überwachten Geburten überhaupt in jeder Grossklinik.

Plankaiserschnitt (I. Sectio)

Einer der Vorteile der geplanten, sogenannten primären Sectio ist, dass der Ablauf ruhig ist und keine akute Angst oder Hektik von Seiten des Personals um das Wohlbefinden von Mutter oder Kind besteht. Dies vermittelt auch den werdenden Eltern Ruhe und Zuversicht und diese Ruhe überträgt sich sicher positiv auf das Kind. Die Mutter wird wahrscheinlich weniger dazu neigen, von starken Schuldgefühlen geplagt zu werden, da sie zumeist mehr Zeit hatte, sich auf den Eingriff vorzubereiten oder sie hat ihn im Falle einer Wunschsectio ja sogar selber gewählt. Für das Kind kann der Eingriff aber sehr unerwartet und erschreckend sein. Es wird einige Tage, meist einige Wochen vor dem Termin unvorbereitet und plötzlich aus dem Bauch geholt. Diese Form der Geburt ist für das Kind weder mit einer eigenen Anstrengung verbunden noch erlebt es dabei die Zusammenarbeit mit der Mutter, es wird unvermittelt von einem Moment zum anderen in eine ihm recht fremde Welt geholt.

Kaiserschnitt nach Geburtsbeginn (II. Sectio)

Der grosse und wichtige Vorteil bei der sekundären Sectio besteht darin, dass das Kind selber den Zeitpunkt der Geburt wählen kann. Es hat Wehen erlebt und konnte dadurch deutlich merken, dass sich seine Welt zu verändern beginnt. Ein wichtiger Bestandteil ist zudem die intensive Zusammenarbeit mit der Mutter während der Geburt. Die aktive Geburtsarbeit zwischen Mutter und Kind bewirkt, dass bei

beiden wichtige Hormone ausgeschüttet werden, welche wiederum essenzieller Teil einer aktiven Mutter-Kind Beziehung sind.
Die dem Kaiserschnitt vorangegangene Geburtsarbeit bedeutet also, dass das Kind eine Vorahnung bekommt, es merkt deutlich, dass sich einiges tut in seiner Welt. Somit hat es Zeit, sich innerlich zu sammeln und vorzubereiten auf kommende Veränderungen. Es ist durch die einsetzenden Wehen schon „vorgewarnt" und hat zudem mit der Mutter erlebt, wie es ist, den Weg (wenigstens teilweise) zusammen zu gehen. Auch diese Situation enthält einige mögliche Varianten. Wir kennen die sekundäre Sectio, welche ganz in Ruhe entschieden und ausgeführt wird, genauso wie die absolute Notfallsectio, welche natürlich sehr oft einige Komponenten von Panik und Schock für alle Beteiligten mit sich bringt.

Die Frau nach Vollnarkose

Besonders schwer fällt meiner Erfahrung nach die Verarbeitung des Kaiserschnitts sehr oft den Müttern, die den Kaiserschnitt zumeist unvorbereitet mit Vollnarkose erleben mussten. Die Gründe für eine Vollnarkose sind verschieden. Meistens liegt es daran, dass das Ärzteteam die Situation so ausserordentlich akut einschätzt und deshalb schnellstmöglich operieren möchte.
Unter diesen Umständen fehlt die Zeit, eine Periduralanästhesie zu legen. Manchmal ist es wegen Wirbeldeformationen bei der Frau nicht möglich, die PDA oder Spinale zu legen. Das zeigt sich zumeist erst auf dem OP-Tisch, wenn der Arzt erfolglos versucht, den Rückenmarkskanal zu treffen. Auch plötzliches Aussetzen der Wirksamkeit der Anästhesie – dabei spürt die Frau mehr oder weniger akut den ganzen Operationsschmerz – macht eine Vollnarkose nötig. Dies passiert äusserst selten, ist aber natürlich schwer traumatisierend.

Alle diese Situationen passieren nicht allzu häufig – und doch sind einige Frauen davon betroffen. Ihnen entging nicht nur die natürliche Geburt, sie haben sogar den Moment verschlafen, in dem ihr Baby den ersten Schrei tat, sein Geschlecht gesagt wurde, es die Augen das erste Mal öffnete. Die folgenden Äusserungen kommen in dieser oder ähnlicher Form oft von Kaiserschnittmüttern mit dem zusätzlich erschwerenden Erlebnis der Vollnarkose:

- „Ich verpasste seinen ersten Schrei."
- „Ich sah nicht, wie sie verschmiert und neugeboren aussah..."
- „Ich hatte, in dem Sinne, keinen „erlösenden" Augenblick, als ich mein Baby sah."
- „Wir konnten ihn nicht sofort begrüssen."
- „Ich konnte und kann mich bis heute manchmal nicht „bedingungslos" über mein Kind freuen."
- „Ich bin sehr frustriert, dass es so weit kommen musste, wo doch alles so gut angefangen hat."
- „Ich habe einen der wichtigsten Momente in meinem Leben, „verschlafen"..."
- „Die Lücke zwischen aufwachen und endlich mein Baby sehen macht mir noch sehr zu schaffen."
- „Ich erinnere mich nicht einmal daran, wann ich sie das erste Mal sah. Obwohl mein Mann dabei war, erinnere ich mich nicht an mein Kind."

Viele Mütter haben, wenn sie aus der Narkose erwachen und ihr Kind an die Wange oder auf die Brust gelegt bekommen, ein sehr fremdes Gefühl gegenüber diesem Kind. Sie erschweren sich das Ganze dann zumeist noch mit Schuldgefühlen, weil sie denken, dass sie nun doch Muttergefühle spüren müssten. Dabei sind sie vom ganzen Hergang selber noch völlig mitgenommen und das gezeigte Baby kommt ihnen oft wie ein Kuckucksei vor. Schon manche dieser Mütter hat ähnliches gesagt oder gefühlt:

„Es hätte irgendein Kind sein können. Sie hätten mir jedes Kind bringen können! Ich hatte keinerlei mütterliche Gefühle zu diesem fremden Kind. Mein Herz floss nicht über vor Zärtlichkeit, ja es war mir sogar etwas egal, ich fühlte mich so erschöpft. Und gleichzeitig litt ich unsägliche Qualen und es zerriss mich fast vor Trauer und auch vor Schuld darüber, unserem Kind nicht mehr Liebe entgegenbringen zu können. Ich wünschte so sehr, es wäre anders gewesen."

Hier ist gerade die Heilung der verletzten Mutter-Kind-Beziehung sehr wichtig. Die Schuldgefühle sollen abgebaut und stattdessen das Leben im „Hier und Jetzt" gefördert werden, jetzt als Mutter für das Kind da sein und dies dem Kind immer wieder so sagen: „Bei deiner Geburt konnte ich nicht wach dabei sein, aber jetzt bin ich da für dich und verlasse dich nicht." Kinder haben ein sehr starkes und klares Sensorium für gesprochene Worte und deren Inhalt und Aussage, auch wenn sie gemäss landläufiger Meinung auf der rationalen Ebene gar noch nicht verstehen können. Sie tun es doch, da gibt es im Bereich der Psychologie und Psychoanalyse immer mehr Evidenz. Deshalb lohnt es sich auf jeden Fall, diese Worte auch beim Baby oder Kleinkind öfter zu sagen. Und der Mutter tut es auch gut, da es ihr hilft, den Fokus vermehrt darauf zu lenken, was sie ihrem Kind heute geben kann und will. Siehe auch unter Kapitel „Die verwundete Mutter-Kind-Beziehung", Seite 124.

Geburtsverarbeitung
Eine Einleitung

Seit einigen Jahren betreue ich viele Frauen nicht nur durch die Geburt und im Wochenbett, sondern begleite sie auch in ihrer Geburtsverarbeitung. Sämtliche Ausführungen repräsentieren also meine, durch diese Arbeit gewonnenen Erfahrungswerte. Zudem ist es mir wichtig klarzustellen, dass es schwierig ist, zwischen unbewusster und bewusster Geburtsverarbeitung eine klare Trennungslinie zu ziehen, da dies psychische Prozesse sind, die nicht einfach linear verlaufen. Und doch gibt es gewisse Grundstrukturen, die immer wieder auftauchen oder einander ähneln. Mir ist auch klar, dass meine Ausführungen für die eine oder andere Frau nicht zutreffend sein mögen oder dass sie meine Einschätzungen als Interpretation empfindet. Es ist mir ein starkes Bedürfnis an dieser Stelle zu betonen, dass ich hier eine Nachricht der Ermutigung vermitteln möchte und nicht der Verurteilung. Diese ganze Arbeit ist für mich Herzensarbeit und für Frau und Kind immer gut gemeint.

Der Begriff „Geburtsverarbeitung" wird in den nächsten Jahren ganz sicher in der Gesellschaft mehr und mehr Einzug halten. Dazu beizutragen, das Tabu einer enttäuschenden Geburt mehr ans Licht zu bringen, ist mir ein wichtiges Anliegen. Über eine Entbindung per Kaiserschnitt enttäuscht zu sein, wenn die Wunschvorstellung eine natürliche Geburt war, ist legitim und jede Frau darf und soll sich sogar über ihre negativen Gefühle diesbezüglich äussern dürfen. Das Zugestehen negativer Gefühle, vor allem aber auch das Akzeptiert und Verstanden werden, ist ein wichtiger Faktor im Verarbeitungsprozess. Wir Frauen müssen lernen uns einzugestehen, dass es Geburten gibt, die wir als enttäuschend erlebten, an denen wir nagen, und dies der Liebe zu unseren Kindern trotzdem keinen Abbruch tut!

Wie schon vorher erwähnt, herrscht noch immer, ob bewusst oder unbewusst, die unausgesprochene Einstellung, dass nur diejenige Frau eine tolle persönliche Leistung erbracht hat, welche ihr Baby problemlos, schnell und natürlich geboren hat. Das stimmt ja auch! Sie hat eine anstrengende Arbeit gut und mutig und auf dem für das Baby am besten geeigneten Weg erfüllt! Aber, was viele vergessen: Das ist zu einem grossen Teil auch ein Geschenk des Lebens an sie. Es gibt Frauen, die strengen sich nicht besonders an, um eine gute und natürliche Geburt zu unterstützen und trotzdem gebären sie problemlos. Dann wiederum gibt es Frauen, welche sich tief mit der Thematik der richtigen Ernährung, den optimalen Geburtsbedingungen und der Auswahl der sie begleitenden Fachleute befassten – und doch haben sie eine anstrengende, komplikationsreiche oder unnatürliche Entbindung. Jede Frau, die eine sehr anstrengende, lange Geburt hatte, die womöglich noch per Saugglocke, Zange oder Kaiserschnitt beendet wurde – nun, jede dieser Frauen hat, wenn man jetzt vom Leistungsdenken ausgehen möchte, die viel grössere „Leistung" erbracht. Denn sie wurde wahrscheinlich mit grösseren Ängsten konfrontiert und erlebte mehr kraftraubende Strapazen und Stressmomente! Es geht mir hier absolut nicht um eine Abwertung der Frauen, welche problemlos geboren haben, denn jede Geburtsarbeit ist anstrengend und wertvoll. Ich möchte einfach den Frauen, die bezüglich ihrer Geburtsarbeit enttäuscht sind und Schuldgefühle haben, helfen ihren Fokus zu verändern. Ich möchte Mut machen, dass diese fixierten Gedankenmuster „gute Geburt – gute Leistung“, und „schwere, komplikationsreiche Geburt – schlechte Leistung“ auch einmal auf den Kopf gestellt werden dürfen und sollen.

Und hier geht mein Appell also vor allem auch an die Spitalhebammen, das Wochenbettpersonal sowie die Ärzteschaft, diese Frauen und Mütter zu ermutigen, dass ihre Gefühle normal und nach schwerer oder enttäuschender Geburt auch sehr wohl angebracht sind. Auch in den Spitälern könnte den Frauen das Gespräch zur Geburtsverarbeitung vermehrt angeboten oder bei einer Fachperson nahegelegt und entsprechende Adressen vermittelt werden. Dies wiederum bedingt auch, dass wir Fachleute uns mit möglichen Problemen und Auswirkungen einer schweren und/oder enttäuschenden Geburt auf Mutter und Kind vertieft auseinandersetzen.

Da die unfreiwillige Geburt per Kaiserschnitt für fast jede Frau ein sehr emotionsgeladenes Thema ist, braucht sie feinfühlige respektvolle Unterstützung und tröstliche Informationen, damit sie merkt, dass sie mit ihren Problemen nicht alleine dasteht und es legitim und gut ist, dass sie sich Hilfe zur Verarbeitung ihres Geburtserlebnisses holt. Meine Arbeit sehe ich vor allem in der Unterstützung solcher betroffener Frauen, aber auch in der Angst nehmenden Vorbereitung auf die nächste Entbindung hin.

Wie wichtig es für manche Frau ist, ihre Gefühle und Probleme in einem Buch oder Artikel zu finden, habe ich erst nach Erscheinen meines Buches über traumatische Geburten realisiert. Anscheinend wird, was wir Hebammen auf Gesprächsebene mit der jeweiligen Frau durchgehen, von den Frauen nicht gleich gewertet, als wenn sie es in schriftlicher Form aufnehmen. Es herrscht bewusst oder unbewusst die Einstellung: „Die Hebamme möchte mich ja nur trösten.“ Es ist mir ein grosses Anliegen, das Bewusstsein der Frauen selbst und der sie begleitenden Hebammen wie auch überhaupt der Allgemeinheit für den emotionalen Schmerz der enttäuschten Frauen zu sensibilisieren. Die Frauen selbst möchte ich ermutigen, zu ihren Gefühlen zu stehen, diese ehrlich auszudrücken und zu verarbeiten. Immer wieder rufen mich Frauen an, um zur Verarbeitung in meine Praxis zu kommen und sagen, dass sie sich so alleine mit ihren Gefühlen fühlten und so froh waren, in meinem Buch endlich eine Art Berechtigung und Erklärung für ihre Gefühlszustände zu finden. Viele dieser Frauen sind dann richtig erleichtert, wenn ich ihnen im Gespräch von anderen Frauen erzähle, die ähnlich erlebten und fühlten wie sie. Nicht mehr alleine sein mit diesem Problem. Das ist für viele schon deswegen eine grosse Erleichterung, weil eine enttäuschende Geburt und die damit oft verbundenen Gefühlszustände der einzelnen Frau, in unserer Gesellschaft eben immer noch ein Tabuthema ist. Damit einher gehen die zum Teil hilflosen und ungeschickten Reaktionen der trösten wollenden Umgebung, welche nur allzu oft die Gefühle der Frauen relativieren möchte. Den Satz: „Komm, vergiss das nun endlich, dem Kind geht's ja gut!", können die Frauen nicht mehr hören, er macht sie oft sogar total wütend.

Unbewusste Geburtsverarbeitung

In diesem und den folgenden Kapiteln möchte ich meine Erfahrungen bezüglich der Geburtsverarbeitung noch etwas detaillierter aufzeigen und verschiedene Aspekte und Teilstationen schildern. Grundsätzlich muss jede Frau, unabhängig davon, wie die Geburt verlief, dieses Erlebnis erst einmal verdauen und begreifen. Es gehört zur Natur des Menschen von überwältigenden Erlebnissen, sowohl von positiven wie negativen, tief berührt zu werden. Manche Frau kann nach einem sehr guten Geburtserlebnis die halbe Nacht nicht schlafen, obwohl sie müde und erschöpft ist. Zu viele Gefühle und Gedanken durchfliessen sie, hinzu kommen die Einwirkungen der verschiedensten Hormone, welche den Geburtsvorgang ausgelöst haben. In der Folge werde ich mich nun aber auf die Verarbeitung eines für die Frau enttäuschenden oder traumatisierenden Geburtserlebnisses beziehen. Ich werde auch den Einfluss beleuchten, den die eigene schwere Geburt bei einer Frau haben kann, welche mit ihrem ersten Kind schwanger ist und unter „unerklärlich" starken Ängsten vor der Entbindung leidet.

Verdrängung

Unter unbewusster Geburtsverarbeitung verstehe ich den Verarbeitungsprozess, der in der Frau sowieso stattfindet, bei dem sie jedoch nicht den Mut oder die Kraft aufbringt, in die Tiefe der vorhandenen Ängste vorzudringen, sondern an der Oberfläche stecken bleibt. Manche Frauen gehen den Weg der Unterdrückung, das heisst, sie schieben diese unwillkommenen Gefühle nach dem Kaiserschnitt ins Unterbewusstsein ab und schauen nicht mehr zurück. Oft ist dieses Verhalten auch bedingt durch die Reaktionen aus der Umwelt, denn von Freundinnen, Mutter, Schwiegermutter, dem eigenen Mann oder womöglich auch dem Spitalpersonal spürt die enttäuschte Frau den Druck, dass sie sich doch jetzt einfach freuen soll. Übers Kind – dem geht's jetzt ja gut! – und nicht mehr daran denken soll, was geschah. Diese Ratschläge sind sicher vom Kern her gut gemeint, zeigen aber auch ganz klar die psychologische Überforderung der Ratgebenden. Denn grundsätzlich wird der enttäuschten Wöchnerin impliziert, dass es nicht in Ordnung ist zu fühlen wie sie fühlt. Es sind also im wahrsten Sinn des Wortes „Rat–Schläge", welche die Frau hier bekommt, statt mitfühlende und akzeptierende Empathie.

Meist ist es der frischgebackenen Mutter mindestens für cirka sechs Monate gut möglich, die negativen Gefühle zu unterdrücken, denn in dieser Zeit ist sie so mit dem Stillen und der Umstellung beschäftigt, welche die Befriedigung der Bedürfnisse des Säuglings mitbringen, dass sie ihre eigenen Bedürfnisse kaum wahrnimmt. Erfahrungsgemäss kehrt bei den meisten Frauen nach dieser Zeit langsam eine häusliche Routine ein, die junge Mutter kann endlich ein wenig aufatmen, hat Ruhemomente… und spürt prompt die Gefühle der Enttäuschung und Trauer oder die Selbstvorwürfe in Bezug auf die Geburt wieder hoch kommen.
Eine gewisse Anzahl von Frauen, die eine unfreiwillige Geburt per Kaiserschnitt mit ihrem Kind erlebten, entscheiden sich an diesem Punkt, nicht weiter über dieses Thema nachzudenken. Auch beim Arzt, falls er ihnen bei einer erneuten Schwangerschaft wieder einen Kaiserschnitt vorschlägt, setzen sie sich nicht für einen erneuten Geburtsversuch ein oder fragen auch nicht genauer nach. Sie meinen

und sagen dies auch so, sie hätten sich damit abgefunden und ihren Frieden mit der Situation gefunden und lassen den Dingen ihren Lauf. Oberflächlich betrachtet haben sich diese Frauen mit dem Thema auseinandergesetzt und sich mit dem Gegebenen abgefunden. Aufgrund meiner bisherigen Erfahrungen stimmt dies meiner Meinung nach aber nur bedingt. Denn in Wahrheit haben viele dieser Frauen nicht wirklich Frieden gefunden, sondern das Vertrauen verloren und resigniert. Oder sie hatten zu diesem Zeitpunkt ihres Lebens einfach nicht die Kraft sich für ihre eigenen Wünsche einzusetzen. Ich denke, das ist mit ein Grund, warum manche Frauen ihre Chance für einen Zweitversuch bei einer nächsten Geburt „schleifen" lassen, das heisst diese nicht wahrnehmen. Sie müssten sich für ihren Wunsch beim Arzt wirklich einsetzen und dafür fehlt ihnen oft die Kraft oder der Mut. Dazu gibt die Geschichte von Claudia auf Seite 191 in diesem Buch ein eindrückliches Beispiel.

Ich finde es schade, wenn eine Frau sich etwas vormacht und einredet oder sogar aufgibt! Wenn solche Frauen den Mut und die Kraft aufbringen und von ihrer Umgebung dazu feinfühlig ermuntert werden, noch etwas weiter in die Tiefe zu schauen, würde vielleicht manch eine Mutter bei einer nächsten Geburt, auch wenn diese mit Kaiserschnitt passiert, ein positiveres Geburtserlebnis haben. Und sie hätte den Sprung zur bewussten Geburtsverarbeitung gewagt. Weil sie sich wirklich tief und ehrlich mit ihren Gefühlen auseinandergesetzt hat und dann die Entscheidung, ob nochmals spontan probieren oder diesmal doch geplanter Kaiserschnitt, aus Kraft und nicht aus Resignation fällt. Sie wird dann auch in der Folge von viel weniger Selbstzweifeln wie: „Hätte ich vielleicht doch…", oder „Was wäre, wenn wir uns anderes entschieden hätten", etc. gequält. Auf die bewusste Geburtsverarbeitung gehe ich im folgenden Kapitel näher ein.

Die unbewusste Geburtsverarbeitung ist also diejenige, welche gar nicht stattfindet oder sich unter dem Deckmantel einer scheinbar bewussten Geburtsverarbeitung erfolgreich vertuschen lässt. Was heisst das? Konkret, dass einige Frauen sich zwar intensiv mit ihren Gefühlen der Angst, des Kontrollverlustes und des Überrolltseins, die sie während einer vorhergehenden Geburt erfahren hatten, auseinan-

dersetzen. Sie stehen dazu und das ist schon mal der erste Schritt. Was die meisten verpassen, ist die Verletzung auch zu heilen. Also das Drama nicht nur anzuschauen (erster Schritt), zu benennen (zweiter Schritt) sondern auch hindurchzugehen – es loszulassen (dritter Schritt). Alle diese Schritte oder Phasen gehören zum Prozess der Verarbeitung. Viele wissen nicht, dass Momente des Kontrollverlustes, wie sie eben gerade bei einem enttäuschenden oder überwältigenden Geburtserlebnis vorkommen können, „Knöpfe" berühren, also an ähnliche vergangene Erlebnisse anknüpfen. Zumeist sind diese längst vergessen und/oder liegen weit in der Kindheit zurück, sind aber in Basis- und Kernaussage den Ohnmachtsgefühlen des eben erlebten Kontrollverlusts verwandt. Und gerade weil diese alten Erlebnisse in der Tiefe zumeist verdrängt sind, spüren die betroffenen Frauen den (berechtigten) Wunsch, sich nie mehr so tief ohnmächtig zu fühlen und auch tiefe Trauer oder Wut darüber. Diese Emotionen können sehr stark und erschütternd sein. Sie sind gerade, wenn sie unterdrückt oder als nicht so wichtig abgeschoben werden, oft mit ein Grund, warum manche Frau sich nach einem Kaiserschnitt einfach „nicht mehr so richtig erholt", oder lange Zeit braucht, bis „sie sich wieder auf dem Damm fühlt."
Gerade Frauen, welche sich aber bewusst darauf einlassen, ihr enttäuschendes Geburtserlebnis tiefer zu bearbeiten, kommen im Verlauf der Begleitung sehr oft plötzlich an den Punkt, an dem sie erkennen, dass sie diese Gefühle der Hilflosigkeit oder Ohnmacht schon kennen. Diese Bewusstwerdung klappt am besten, wenn ein Vertrauensverhältnis zur begleitenden Hebamme oder Therapeutin besteht, beziehungsweise aufgebaut werden konnte und die Frau sich geborgen fühlen kann. Eine Frau beschreibt es so:

„Das ist der eigentliche Kern, ich glaube, dass die wenigsten Frauen sich über diesen Punkt im Klaren sind. Für mich war der Kontrollverlust so schlimm, weil ich bestimmt zehn Jahre meines Lebens damit verbracht habe, mich und mein Leben mit dem Kopf zu kontrollieren. Die Geburt hat bei mir also die schlummernden Konflikte von früher wieder an die Oberfläche geholt. Dies kann auch Zusammenhänge zu einer Postpartalen Depression haben. Und diese Frauen sollten sich auch nicht scheuen, eine Therapie zu beginnen. Natürlich ist mir klar, dass nicht alle Frauen die enttäuscht sind nach Kaiserschnitt, auch depressiv sind!"

Im nachfolgenden Kapitel über bewusste Geburtsverarbeitung bringe ich neben anderen Geschichten der Geburtsverarbeitung noch zusätzlich zwei Beispiele, die aufzeigen, wie alte Verletzungen die eigentliche Ursache sein können, dass ein verletzendes Ereignis in der Gegenwart so grosse Dimensionen annehmen kann.

Bewusste Geburtsverarbeitung

Eine Frau, die eine aktive und bewusste Geburtsverarbeitung macht, muss nicht unbedingt die Hilfe einer Therapeutin oder Hebamme in Anspruch nehmen. Aber dies kann ihr, gerade wenn tiefer liegende Dinge an die Oberfläche kommen oder das Ereignis überwältigend war, bestimmt einiges erleichtern und sie unterstützen.
Viele Frauen verarbeiten einfach dadurch, dass sie mit Freundinnen und anderen Müttern immer wieder reden, sie das Erlebte erzählen und austauschen. Das funktioniert gut und genügt vollauf, solange die Frau eine verständnisvolle Umgebung hat oder mit Müttern in Kontakt ist, die ähnliche Erfahrungen gemacht haben. So fühlt sie sich verstanden und angenommen und genau das braucht eine Frau am meisten, wenn sie etwas belastet. Es funktioniert aber nicht, wenn die betroffene Frau die einzige in ihrem Umkreis ist mit ihrem speziellen Problem und am Unverständnis der Umgebung fast zerbricht, weil sie sich deshalb noch mehr in Frage stellt. Im Gespräch mit vielen Frauen habe ich festgestellt, dass dies doch noch verblüffend häufig vorkommt.

In diesem Fall ist es für jede Frau sinnvoll, eine wirklich bewusste Geburtsverarbeitung anzustreben und Hilfe von Therapeuten/innen, die sich in Traumabegleitung und Verarbeitung auskennen, anzunehmen oder von speziell dazu weitergebildeten Hebammen. Meine Erfahrung zeigt, dass die meisten Frauen zwischen zwei- bis fünfmal zu mir kommen. Grundsätzlich gilt, wie ich schon im Kapitel „Unbewusste Geburtsverarbeitung“ ausgeführt habe, dass das Geburtstrauma, der seelische Schmerz, die Enttäuschung oft deshalb so stark hervortritt, weil das Erlebte an schon vorhandene thematisch ähnliche seelische Verletzungen anknüpft, welche aber oft nicht (mehr) im Bewusstsein der Betroffenen sind. Dies kann, muss aber nicht der Fall sein. Die Verarbeitung der Geburt oder auch generell von enttäuschenden Ereignissen in unserem Leben verlaufen meist wellenartig und in Zyklen. Es ist ein Heilungs- und Bewusstwerdungsprozess, der Zeit braucht, sich aber auch lohnt.

Eine diesbezüglich wichtige Bemerkung kam von einer Kaiserschnittmutter. Ihre Worte berührten und freuten mich sehr, da sie zudem einer Aussage entsprechen, welche ich immer mal wieder so oder ähnlich aus dem Munde einer Kaiserschnitt-Frau höre, die schon eine Weile „wandert" bezüglich der Geburtsverarbeitung. Hier nun ihre Kernaussage:

„Zur Zeit bin ich mal wieder in einer heftigen Auseinandersetzungsphase mit mir selbst. Von verschiedenen Seiten werde ich aus meiner direkten Umgebung wieder vertieft mit dem Thema Kaiserschnitt konfrontiert. Dies löst verschiedene Gefühle in mir aus. Ich sehe jedoch auch wie ich mich nach diesem Todeserlebnis entwickelt habe, eine Entwicklung, die ich nicht hergeben würde und ich muss zugeben: Ohne Kaiserschnitt wäre es mir nicht möglich gewesen, wieder derart tiefe Beziehungen einzugehen. Was ich sehr schön finde. Aber ein Restgefühl ist doch noch da, das dem Versäumten nachtrauert. Obwohl ich mir darüber im Klaren bin, dass eine Spontangeburt auch kein Pappenstiel ist. Manchmal kommen halt doch noch meine Versagensgefühle hoch."

Eine Studie, die mögliche auslösende Faktoren der postnatalen Depression finden wollte, kam zu interessanten Ergebnissen. Zwei gleich grosse Frauengruppen wurden festgelegt. Mit den Frauen der ersten Gruppe fand vier und zwölf Wochen nach der Geburt je ein Gespräch über die Geburt und über ihre jetzige Befindlichkeit in der Mutterrolle statt. Die zweite Gruppe führte keine solchen Gespräche. Beide Frauengruppen wurden ein Jahr nach Geburtstermin wieder interviewt und es stellte sich heraus, dass eine signifikant höhere Anzahl der Frauen aus der Testgruppe ohne Gesprächsmöglichkeit an einer postnatalen Depression litt oder gelitten hatte. Interessanterweise aber hatte die Schwere der Geburt keinen Einfluss auf die Häufigkeit von postnatalen Depressionen! Es scheint also, unabhängig von

der Schwere des Geburtserlebnisses, für Frauen sehr wichtig zu sein, über ihre Geburt und die grossen Änderungen, die die Mutterschaft mit sich bringt, sprechen zu können. Dies fand ich ziemlich beeindruckend, zeigt es doch auf, dass womöglich die riesige Last der Verantwortung, welche eine Frau erst nach der Geburt ihres Kindes richtig spürt, sowie die reduzierte Bewegungsfreiheit mit einen grossen Einfluss bei der Entwicklung von postnatalen Depressionen haben können. Die umwälzenden Neuerfahrungen zu teilen und sich darin ernst genommen zu fühlen, reduziert also bei Frauen auf direktem Weg das Risiko von postnataler Depression.
Wenn eine Frau meint, sie könne sich und ihren Schmerz nicht ernst nehmen, zahlt sie also zumeist einen hohen Preis dafür. Unterdrückte negative Gefühle können über Jahre das Wohlbefinden und die Lebensfreude nachhaltig beeinträchtigen. Ein eindrückliches Beispiel erlebte ich kürzlich, als ich eines meiner Tagesseminare für enttäuschte Kaiserschnittmütter hielt. Das Thema dieses eintägigen Seminars heisst: „Kaiserschnitt, – wo ist da mein Geburtserlebnis?“ Unter den angemeldeten Frauen war eine Mutter, deren erster Kaiserschnitt fast zehn Jahre! zurück lag, der zweite sechs Jahre und sie sagte:

„Ich musste lernen, dass ich mich mit dem Thema des Kaiserschnitts oder der Geburtsenttäuschung wirklich befassen muss, auch wenn die Seele erst nach langer Zeit danach verlangt. Irgendwie hat es mit dem Frieden mit mir selbst zu tun.“

Aus diesem Grund hatte sie sich nach so langer Zeit entschieden, den Kurs zu machen. Weil sie sich selbst und ihren Schmerz endlich ernst nehmen und ihm Raum geben wollte, um damit aber auch letztendlich frei davon zu werden.

Kräfteraubende Gedanken – Entmutigung und Selbstabwertung

Ein stark kräfteraubender Gedanke vieler Frauen generell nach vorangegangener schwerer oder enttäuschender Geburt ist: „Das schaffe ich nicht mehr“, statt „Wenn ich SO was geschafft habe, dann erst recht, es kann ja nur noch besser werden.“ Bei Kaiserschnittmüttern kommt noch zusätzlich die Komponente der häufigen Selbstabwertung hinzu. Gerade bei diesen Müttern sehe ich sehr oft, dass sie sich mit Zweifeln und Selbstvorwürfen quälen. Sie suchen immer wieder nach Gründen, warum sie die Geburt nicht „geschafft" haben, wo ihr Fehler gewesen sein könnte und viele finden, sie hätten sich vielleicht doch noch etwas mehr oder länger Mühe geben sollen.

Sogar wenn der Kaiserschnitt notfallmässig aufgrund von einer deutlichen Verschlechterung der kindlichen Herztöne durchgeführt wurde, plagen sich viele Mütter doch noch mit Vorwürfen und suchen die Ursache trotzdem wieder bei sich. Ich habe nur wenige Mütter getroffen, die frei davon sind. Manchmal werden diese Frauen dann aber von anderen Sorgen geplagt. Sie machen sich Gedanken, dass es dem Kind nicht gut gehen könnte, irreversible Prägungen wegen der Geburtssituation es, wenn auch nicht direkt schädigen, so aber doch langfristig negativ belasten könnten.

Wenn für eine Frau der Kaiserschnitt an und für sich eine Enttäuschung war oder sogar traumatisierend, so ist es natürlich schwer für sie, darauf stolz zu sein. Durch diesen ständigen Fokus auf Fehlersuche, verpasst die enttäuschte Kaiserschnittmutter aber eine wesentliche Erkenntnis. Es ist und wäre wichtig, wenn sie realisieren und auch wirklich tief erkennen könnte, dass sie bei, während und durch die Entbindung per ungewünschtem Kaiserschnitt sehr viel erlebt, durchgemacht und hingegeben hat. Sie musste sich in den ablaufenden Prozess hingeben, ohne wirklich eine Wahl zu haben. Dies ist ja genau der Prozess, den die Natur als Vorbereitung auf die Mutterschaft von der Frau beim Ablauf einer natürlichen Geburt fordert. Auf körperlicher und psychischer Ebene. Die Grundnachricht der Geburt an sich ist, dass die Mutter sich in Zusammenarbeit mit dem Baby einer herausfordernden Arbeit stellt, diese durchstehen, über sich selbst hinauswachsen und als „Belohnung" am Ende ihr Kind in die Arme nehmen kann.
Die unfreiwillige Kaiserschnittmutter ist diesen Weg auch gegangen. Beim geplanten, aber auch ungewünschten Kaiserschnitt mehr auf psychischer Ebene. Wenn sie den Kaiserschnitt erlebte, während sie versuchte natürlich zu gebären, ist sie diesen Weg sowohl auf psychi-

scher wie auch auf physischer Ebene gegangen. Das heisst, sie ist grosse Teile des Geburtsweges mit ihrem Kind zuerst physisch gegangen und musste dann zusätzlich noch ihre Wünsche und Vorstellungen wie ihr Kind geboren werden sollte, loslassen und hingeben. Eine tiefe und wertvolle Reise also, wert aller Anerkennung und des echten Respekts!

Beim Wunschkaiserschnitt sieht die ganze Sache wieder sehr anders aus, da die psychische Motivation und die unbewussten Hintergründe viel anders liegen. Aber dies ist ein anderes Thema, welches ich in diesem Buch nicht speziell erörtern möchte, da ich davon ausgehe, dass es vor allem von Frauen gelesen wird, welche Hilfe und Unterstützung bei der Verarbeitung eines eher unfreiwilligen Kaiserschnitts suchen.

Also: So schön es für jede Frau ist, die einfach und gut geboren hat, so hat sie es mit der leichten Geburt eben auch leichter gehabt! Deshalb sollte eigentlich diejenige mit einem schweren oder ungewünschten Erlebnis wie dem Kaiserschnitt erst recht stolz sein auf sich…sie hat ja wirklich eine grosse Anstrengung und Selbstüberwindung vollbracht. Und was für eine! Denn nur wenn Frauen sich die Sache mal von dieser Seite ansehen können und sich dies auch immer wieder in Erinnerung rufen, kann langsam ein Umdenken stattfinden und die Leistungskomponente allmählich aus der Geburtshilfe verschwinden. Für uns alle im Umfeld jener Frau, vom Freundinnenkreis bis zum Fachpersonal, bedeutet dies, dass wir es der Betroffenen sagen müssen, wenn sie selber es nicht kann!
Wir müssen es aber selber auch so sehen, wenn wir dies den betroffenen Frauen aufzeigen möchten – sonst wirken wir unglaubwürdig. Immer und immer wieder sage ich den Frauen, dass eine gute und komplikationslose Geburt ein Geschenk des Lebens ist und auch rund 60–70% der Geburten so verlaufen. Natürlich ist es auch möglich, dass eine Frau mit einem (ersten) leichten Geburtserlebnis viel Vorarbeit geleistet hat. Eine einfache Geburt hängt sicher von vielen Komponenten ab – ich glaube zudem auch fest daran, dass das Vertrauen in den eigenen Körper und dessen Vorgänge, also auch in den Geburtsverlauf, wie ihn die Natur vorgesehen hat, einfach enorm

hilft. Doch wenn es anders kommt, bedeutet das, dass die Geburt gemeinsames Schicksal mit dem Kind und keine Leistungsangelegenheit ist.

Ich denke, wichtig ist vor allem, dass sich jede Frau der Verarbeitung des Kaiserschnitts stellen sollte. Wenn auch nur der kleinste Wunsch nach einer Spontangeburt vorhanden ist, ist es wichtig, dass sie auf sich hört und sorgfältig in ihrem Umfeld Abklärungen trifft. Dann kann sie sich und dem nächsten Baby die Chance geben eine vaginale Geburt nochmals zu probieren. Hat eine Frau dies getan und der Versuch ist in dem Sinne nicht gelungen, dass es zur Spontangeburt kam, so darf sie nie vergessen, dass dieser Versuch an sich schon sehr wertvoll war und Teil ihres Weges mit dem neuen Kind. Und wichtiger Teil auch für sie selbst. Dadurch dass sie auf ihre innere Stimme und ihre Bedürfnisse gehört hat, hat sie sich selbst ernst genommen.

Zur Veranschaulichung, wie viel eine feinfühlige Begleitung einer ernsthaft suchenden Frau in ihrer Geburtsverarbeitung bewirken kann, möchte ich hier zwei Fallbeispiele anbringen. Eine bewusste Geburtsverarbeitung bereitet den besten Boden, damit eine Frau mit ihrer ganzen Kraft neu auf die nächste Schwangerschaft und Geburt zugehen kann oder diese Kraft in Form von mehr Lebensfreude und Energie in ihrem Alltag spürt. Achtung! Damit behaupte ich nicht, dass eine bewusste Geburtsverarbeitung ein schönes nächstes Geburtserlebnis garantiert, sie kann dies aber fördern und der Frau zusätzlich zu mehr Ruhe und Frieden für das Unabänderliche verhelfen.

Beispiel 1
Im vierten Monat ihrer zweiten Schwangerschaft kontaktierte mich Neva das erste Mal telefonisch. Sie ist eine frische junge Frau und sie wollte eine telefonische Beratung bezüglich ihrer ersten Geburt, welche als Kaiserschnitt geendet hatte. Interessiert an einer Geburtsverarbeitung, verspürte sie den immer stärker werdenden Wunsch, die Geburtsgeschichte mit ihrem ersten Kind zu verarbeiten und loszulassen. Ihr zweites Kind sollte nicht während der ganzen Schwangerschaft durch ihre vielen Ängste und Fragen belastet sein. Diese, in der Zeit vor der Schwangerschaft erfolgreich verdrängt, kamen jetzt un-

weigerlich wieder an die Oberfläche, da ihr ja in absehbarer Zeit wieder eine Geburt bevorstehen würde.

Neva hatte in der letzten Schwangerschaft in der 38. Woche einer sogenannten Früheinleitung zugestimmt. Sie wurde verführt durch die lockeren Versprechungen des Arztes, sie habe einen sehr reifen Muttermundbefund und könne bei einer Einleitung ihr Kind schon am selben Abend in den Armen halten. Dieser relativ leichtfertig und meiner Meinung nach fast verantwortungslos vom Arzt vorgeschlagene Eingriff wurde noch am selben Tag in Tat und Wahrheit umgesetzt. Scheinbar waren sich in der Folge auch Arzt und Hebamme über diesen Entscheid in die Haare geraten, da die Fachfrau sich gegen die Früheinleitung aussprach, welche im Fachjargon gesprochen oft zu „hausgemachten" Komplikationen führen kann. Auffälligerweise standen zudem die zweiwöchigen Ferien dieses Arztes gerade in den nächsten Tagen an! Und Neva war Privatpatientin! Der Verdacht, dass er sie noch in seiner Anwesenheitszeit reinquetschen wollte, liegt sehr nahe. Leider kein Einzelfall, denn es gibt immer wieder solch schwarze Schafe unter den „Weisskittlern", welche den Ruf für alle anderen guten Ärzte sehr schädigen.
In der Folge kam es nach anfänglich gutem Geburtsstart zu einem sehr traumatischen Kaiserschnitt, wobei Neva Todesängste vor allem in Bezug auf sich selber erlebte.

Zur eigentlichen Geburtsverarbeitung kam Neva in meine Praxis. Sie stellte nachträglich viele ihrer Fragen, die bezüglich der damaligen Situation bei ihr anstanden. Da ich als Hebamme mit den verschiedensten Geburtsabläufen vertraut bin, konnte ich mit ihr zusammen die einzelnen Schritte, Entscheidungen und Handlungen, welche damals vom geburtshilflichen Team gemacht wurden, besprechen und aufzeigen. Dadurch klärte sich für sie einiges auf der Verständnisebene. Was man versteht, kann meistens auch besser verarbeitet werden.

Nachher wechselte ich dazu über, sie in einer Tiefenentspannung durch die vergangene traumatische Situation zu führen, diese aus der Sicherheit des jetzigen Momentes wieder zu betrachten und mit gesundem Abstand wahrzunehmen. Diese Traumreise verhilft oft dazu, das Alte nicht mehr als so übermächtig bedrohlich wahrzunehmen. Dadurch ist die Frau fähig, immer mehr vom im Körper gespeicherten Trauma loszulassen. Ein Beispiel: Wenn wir einen plötzlichen Schreck erfahren, so spüren viele Menschen diesen auch mit körperlicher Auswirkung. Sie spüren, dass sich ihr Magen zusammenkrampft, ihr Herz rast, sie haben einen Kloss im Bauch oder im Hals. Das heisst, dass sich der Schreck, die Angst bis auf Zellebene als Zusammenziehen bemerkbar machen kann. Dort wird es sich eben auch in vielen Fällen als gespeicherte Information festsetzen, wie in einem Computerchip, wenn das Trauma sehr gross ist. Dann hilft es, wie oben beschrieben, sanft diese Starre durch Traumreisen und andere Körper- oder Körperpsychotherapien herauszulösen. Doch zurück zu Neva:

Zwischen ihren Besuchen in meiner Praxis lag zumeist ein Zeitraum von drei bis sechs Wochen. In dieser Zeit gab ich ihr als Unterstützung für die Verarbeitung eine Bachblütenmischung mit. Viele Emotionen bezüglich ihrer Todesangst, aber auch die Wut auf ihren Gynäkologen konnte sie anschauen und bearbeiten. Die darauffolgende, direkte Konfrontation mit ihrem Arzt, das Verbalisieren ihrer Unzufriedenheit war für sie ein wichtiger und mutiger Schritt, auch hinsichtlich ihres Selbstrespekts.
Sie kam nur dreimal zu mir, hatte aber zunehmend einen freieren Kontakt zu ihrem Kind und konnte die Schwangerschaft mehr und mehr geniessen. Ihr Baby wohl auch, denn ich bin überzeugt, wo die Mutter entspannt ist, dort ist auch das Kind entspannter. Aufgrund von Beckenmassabklärungen war klar, dass Neva ein verengtes Becken hatte und deshalb wurde ein Kaiserschnitt geplant. Durch ihre bewusste Vorarbeit war sie bestens vorbereitet und bereitete auch ihr Kind auf die kommenden Veränderungen jeweils im steten inneren Dialog vor. Sie ging dem neuen Kaiserschnitt mit mehr Frieden entgegen und ausgesöhnter, weil sie wusste, dass sie zwar gerne natürlich geboren hätte, dies aber den Umständen entsprechend jedoch nicht möglich war. Sie konnte erkennen, dass auch sie Hingabe leistete. Die Hingabe der Göttin Inanna. (Siehe Seite 37). Und mit diesem Bewusstsein ging sie auch durch den nächsten Kaiserschnitt.

Es ist unter Hebammen wohl bekannt, dass eine Frau oftmals nach traumatischer Geburt oder sekundärem Kaiserschnitt bei ihrem nächsten Kind in der Schwangerschaft oder unter der Geburt die Gefühle nochmals erlebt und durchlebt, welche sie bei der letzten Geburt verspürte. Vor allem, wenn Sie die Geburt nicht verarbeitet hat. Sie muss erst Vertrauen zu dieser neuen Geburt fassen, bevor sie ihrem nächsten Baby den Weg öffnen kann. Deshalb ist die Verarbeitung eines ungewollten Kaiserschnitts ausgesprochen wichtig für die Frau, die den Wunsch nach einer natürlichen Geburt beim nächsten Kind hegt.

Beispiel 2

Daniela kam zu mir nachdem sie zweimal einen Kaiserschnitt mit ihren beiden Söhnen erlebt hat. Jedesmal hat sie versucht spontan zu gebären. Nach dem ersten Kaiserschnitt bestand kein spezieller Anlass dazu, ein Beckenröntgen zu machen da dieser wegen akuten Stresszeichen des Babys durchgeführt worden war und somit kein Verdacht auf ein Becken-Kopf-Missverhältnis bestand. Der auslösende Grund war ja die akute Verschlechterung der Herztöne des Kindes gewesen und nicht ein lang anhaltender Geburtsstillstand, welcher diese Abklärung wichtiger gemacht hätte.

Daniela war nicht nur schwer enttäuscht, dass ihre Bemühungen auch bei der zweiten Geburt nicht zur erhofften Vaginalgeburt führten (auch dieses Mal wegen anhaltenden tiefen Herztönen des Kindes), sondern auch noch zusätzlich frustriert, weil sie sich im Spital vom Personal nicht freundlich begleitet und nur wenig unterstützt gefühlt hatte. Für eine Frau in Danielas Situation ist dies wie eine doppelte Strafe. Neben der tiefen Traurigkeit über den missglückten zweiten Versuch, machte sie sich das Leben sehr schwer mit Selbstvorwürfen. Diese wurden durch die unfreundliche oder vielmehr uninteressierte Betreuung des Personals in der Zeit während der Geburt und im Wochenbett natürlich nicht besänftigt. Sie hatte kein Gefühl des Respektes und Anerkennung für ihren eigenen Einsatz und ihre Bemühungen. Dies ist grundsätzlich mit das Schlimmste für eine Frau, da sie die negativen inneren Stimmen dann nicht oder kaum zum Schweigen bringen kann.

Daniela hatte mein erstes Buch gelesen und sich daraufhin entschlossen etwas zu unternehmen, um ihre Kaiserschnitte zu verarbeiten und besser annehmen zu können. Obwohl sie eine besorgte und pflichtbewusste Mutter ist und ihre Kinder liebt, hatte sie immer wieder Momente, in denen sie deutliche Gefühle des „Opferseins" empfand und in gewisser Weise auch ihre Söhne dafür verantwortlich machte. Obwohl sie vom Verstand her klar wusste, dass ihre Kinder in dem Sinne absolut nichts dafür konnten, sprachen ihre Gefühle doch immer wieder eine andere Sprache. Sätze wie:„Wenn die Kinder besser mitgemacht hätten, dann hätten wir es vielleicht doch geschafft", oder „Warum wollten denn beide nicht rauskommen ohne Probleme zu machen, haben sie etwas gegen mich?", gingen ihr immer wieder mal durch den Kopf. Diese diffusen und subtilen Vorwurfstendenzen waren ihr bewusst und sie war ehrlich genug sich und anderen diese zuzugestehen. Das ist nicht einfach – aber sehr mutig und wichtig für die Auflösung und Bereinigung!

Auch mit ihr klärte ich beim ersten Treffen zuerst einmal all die vielen anstehenden fachlichen Fragen rund um die beiden Kaiserschnitte. Bei einigen Fragen konnte ich ihr Entscheidungen des Personals, bzw. der Hebamme, plausibel machen und sie verstand die Zusammenhänge besser. Andererseits konnte ich ihr auch Eindrücke und Gefühle bestätigen, dass die eine oder andere Handlung der sie begleitenden Personen unsensibel, verfrüht oder unnötig waren. Dies ist für jede Frau ein sehr wichtiger Faktor und Teil in der Verarbeitung eines solchen Erlebnisses. Zu erkennen und bestätigt zu bekommen, dass ein Gefühl von ihr richtig war bezüglich unkompetenter oder sogar unnötiger invasiver Eingriffe.
Erst wenn die vielen theoretischen Fragen geklärt und dadurch die Verstandesebene zur Ruhe kommen kann, ist es gemäss meiner Erfahrung einer Frau wirklich möglich auch die emotionale Ebene genauer anzuschauen. Und diese zu spüren und letztendlich heilen zu lassen. Auch bei Daniela folgten danach zwei Sitzungen, wo sie mittels einfacher Techniken aus der Körpertherapie ihre Gefühle auf Körperebene genauer wahrnahm, zuliess und durch verschiedene kleine Übungen löste. Anschliessend gingen wir vertieft auf die Ge-

schichte der Göttin Inanna ein, (siehe Kapitel auf Seite 37) mit welcher ich sie in einer Traumreise nochmals durch ihre Kaiserschnitterlebnisse führte. Dies war, obwohl Daniela die Geschichte aus meinem ersten Buch kannte, ein wichtiger Schritt hin zur Versöhnung. Ich kann nicht genug betonen, wie wichtig es für Kaiserschnittfrauen ist, diese Geschichte immer wieder und wieder zu lesen, bis sie sie wirklich im wahrsten Sinne des Wortes verinnerlicht haben. Wenn es einer unfreiwilligen Kaiserschnittfrau gelingt, die tiefe mystische Bedeutung dieser Geschichte und ihre Verbindung zu ihrem eigenen Weg zu erkennen und tief in ihrer Seele aufzunehmen, dann kann sie wirklich Trost und Frieden darin finden.
In den Pausen zwischen den einzelnen Besuchen passierte bei Daniela jedes Mal sehr viel. Sie ist heute an einem Punkt angekommen, wo sie sagt, dass sie eindeutig mehr Frieden mit dem Erlebten hat und ihre Kinder öfter anders wahrnehmen kann. Dabei ist der Umgang mit den Kindern liebevoller und weniger von Vorwurfs- und Opfergefühlen begleitet. Sie weiss und respektiert, dass sie alles gegeben hat und kann dies nun vermehrt selber anerkennen. Aber sie sagt auch ehrlich, dass, obwohl sie meine Begleitung als hilfreich und letztendlich schon sehr befreiend empfand, sie noch eine Weile weiter daran arbeiten muss endgültig loszulassen und Frieden zu finden. Das ist in Ordnung so. Jede Frau hat ihren Rhythmus und alles braucht seine Zeit. Auf dem Weg bleiben und Geduld und Vertrauen haben, dass die bewusste Auseinandersetzung und Geburtsverarbeitung ihre Früchte bringt, ist das Wichtigste.

In schwerer Situation kalt und unpersönlich begleitet

Eine Frau, die vor, während oder nach der Entbindung eine lieblose, uninteressierte Begleitung vom Personal oder auch vom Partner erlebt hat, muss sich im Klaren sein, dass dies ein zusätzlich erschwerender Faktor zur Verarbeitung einer belastenden Geburt darstellt und unter Umständen die Gefühle der Enttäuschung und Trauer in grossem Masse intensivieren kann. Es kann zum Teil sogar einen viel grösseren Anteil ihres grundsätzlichen Schmerzes ausmachen, als sie für möglich hält. Tatsache ist also, dass die Wichtigkeit sich als Mensch geborgen, geliebt und abgeholt fühlen zu können, nicht unterschätzt werden darf. Es ist eines der fundamentalsten Grundbedürfnisse der Menschen ganz generell im Leben. Besonders wichtig und letztlich hilfreich ist dies umso mehr, wenn wir eine herausfordernde, schwere oder traumatische Zeit erleben. Emotionale Unterstützung ist also auch sehr wichtig, wenn es um die Geburt des eigenen Kindes geht, eine Situation, welche die moderne Frau vielleicht zwischen ein- bis viermal erlebt. Vielleicht noch wichtiger ist eine freundliche emotionale Unterstützung, wenn es wie bei einem ungewünschten oder notfallmässigen Kaiserschnitt zusätzlich vielleicht viele Ängste gibt oder sogar um Leib und Leben geht.

Viele Frauen erzählen mir ihre Geburtserlebnisse und brechen noch Jahre später in Tränen aus, wenn sie von der unsensiblen Hebammenbetreuung oder der unfreundlichen und unwillig geleisteten Stillhilfe der Wochenbettschwestern erzählen. Natürlich sind wir alle Menschen. Die gegenseitige Chemie spielt zusätzlich eine wichtige Rolle. Und auch Hebammen und Wochenbettschwestern sind nur Menschen und sehr viele Zusammenhänge führen manches Mal zu einer weniger optimalen Begleitung der jungen oder werdenden Mutter im Gebärsaal und/oder im Wochenbett. Fakten wie konstante Arbeitsüberlastung infolge von konstantem Personalmangel sind auf Seiten des Personals zwar keine befriedigende Entschuldigung, müssen aber doch in die Betrachtung der Gesamtsituation einbezogen werden. Leider trifft es dann eben wie so oft die „Schwachen", was in diesem Falle die schwangere Frau mit ihrem zumeist sensiblen emotionalen Gemütszustand ist.

Entwickelt sich der Geburtsverlauf anders als erwartet oder entsteht eine Notfallsituation, kann sich eine zuversichtliche Gebärende rasch in eine stark verunsicherte, ängstliche verwandeln. Dies geschieht leider allzu oft, wenn die Frau sich schlecht begleitet und nicht geborgen oder durch ruppige, abwertende Äusserungen durch das Personal verletzt fühlt. Leider ist es dem Klinikpersonal manchmal nicht klar, was für eine fundamental wichtige Rolle hier die menschlichen, liebevollen und ermutigenden Gespräche mit der Hebamme oder Schwester während der Geburtsbegleitung und später fast noch mehr gerade in der Zeit des Wochenbettes einnehmen. Die von den Frauen hauptsächlich genannten, in ihrer Art oft ähnlich schmerzhaften Erlebnisse sind:

- „Ich fühlte mich nicht ernst genommen."
- „Ich hatte den Eindruck, dass die Hebamme sich nur noch über mich geärgert hat und meine Bedürfnisse einfach nicht ernst nahm."
- „Ich fragte mich, was diese Schwester in diesem Berufsfeld überhaupt noch verloren hatte."
- „Ich wollte ja nur, dass sie mir beim ersten Stillen halfen – nach 8 Stunden! (Andere bekamen ihr Kind teilweise erst nach 16 oder 36 Stunden zum Stillen). Ich bekam jedoch nur unwillige und unfreundliche Unterstützung. Am liebsten hätte ich alles alleine gemacht, aber ich war ja abhängig, konnte nicht alleine aufstehen, geschweige mein Baby aus dem Bettchen heben."
- „Ich fühlte mich richtig im Stich gelassen."
- „Die Enttäuschung über den Kaiserschnittentscheid war immens und zusätzlich fühlte ich mich emotional unendlich alleine gelassen, denn das Personal war unpersönlich und distanziert. Ein freundlicher Händedruck, ein warmer verstehender Blick von Seiten der Hebamme hätte für mich die Welt verändert."
- „Da waren alle meine Ängste, der Schreck meines Mannes, der auch total überfordert war und diese schrecklich unpersönliche Ärztin. Es tat mir wirklich weh im Herz."

Es gehört ja bei den meisten Frauen dazu, dass sich im Wochenbett, meist zwischen dem zweiten und vierten Tag nach der Geburt der so genannte Baby Blues zeigt. Im Volksmund werden sie auch die „Heultage" genannt. Diese emotionale Achterbahnfahrt entsteht vereinfacht erklärt, dadurch, dass nach der Geburt des Babys auch der

Mutterkuchen (die Plazenta) geboren wird und ab sofort ihre Aktivität wegfällt. Ihre Funktion ist, neben der nährenden Eigenschaft für das Kind, auch die ganze Schwangerschaft über die verschiedensten Hormone zu produzieren oder deren Produktion anzuregen. Wenn diese ganzen Hormone durch die erfolgte Geburt ganz plötzlich nicht mehr produziert werden, vollzieht sich eine immense Hormonumstellung, wozu das für die Milchproduktion zuständige Prolactin, welches neu dazukommt, noch zusätzlich das Seine beiträgt. All dies bewirkt das erwähnte emotionale Auf und Ab, welches auch bei einer Frau, die ein sehr gutes Geburtserlebnis hatte, sehr stark ausgeprägt oder für sie belastend sein kann. Die Frau nach traumatischer oder enttäuschender Geburt verfällt jedoch häufiger der Versuchung, diese schweren und traurigen Gefühle total und ausschliesslich mit ihrem enttäuschenden Geburtserlebnis zu verknüpfen. Es ist kaum möglich, hierbei die verschiedenen Emotionen und deren wirkliche Auslöser auseinander zu halten. Dadurch wirkt aber diese ganze Zeit noch schwerer und trauriger für sie. Denn man könnte fast sagen, dass die Frau mit guter Geburt, welche den Baby Blues erlebt, sich recht gut damit trösten lassen kann, dass es ja nur Gefühle auf Grund eines Hormonschubes sind. Die Frau nach schwerer und enttäuschender Geburt erlebt zwar auch einfach den Hormonschub, aber die dadurch ausgelösten Gefühle entsprechen in grossem Masse ihrer wahren Befindlichkeit. Oder noch anders betrachtet: Die sensiblen und verletzten Empfindungen, welche durch das traumatische Erlebnis und die unsensible Begleitung entstanden, werden durch den Hormonschub noch negativ verstärkt.

Heilende, symbolische Gesten

Eine Frau, die bezüglich oben genannter unsensibler oder unfreundlicher Betreuung Verletzungen und Traurigkeit in ihrem Herzen trägt, sollte sich nachträglich für diese Zeit stellvertretend etwas Liebes und Gutes tun lassen. Es soll wie eine kleine symbolische Geste sein. Dazu schlage ich Ihnen vor sich etwas zu überlegen, was Ihnen irgendwie in der Seele gut tun würde, um dann Wege zu finden diesen Wunsch auch erfüllt zu bekommen. Vorzugsweise von einer Frau, da diese auf solche geburtsspezifischen emotionalen Verletzungen zumeist verständnisvoller und tiefer eingehen kann. Natürlich kann aber auch der Partner diese Rolle übernehmen. Es soll einfach eine uns nahe stehende Person sein, der wir emotional vertrauen, ob dies nun Freundin, Schwester, Partner, Mutter oder sonst jemand ist, spielt keine Rolle. Schön ist, wenn Sie sich zum Beispiel eine Ganzkörper- oder Fussmassage geben lassen, ein Wellnesswochenende mit einer anderen Frau oder dem Partner verleben oder sich von einer Freundin einen Kuchen backen lassen und sich bei ihr richtig verwöhnen lassen. Dies alles unter dem Stern: „Für damals". Im Zentrum sollte wirklich die folgende auch klar verbalisierte Äusserung stehen:

„Die Betreuung durch die Hebamme, den Arzt, die Schwester bei der Geburt meines Kindes (meiner Kinder – vielleicht war es ja bei mehr als einem so) war für mich kalt, unfreundlich und verletzend. Ich möchte mich nun genau für diese schmerzhafte Situation damals, jetzt stellvertretend nähren lassen. Wärst du bereit, mir stellvertretend dies oder jenes Gutes zu tun?"

Unsere Vergangenheit ist nicht mehr zu ändern, doch dadurch, dass wir uns öffnen und bei uns wohlgesinnten Menschen darum bitten, uns stellvertretend für eine Situation zu nähren, wo wir wirklich zu kurz gekommen sind, wirken solch kleine symbolische Handlungen sehr oft wie ein feines sanftes Pflaster für die Wunde im Herz. Nehmen Sie es ernst. Lassen Sie sich etwas Liebes tun - für damals. Es tut wirklich gut!

In schwerer Situation einfühlsam begleitet

Immer wenn ich eine Frau während ihrer Geburt begleite und es zu einem unerwarteten Kaiserschnitt kommt, versuche ich durch meinen Erfahrungshintergrund gestärkt, diese Mutter und ihr Baby besonders gut vorzubereiten oder in der Zeit danach zu betreuen. Erfreulicherweise höre ich von Frauen, die zu mir in die Praxis zur Geburtsverarbeitung kommen, auch immer wieder, dass sie sehr liebes und unterstützendes Personal an ihrer Seite hatten. Jedes Mal betonen die Betroffenen, wie wichtig dies für sie in diesen schweren Momenten gewesen sei. Und auch im Nachhinein sei es immer wieder von grosser Bedeutung, so liebevoll betreut worden zu sein. Dadurch konnten sie sich nämlich trotz der Trauer und der verschiedenen Emotionen in Bezug auf die hektische Situation in der Erinnerung wenigstens immer wieder etwas Trost und Frieden holen, allein wenn sie an die liebe Hebamme, die freundliche Ärztin, den vertrauenswürdigen Anästhesiearzt dachten. Eine Frau formulierte es so:

„Wenn du im Leben schwere Situationen durchlebst und du hast gleichzeitig liebe, dich unterstützende Menschen um dich, dann macht's das viel erträgbarer. Denn du fühlst dich als Mensch ernst und wahrgenommen, dadurch dann nicht oder um einiges weniger allein."

Gedanken für Fachpersonen

Bei einer geplanten Sectio haben wir gut Zeit, die werdende Mutter darauf hinzuweisen, dass sie vor dem Eingriff mit ihrem Kind Kontakt aufnehmen, mit ihm reden und ihm die weiteren Schritte erzählen kann. Wir können sie noch auf dem Weg zum und im OP auffordern, das Kind im Bauch mal etwas hin- und herzuschieben, um es zu wecken und ihm dadurch ein Zeichen zu geben, dass sich etwas tut und eine Veränderung ansteht.
Die meisten Mütter schätzen diese Ermutigung zur Kommunikation mit ihrem Kind sehr und freuen sich dadurch aktiv etwas fürs Wohlbefinden und die Vorbereitung des Kindes beitragen zu können. Meine Hypothese ist, dass rein durch die innere gefühlsmässige Hinwendung der Mutter zum Kind, bestimmte Hormone ausgeschüttet werden, die auch als Botenstoffe via Plazenta zum Kind gelangen und diesem in der Stressbewältigung dieser kommenden speziellen Situation, seiner so abrupten Geburt, behilflich sind.

Auch wenn eine sekundäre Sectio gemacht wird, haben wir Fachpersonen fast immer die Zeit, um die Mutter kurz dazu zu ermuntern, mit ihrem Kind im Bauch zu reden, ihm zu erklären, dass es nun sehr bald herausgeholt wird. Dadurch ist die Mutter, welche ja von der Schnelligkeit der sich gleichzeitig überstürzenden Ereignisse überwältigt sein kann, einerseits beschäftigt und hat dadurch weiterhin eine Rolle und Aufgabe gegenüber ihrem Kind zu erfüllen und ist andererseits etwas abgelenkt und zwar auf die beste Art und Weise. Dies kann ihr helfen sich nicht so als Opfer der Situation zu fühlen und damit ihre Ängste etwas abbauen. Gerade wir als Begleitende müssen uns darin üben in den akuten Situationen einer sekundären Sectio, der Frau einen kurzen Moment an gütiger Hinwendung zu schenken, auch wenn wir wirklich alle Hände voll mit notfallmässigen Vorbereitungen haben. Dies kann in Form einer freundlichen Kurzinformation sein. Das bedingt keinen grossen Zeitaufwand und ein sich ans Bett setzen und lange Gespräche führen – das liegt ganz klar nicht drin, lange Gespräche sind zu diesem Zeitpunkt nicht möglich. Jedoch kann für die Gebärende der direkte Augenkontakt der Hebamme oder des Arztes und einer oder ein paar Sätze in der Art wie: „Wir müssen uns nun sehr beeilen Ihr Kind auf die Welt zu holen, jetzt haben wir aber keine Zeit für Erklärungen, wir werden Ihnen aber gerne nachträglich alles ausführlicher erklären", oder „ Es eilt nun sehr, wir machen das Mögliche, atmen Sie konzentriert zum Kind hin und erzählen Sie ihm, dass es bald auf der Welt ist", ausgesprochen hilfreich sein. Mehr braucht es oft nicht! Ein freundlicher, gerader Blick und eine Berührung kann für die Frau (und den Mann), auch nachträglich in der Erinnerung die Welt verändern. Und kostet uns ganze 30 Sekunden!

In der Hektik und Aufregung der Notfallsituationen gehen aber solche einfachen, kurzen Gesten der Menschlichkeit schlicht und einfach sehr oft unter. Nicht zuletzt deshalb, weil gerade wir als Hebammen oder andere Personen im geburtshilflichen Team in dieser Situation oft auch Angst um das Befinden von Mutter oder Kind haben und befürchten, dass wir zu spät sein könnten. Dann sind wir emotional, haben Angst, sind gestresst und spüren den grossen Druck der Verantwortung. Wir verbergen diese Gefühle natürlich, da wir ja als Fachpersonen Ruhe vermitteln sollen, welche wir in diesem Moment selbst benötigen, und konzentrieren uns mit vermehrter Aufmerksamkeit auf den „Fall". Dabei gehen jedoch die einfachen Momente der menschlich-freundlichen Kurzinformation verloren. Das Zauberwort dazu heisst „Zentrierung", wir müssen uns daran erinnern, bei

Stress selber tief durchzuatmen, um in uns selbst zu ruhen. Und daraus die Kraft schöpfen, trotz Notfallsituation wenigstens zu versuchen der Frau, dem Paar eine zwar kurze, aber freundliche, abholende Kommunikation entgegenzubringen.

Was hat diese Kommunikation mit einer gesunden Mutter-Kind-Bindung bei eiligem Kaiserschnitt zu tun? Vereinfacht gesagt ist eine freundlich informierte und sich trotz Stress- und- Notfallsituation menschlich berührte und liebevoll betreut fühlende Mutter viel mehr fähig loszulassen, ist weniger traumagefährdet und dadurch in der Folge nach der Schnittentbindung offener für die unbelastete Beziehungsaufnahme zu und mit ihrem Kind.

Körperliche und seelische Probleme bei Mutter oder Kind

Schwere und/oder enttäuschende Geburten bedingen eine vertiefte Auseinandersetzung des Fachpersonals und der betroffenen Mütter mit möglichen Problemen und Auswirkungen für Mutter und Kind. Noch viel zuwenig Wissen existiert, wie Mutter und Kind gezielt geholfen werden kann, spezifische und wiederkehrende Probleme anzugehen. Da es den Rahmen dieses Buches sprengt, alle Informationen aus meinem ersten Buch über Symptome und Auswirkungen bei Mutter oder Kind nach schweren oder unnatürlichen Geburten samt den jeweilig aufgezeigten hilfreichen Behandlungsmethoden hier nochmals einzufügen, empfehle ich der interessierten Leserin die Lektüre meines Buches „Geburt – ein schwerer Anfang leichter gemacht". Dort kann sie sich vertiefende und wichtige Informationen holen. Sie erfährt, wie körperliche und seelische Auswirkungen bei Mutter oder Kind nach Frühgeburt, Saugglocken- und Zangengeburt oder Entbindung durch Kaiserschnitt nicht nur zu erkennen, sondern auch wie diese mit den darin vorgestellten Hilfsmöglichkeiten erfolgreich aufzulösen sind. Wichtige Hilfe finden Sie jedoch auch im Kapitel: „Mutter-Kind-Bindung nachträglich heilen in zwei Schritten", S.126.

Einige Babys erleben ihre Geburt als sehr schweren Anfang. Sie und ihre Mütter haben eine stressige Geburt hinter sich und manchen dieser Kinder merkt man noch lange an, dass sie es schwer hatten mit ihrem Eintritt in unsere Welt. Ob es nun frühgeborene Kinder sind, die wegen ihrer notwendigen Verlegung auf die Neonatologie gleich nach der Geburt von ihren Müttern (und Vätern) getrennt wurden oder ob es Babys sind, die mit ihrer Mutter einen Notfallkaiserschnitt, eine Geburtsbeendigung per Zange oder Vakuum oder eine Sturzgeburt erlebten. Ja, sogar die, welche einen Plankaiserschnitt als Weg in die Welt erfuhren, hatten und haben keinen einfachen, natürlichen Anfang und Übergang ins Leben, im Gegenteil!
Hier seien nur die am schnellsten ersichtlichen und am häufigsten erkennbaren Probleme und Symptome aufgeführt:

Folgende körperlichen Beschwerden beim Kind sind zum Teil einer schwierigen Geburt zuzuschreiben:

- deutlich vermehrtes Spannungsschreien nach Vakuum, Zange, Notfall- oder Plankaiserschnitt
- häufigere Bauchkrämpfe
- vermehrt Stillprobleme nach Wunsch- und Plankaiserschnitt
- Stillprobleme verschiedenster Art
- Weinen ohne „Grund“
- Hämatom am Kopf > dadurch Spannungen > auch bei sekundären Kaiserschnittkindern
- Antibiotika schon durch die erste Muttermilch > Immunschwäche
- Mutter-Kind Bindung ist kurz- oder langfristig beeinträchtigt

Frauen leiden oft an den folgenden bis anhin weit unterschätzten Schwierigkeiten:

- Erschwertes Bonding nach Kaiserschnitt, Früh- und schwerer Geburt
- Kopfweh und Rückenbeschwerden nach PDA oder Spinalanästhesie

- Kaiserschnittnarbe, die langfristig „stört“, also Ursache verschiedener Beschwerden sein kann.
- Routinemässige Antibiotikagabe nach Kaiserschnitt >> Immunschwäche
- Angst vor einer nächsten Schwangerschaft

Daneben gibt es aber auch das weite Spektrum der psychischen Auswirkungen, die bei der Frau unter anderem beinhalten:

- Angst vor einer nächsten Schwangerschaft
- Panik vor der nächsten Geburt
- keine Lust auf Sex mehr
- Empfängnis ist erschwert

Manche Frau leidet auch an unbewusster Wut aufs Kind (das wird häufig unterdrückt – weil nicht als legitim erachtet!) oder aufs eigene Schicksal und erlebt dadurch ganz klar eine verminderte Lebensqualität, die sich wiederum auf die Mutter-Kind- aber auch auf die Paarbeziehung negativ auswirken kann.
Viele Kaiserschnittfrauen sind oft sehr erleichtert, wenn sie erfahren, dass ihre, wie auch die Probleme ihres Kindes, zum Teil ganz typisch für den von ihnen erfahrenen Geburtsverlauf sind.

Viele der oben genannten Probleme und psychischen wie physischen Auswirkungen bei Mutter und Kind sind erfolgreich anzugehen und aufzulösen. Sie können mit Hilfe von alternativen Methoden wie Craniosacral–Therapie, Osteopathie, Akupunktmassage, Kinesiologie, Homöopathie, und auch Bachblüten zum Teil komplett gelöst oder zumindest erleichtert werden. Auch das Gespräch mit einer Fachperson oder mit Freundinnen, also die mentale Auseinandersetzung mit dem Vergangenen, beziehungsweise der eigenen Reaktion auf diese Vorgänge, können helfen, manches psychische Problem zu lösen.
Wie oben erwähnt, gehe ich in meinem Buch „Geburt – ein schwerer Anfang leichter gemacht“, auf all diese Themen detaillierter ein. Für Kaiserschnittmütter ist es wichtig zu wissen, dass viel mehr Frauen als bis anhin angenommen nach schweren Geburten generell oder nach

Entbindungen durch Kaiserschnitt unter verschiedensten Problemen leiden. Viele dieser Probleme können wirklich gelöst oder erleichtert werden. Deshalb hatte ich mein erstes Buch geschrieben. Und das Kapitel Seite 126 in diesem Buch zeigt auch Hilfe auf. Die interessierte Leserin möge sich dort weitere und vertiefte Informationen holen.

Einmal Kaiserschnitt – immer KS?

Dies ist eine wichtige Frage für Frauen, die sich und ihrem Baby eine natürliche und spontane Geburt wünschten und dann während der Geburt einen unerwarteten Kaiserschnitt hatten.
Stimmt es wirklich: Einmal Kaiserschnitt – immer Kaiserschnitt? Früher wurde dies so gehandhabt, dank dem medizinischen Fortschritt der letzten Jahre gilt diese Aussage heute nur noch in ganz bestimmten Fällen, die abgeklärt werden müssen. Eine Frau, welche mit ihrem ersten Kind einen Kaiserschnitt erlebt hat und sich wünscht, beim zweiten spontan zu gebären, muss unbedingt folgende Dinge wissen:

1) Die Mediziner hatten früher andere Nahttechniken, anderes Nahtmaterial und der Schnitt verlief für lange Zeit längs und nicht quer über den Bauch wie heute. Die Vorsichtsmassnahme, nach einem Kaiserschnitt nur wieder mit Kaiserschnitt zu entbinden, war lange Zeit also sehr wohl berechtigt. Die Gefahr eines Gebärmutterrisses unter der Belastung des konstanten Wehenzuges und seine möglichen fatalen Folgen war damals eindeutig viel grösser als heute. Hinzu kommt, dass die Möglichkeit der kontinuierlichen Überwachung der kindlichen Herztöne seit kaum mehr als 20 bis 25 Jahren besteht. Diese Überwachungsmassnahme ist bei einer gut ablaufenden Spontangeburt sicher nicht dauernd nötig und ihre Nützlichkeit ist hier zu hinterfragen. Nach einem Kaiserschnitt ist sie jedoch unumgänglich und eine tolle Erfindung, um das kindliche Befinden konstant zu überwachen. In den letzten Jahren haben wir medizinisch-technisch einiges an Fortschritten erzielt. Mit der positiven Folge, dass der alte Spruch „Einmal Kaiserschnitt – immer Kaiserschnitt“, heute nicht

mehr gilt! Wenn nicht medizinisch schwerwiegende und überzeugende Argumente vorliegen, sollte jede Frau nach einem Kaiserschnitt beim nächsten Kind eine Spontangeburt anstreben und probieren dürfen. Ein Arzt, der dies einer Frau verweigert, muss klare Gründe angeben können und wenn nicht, empfehle ich jeder Frau, sich in so einem Fall bei einem unabhängigen Arzt oder in der nahe gelegenen Klinik eine Zweitmeinung einzuholen.

2) Wenn Sie einen Notfall- oder sekundären Kaiserschnitt erlebt haben, darf Ihr Arzt also nicht einfach behaupten, Sie brauchten bei einer nächsten Schwangerschaft wieder einen Kaiserschnitt! Bestehen Sie darauf, dass bei Ihnen nach der Geburt ein sogenanntes Beckenröntgen oder MRI (Magnet-Resonanz-Bild) gemacht wird! Diese Abklärung wird in den meisten grösseren Kliniken als Routinemassnahme nach unerwartetem Kaiserschnitt angeordnet. Wenn Sie in einem kleinen Spital oder einer Privatklinik geboren haben, gibt es dort möglicherweise nicht die nötige Infrastruktur und Ihr Arzt muss Sie für das Beckenröntgen in einer grösseren Klinik anmelden. Nur diese Untersuchung gibt *relativ genau* Auskunft darüber, ob bei Ihnen eine Beckenverengung vorliegt, also ein sogenanntes „Kopf-Becken-Missverhältnis" besteht, wodurch es dem Baby nicht möglich war, sich in den Geburtskanal zu senken oder ob sich der Kopf des Babys nicht richtig in das Becken eingestellt hat, was sich also bei einem nächsten Kind nicht wiederholen muss. Ergibt die Untersuchung, dass bei Ihnen wirklich eine sehr deutliche und klare Beckenverengung vorliegt, so ist in diesem Fall ein geplanter Kaiserschnitt bei einer nächsten Geburt angezeigt. Aber auch hier gab es schon einige Frauen, die trotz eines solchen Befundes spontan geboren haben. Sie wollten es trotzdem nochmals versuchen und hatten recht! Wenn Ihnen der Röntgenspezialist normale oder nur leicht verengte Beckenmasse ausmisst, gibt es keinen Grund für einen Kaiserschnitt, und Sie sollten unter guter Überwachung bei einer nächsten Schwangerschaft eine spontane und natürliche Geburt anstreben können.

Wenn Ihr Arzt bei der Nachuntersuchung nicht von selber auf das Beckenröntgen zu sprechen kommt, so fragen Sie ihn! Wenn er Ihnen anbietet, Ihr Becken in der Praxis mit dem Ult-

raschallgerät auszumessen, so bestehen Sie darauf, dass Sie die Untersuchung in der Klinik machen lassen wollen. Denn die Ausmessung mit dem Ultraschallgerät ist viel zu ungenau!

Wenn Sie sich aufgrund einer Beckenendlage (Steisslage) Ihres ersten Kindes zu einem Kaiserschnitt entschlossen haben, so gibt es *keinen* Grund bei einer zweiten Schwangerschaft wieder einen Kaiserschnitt machen zu müssen. Wenn Ihr Arzt das behauptet, gehen Sie zu einem anderen Arzt um eine „Zweitmeinung" einzuholen. Denn diese Handhabung ist veraltet. Vor allem wenn Sie Halbprivat oder Privat versichert sind, könnte Ihr Arzt einfach ein finanzielles Interesse daran haben, bei Ihnen wieder einen Kaiserschnitt zu planen. Dies ist eine sehr harte Aussage, aber ich versichere Ihnen, dies gibt es häufiger als vermutet, und diese Ärzte sind bei den Krankenkassen (und bei den Hebammen!) als schwarze Schafe bekannt.
Wenn Sie wegen einer akuten Präeklampsie (früher Schwangerschaftsvergiftung genannt) einen Kaiserschnitt erlebten, können Sie bei einem zweiten Kind eine natürliche Geburt anstreben. Aber: Sollten sich wieder dieselben Anzeichen von einer akuten und schweren Eklampsie zeigen, dann muss Ihr Arzt handeln und möglichst sofort einen Kaiserschnitt machen. Wenn die Präeklampsie nur leichteren Grades ist, bedrohliche Komplikationen noch nicht eingetreten sind und mehr Zeit zur Verfügung steht, kann die Geburt auch eingeleitet werden und somit unter Umständen eine Vaginalgeburt angestrebt werden.

Hoffnung auf eine natürliche Geburt beim nächsten Kind

Allgemeines
Viele Frauen, die sich mit ihrem ersten Kind eine natürliche Geburt gewünscht haben und dann aus welchen Gründen auch immer einen Kaiserschnitt erlebten, sind hinterher oft recht enttäuscht. Sie sehnen sich danach zumeist noch inständiger, ihr nächstes Kind spontan zu

gebären. Die Frauen müssen und wollen ihre Chance nutzen. Dies ist verständlich, nicht zuletzt deshalb, weil gemäss landläufiger Meinung und Erfahrung eine Frau höchstens nach einmal Kaiserschnitt erneut probieren kann ein nächstes Baby natürlich zu gebären. In diesem Buch erfahren Sie, dass dies sehr häufig nach einem Kaiserschnitt, aber in bestimmten, genau abgeklärten Fällen mit positiven Grundvoraussetzungen sogar auch nach zweimal Kaiserschnitt möglich ist.

Eine Frau kann mit dem Arzt oder einer Hebamme sprechen und sich gut beraten lassen und ihren Wunsch nach einem Versuch für eine vaginale Geburt nach Kaiserschnitt auch in der Klinik vorbringen. Und sie kann den Arzt oder die Klinik wechseln, wenn sie mit ihrem Anliegen schroff abgewiesen wird. Im folgenden Kapitel lesen Sie die erfolgreichen Versuche von zwei Frauen, welche nach einem Kaiserschnitt ihr nächstes Kind auf natürliche Weise geboren haben. Leider ist es nicht immer so, dass dieser Geburtsversuch erfolgreich, sprich mit einer Vaginalgeburt endet. Davon können viele Frauen, die es versucht haben, ein Lied singen. Ein paar Frauen teilen in diesem Buch ihre diesbezüglichen Erfahrungen mit.

Zu meiner eigenen Verblüffung ist in den letzten paar Jahren zusätzlich eine ganz andere Bewegung langsam am stärker werden! Zwar sind es noch wenige, aber doch immer mehr Frauen, welche sich nach einer Kaiserschnittgeburt dazu entschliessen, bei einem nächsten Kind nicht nur eine natürliche Geburt zu probieren, nein, sie entschliessen sich sogar für eine Hausgeburt. Sie wissen, dass eine Hausgeburt keine Garantie für eine vaginale Geburt ist, aber sie wollen sicher gehen, nicht mehr in der Spitalmühle zu landen. Und sie sind bereit, sich gut und breit zu informieren, Risiken genau abzuwägen und selber Verantwortung zu übernehmen. Natürlich muss eine Frau, welche nach einem Kaiserschnitt wünscht, beim nächsten Kind spontan zu gebären, nicht in die Hausgeburtshilfe gehen. Viele könnten dies auch gar nicht, weil sie Angst hätten und sich nicht sicher fühlen würden. Dies ist keine gute Voraussetzung für eine Geburt, bei der loslassen - und sich geborgen fühlen können zentrale Elemente sind. Manchmal ist es unbestritten sehr gut, wenn bei Handlungsbedarf alle nötigen Mittel, wie in der Klinik, in unmittelbarer Nähe sind.

In letzter Zeit erleben wir zudem, dass zwar noch vereinzelt, aber zunehmend, Frauen sogar nach zweimal Kaiserschnitt versuchen wollen, vaginal zu gebären. Auch diese Frauen treffen momentan noch auf einige Widerstände, werden für verrückt oder vom Arzt und anderen in der direkten Umgebung für verantwortungslos erklärt. Sie müssen einige Zeit aufwenden, um einen Arzt oder eine Klinik zu finden, welche sie in ihrem Vorhaben unterstützen. Andere wiederum erfahren erstaunlich viel Hilfe und Unterstützung in ihrer Entscheidungsfindung. Von ihnen soll im übernächsten Kapitel die Rede sein.

Abgrenzung zu Laien
Fokus auf Fachpersonen

Eine Frau, welche nach einem oder sogar nach zwei Kaiserschnitten den tiefen Wunsch verspürt, beim nächsten Kind eine Spontangeburt probieren zu wollen, muss sich ein gutes, unterstützendes Umfeld schaffen. Mit Freundinnen, verschiedenen Fachleuten sowie Ärzten/innen und Hebammen, die die Situation objektiv einzuschätzen versuchen. Wie in den vorangegangenen Geschichten recht klar zum Ausdruck kommt, haben sich diese Frauen durch abschlägige Ärztemeinungen, die nicht auf genauer Abklärung und Begründung beruhten, nicht abhalten lassen, weitere Informationen einzuholen. Sie haben sich nicht einschüchtern lassen, haben sich anderweitig beraten lassen, ohne deswegen mögliche Gefahren ausser Acht zu lassen. Sie hatten einen Wunsch und eine Vision und wollten *genau* abklären lassen, ob ihr Wunsch innerhalb bestimmter Grenzen nicht vielleicht doch erfüllbar wäre. Und sie haben sowohl Ärzte als auch Kliniken gefunden, welche sie in ihrem Vorhaben zuerst beraten, dann begleitet und unterstützt haben! Darum: Die Meinung einer Nachbarin, der Zahnärztin, oder der Tante, ob und wann etwas fahrlässig ist, sollte nicht zu ernst genommen werden.

Niemand und ich zuletzt möchte eine Frau zu fahrlässigem Handeln verleiten. Entscheidungen dieser Art sind immer im Zusammenspiel mit Klinik und Ärzten zu treffen. Und die Frau muss zusammen mit

ihrem Partner ihren Teil dazu beitragen, indem sie sich von verschiedenen Seiten sorgfältig informieren und auch beraten lässt. Auch muss eine klare Absprache der Grenzen des Möglichen erfolgt sein. Wie lange probiert man, wann wird der Versuch abgebrochen etc?
Wenn dann die Entscheidung für den natürlichen Geburtsversuch gefällt wird, so ist es eine Teamentscheidung, weil alle Beteiligten hinter dem Beschluss stehen müssen.
Das ist immer die beste Ausgangslage. Ob dies nun eine Entscheidung ist für eine Spontangeburt nach einmal oder zweimal Kaiserschnitt oder dafür, ein Kind in Steisslage oder Zwillinge auf natürlichem Wege zu gebären, spielt keine Rolle. Wirklich wichtig ist vor allem, dass sich alle im Geburtsprozess involvierten Personen zu einer guten Basis des Vertrauens gefunden haben.

Spontangeburt nach einmal Kaiserschnitt

Die beiden folgenden Geschichten sind meinem zweiten Buch „Geburtsgeschichten" entnommen. Dieses enthält, wie es der Titel schon sagt, neben allgemeinen Informationen rund um die individuelle Geburtsverarbeitung, eine grosse Zahl unterschiedliche Geburtserlebnisse, erzählt von den jeweiligen Frauen. Darunter sind auch einige erfolgreiche vaginale Geburtsversuche nach Kaiserschnitt. Die beiden nun folgenden Erzählungen sollen jeder Kaiserschnittmutter Mut machen und ihr zeigen, dass es sich lohnt, bei einer zweiten Schwangerschaft eine natürliche Geburt zu probieren. Beide Frauen erzählen zuerst, wie sie den Kaiserschnitt beim ersten Kind empfanden und anschliessend, wie sie die vaginale Geburt beim zweiten erlebten.
Die Realität in einer solchen Situation ist lapidar gesagt zwar hart, aber auch ganz klar. Die Möglichkeit eines erneuten Kaiserschnittes muss dabei trotzdem ganz deutlich im Bewusstsein sein. Es kann mit der natürlichen Geburt klappen oder eben nicht.

Wenn eine Frau sich der Realität eines möglichen erneuten Kaiserschnitts wirklich stellt, kann sie sich im Vorfeld mental besser darauf vorbereiten. Sie kann an einer flexiblen Einstellung arbeiten und versuchen, sich auch zu einem inneren Ja für einen Kaiserschnitt durchzuringen, sollte die Spontangeburt wieder nicht möglich sein. Wenn sie diese Vorarbeit wirklich bewusst leistet, vermindert sich dadurch ihre Enttäuschung. Zudem erhöht sich das Gefühl der Hingabe in den Prozess der Geburt, wie auch immer diese ausgeht.

Hingabe bedeutet, dass die Frau sich öffnet für das, was passieren wird, ohne dass sie dies letztendlich beeinflussen oder kontrollieren könnte. Es heisst ja zu sagen zu allem, was auf sie zukommt, auch wenn das, was passiert, nicht ihren Vorstellungen und Wünschen entspricht und sie trotzdem ihr Bestes gibt und so gut als möglich ein offenes Herz bewahrt. Hingabe bedeutet also auch annehmen was nicht oder nicht mehr zu ändern ist. Warum also aus der Situation nicht das Beste machen und sie so gut wie möglich zu leben, statt durch den eigenen Widerstand zu verschlimmern? Diese Hingabe wird ihr helfen, bei einem erneuten Kaiserschnitt schneller Frieden zu finden. Der alte Spruch „Der Weg ist das Ziel“ hat gerade hier wirklich grosse Bedeutung.

Susanne

Schnelle und natürliche Geburt nach Kaiserschnitt

„Ihr Baby liegt seit Wochen mit dem Köpfchen nach unten und inzwischen tief im Becken; es scheint auch eher zierlich zu sein. Optimale Voraussetzungen für eine natürliche Geburt!“

Mit dieser Information vom Frauenarzt ging ich recht zuversichtlich der Geburt unseres ersten Kindes entgegen. Natürlich hatte ich schon ein bisschen Angst, aber bei so vielen guten Vorzeichen…
Knapp drei Wochen vor dem errechneten Termin war ich an einem Vormittag wieder zur Kontrolle beim Frauenarzt. Die Praxishilfe hatte mich am Herztongerät, dem sogenannten CTG angeschlossen, um die kindlichen Herztöne abzuleiten. Plötzlich fielen die Herztöne auf 70 ab. Ich rief die Sprechstundenhilfe. Nachdem sie die richtige Lage

des Geräts überprüft hatte und die Herztöne immer noch nicht stabiler wurden, holte sie den Arzt, der umgehend eine Doppler-Sonografie zu machen begann. Dabei zeigte sich, dass der Blutfluss in der Plazenta gut war, aber dass auch einige Verkalkungen vorlagen. Zur weiteren Beobachtung des Kindes, welches nun wieder einen normalen Herztonrhythmus aufwies, wies er mich unverzüglich in das Spital ein, wo er auch Belegarzt war. Er veranlasste, dass ein Wehenbelastungstest gemacht wurde, um die Reaktion unseres Kindes zu prüfen. Der Wehenbelastungstest verlief unauffällig; danach folgten endlose Stunden am CTG, bis mir vom vielen Liegen, der ganze Körper weh tat. Alles war in Ordnung, die Herztöne meines Babys zeigten keine Abweichungen mehr. Am Nachmittag kam mein Mann Ralf, schaute wie es mir ging und brachte das Klinikköfferchen. Endlich durfte ich aufstehen, das CTG wurde abgenommen und ich konnte den Kreissaal verlassen und in mein Zimmer gehen. Ich hatte unbändigen Hunger. Nach dem Nachtessen musste mir mein Mann noch zwei Stückchen Kuchen in der Stadt holen!

Nachts ging der Schleimpfropf ab, aber sonst tat sich nichts. Am nächsten Morgen war gleich um sieben Uhr wieder ein CTG angesagt, die Hebamme scheuchte mich dafür aus dem Bett. Wieder war das CTG normal. Um acht Uhr kam mein Arzt. Er sagte, er habe sich Gedanken gemacht und mit seinen Kollegen diskutiert. Es sei für ihn nach dem starken und anhaltenden Abfall der Herztöne am Tag zuvor nicht zu verantworten, mich einfach heimgehen zu lassen. Das Baby solle noch am gleichen Tag geboren werden – heute! Das war mir eigentlich recht, denn ich war ja sowieso schon im Spital, wieso sollte ich jetzt heimgehen, wenn ich vielleicht ein paar Tage später schon wieder hier wäre? Also bekam bald darauf eine Prostaglandintablette vor den Muttermund gelegt, um die Wehentätigkeit künstlich einzuleiten. Nach einer Stunde Bettruhe durfte ich mit meinem Mann spazieren gehen. Trotz riesigen Hungers sollte ich vom Mittagessen nur die Suppe essen, falls es losginge und vielleicht dann doch noch ein Kaiserschnitt nötig werden würde. Dies erwies sich als weise Voraussicht! Bald darauf war wieder eine CTG–Kontrolle fällig.

Zunächst schien alles gut, die Herztöne waren vorerst normal, als sie plötzlich wieder massiv abfielen. Sofort bekam ich ein Antiwehenmittel gespritzt, mit dem sich die kindlichen Herztöne zwar gleich wieder erholten – aber die mickrigen Anfangswehen, die ich doch so sehr ersehnt hatte, waren damit auch wieder weg. Und die entspannte Gemütshaltung, welche wir langsam durch die konstant guten CTG–Kontrollen alle bekommen hatten, hatte sich im Nichts aufgelöst. Erneut herrschte Anspannung und Sorge ums Kind. Stunde um Stunde verging und ich war am Dauer-CTG. Mir tat vom ständigen Liegen wieder alles weh, vor allem der ganze Rücken. Nur da, wo für mich ein Schmerz in Ordnung gewesen wäre, nämlich im Bauch, durch richtige Wehen, die mir endlich mein Baby näher gebracht hätten, tat sich nichts. Am Nachmittag erschien wieder mein Arzt und entschied, dass es nun endlich vorangehen müsste. Also bekam ich einen Wehentropf. Das hat mich alles nicht erschreckt; da ich selber Krankenschwester bin, sind mir das Krankenhaus sowie Hilfsmittel wie Venenkanüle und Infusionstropf vertraut und ängstigen mich nicht. Ich wollte einfach nur endlich richtig mit der Geburt beginnen, eine natürliche Geburt erleben und in absehbarer Zeit mein Baby im Arm halten. Doch es sollte anders kommen.

Als man die Dosis des Wehentropfes höher stellte, fielen die Herztöne unseres Kindes erneut ab und dann ging alles plötzlich ganz, ganz schnell. Der Arzt sagte nun, dass es keinen Wert mehr habe, weiterzuprobieren. Sie hätten dem Kind und mir die Chance für eine natürliche Geburt gegeben, aber jetzt könne sich die Geburt noch stundenlang hinziehen, mit unabsehbarem Risiko für das Kind. Ein Kaiserschnitt würde nötig. Mit der rechten Hand unterschrieb ich die Einverständniserklärung zur Operation, gleichzeitig bekam ich eine Heparinspritze verabreicht als Thromboseprophylaxe. Mir wurde die Operationsmütze aufgesetzt und ab gings in den Operationsraum. Dort wurde mein Bauch in aller Eile desinfiziert und ich erhielt die Vollnarkose. Von Leonies Geburt bekam ich gar nichts mit!

Als ich wieder aufwachte, spürte ich, wie ich von der OP–Trage ins Bett gehoben und in den Aufwachraum geschoben wurde. Ich hatte schreckliche Schmerzen. Ein paar Minuten war ich ganz allein, dann kam mein Mann mit Leonie auf dem Arm. Sie war bereits gebadet, gewogen, angezogen und hatte ein Fläschchen mit Glukoselösung getrunken.

Mein süsses kleines Baby... Ich konnte sie nicht einmal selbst im Arm halten, weil meine Arme von der Narkose noch ziemlich lahm und kraftlos waren. Trotz allem war es ein schöner Moment, mein Kind so zu sehen. Ich hatte mir bloss alles ganz anders vorgestellt. Eigentlich hätte ich mein Baby auch gleich stillen wollen. Als die Hebamme mich nach etwa zwei Stunden vom Aufwachraum ins Zimmer schob, fragte ich sie, ob ich denn nicht auch nach einem Kaiserschnitt gleich mit Stillen beginnen könne. Ein kurz angebundenes „Ja" war ihre Antwort. Verschüchtert schwieg ich und sie kam nicht auf die Idee, mir beim ersten Anlegen zu helfen. Die erste Nacht verbrachte ich mit starken Schmerzen, ohne auch nur eine Sekunde zu schlafen – und das Schlimmste war – getrennt von meinem Baby. Stundenlang wartete ich und sehnte ich mich nach ihm. Ich war von der Narkose noch so erschöpft und nach der knappen Antwort der Hebamme getraute ich mich nichts mehr zu fragen, geschweige mein Baby zu verlangen. In der Frühschicht brachte mir zwar eine Schwester endlich meine, unsere Leonie, aber sonst passierte nichts. Auf mein immer stärkeres Drängen hin und mit deutlich sichtbarem Widerwillen half mir dann eine Schwester beim ersten Anlegen – 17 Stunden nach Leonies Geburt! Die nächsten Stillversuche waren eine Geduldsprobe für alle Beteiligten. Leonie saugte zu kurz um den Milchspendereflex auszulösen, dann schrie sie vor lauter Enttäuschung weil keine Milch kam, bis sie vor Erschöpfung einschlief. Trotz des Stresses wegen dem Stillen hielt ich Leonie jeden Tag stundenlang auf meiner Brust, sprach mit ihr und erzählte ihr, warum die Geburt so schwierig gewesen sei, wie sehr ich sie liebte. Erst an Leonies viertem Lebenstag kamen zwei wirklich gute, einfühlsame und engagierte Schwestern. Sie arbeiteten mit Liebe, Geduld und Fachkenntnis. Mein unerschütterlicher Wunsch und Wille, Leonie zu stillen und Schwester Monikas und Dorothees Hilfe erreichten das scheinbar Unmögliche: Nach ein paar anstrengenden Tagen hatten wir es geschafft. Leonie und ich starteten in eine 10–monatige, sehr glückliche Stillbeziehung.

Unser zweites Kind

Dreieinhalb Jahre später war ich wieder schwanger. Da mein erstes Baby mit Kaiserschnitt geboren worden war, bewegte mich die Frage der Geburt von Anfang an. Dieses Mal wollte ich unbedingt eine normale Geburt erleben. Psychisch stand meinem Wunsch also nichts entgegen. Auch körperlich bereitete ich mich gut vor. Mit regelmässigem Schwangerschaftsschwimmen, Dammassage und Akupunktur. Zwischendurch hatte ich natürlich auch Angst vor der Geburt, Angst, die Kontrolle über mich zu verlieren und der Wucht der Wehen und des Geschehens nicht gewachsen und ausgeliefert zu sein.

Neun Tage vor dem errechneten Geburtstermin geht es los. Morgens um halb acht wache ich mit einem heftigen Ziehen im Bauch auf. Die Kontraktionen sind ca. 40 Sekunden lang und kommen etwa alle drei Minuten. Ich bin etwas verunsichert, denn nach Lehrbuch müsste ich mich mit regelmässigen Wehen im Abstand von drei Minuten ja schon längst im Spital befinden. Doch ich bleibe vorerst noch eine Weile liegen und warte ab, da mir die Wehen noch nicht so stark erscheinen. Die Wehen kommen weiterhin regelmässig, werden aber nicht stärker und hören nach eineinhalb Stunden wieder auf. Erst am Nachmittag setzen sie wieder ein und ich empfinde sie insgesamt als stärker und schmerzhafter, aber auch jetzt steigern sie sich nicht weiter. Zwischendurch habe ich immer wieder Wehenpausen. Dann löst sich der Schleimpfropf. Soll ich jetzt ins Spital gehen, frage ich mich? Aber ohne richtige Wehen schicken sie mich sicher wieder heim, denke ich und bleibe zu Hause.

Zum Nachtessen sind wir bei Freunden eingeladen. Ich will mir nichts anmerken lassen und atme soweit möglich gegen die Schmerzen an. Wieder zu Hause nervt es mich nun doch ziemlich, diese stundenlangen Kontraktionen ohne wirklichen Erfolg auszuhalten, ein abgegangener Schleimpfropf zwar, aber noch kein eindeutiges Zeichen, um ins Spital aufzubrechen. Also halte ich mich an den Rat der Hebamme, bei unregelmässigen Wehen ein Bad zu nehmen. Im warmen Wasser lösen sich alle Schmerzen und Verkrampfungen auf. Ich verkünde meinem Mann, die Wehen hätten sich in Nichts aufgelöst, wir hätten eine ruhige Nacht vor uns. Doch kaum aus der Badewanne steigern sich die Wehen so stark, dass ich kaum mehr liegen kann. Irgendwie und ganz plötzlich schlafe ich aber doch ein.

Eine halbe Stunde nach Mitternacht erwache ich genau im Moment, indem ein Schwall Fruchtwasser abgeht. Endlich ein eindeutiges Zeichen für den Start! Schnell den Mann wecken und die Hebamme anrufen. Wir bringen unsere Tochter zur Nachbarin und fahren los. Ich bin ziemlich erleichtert, in der Klinik zu sein und sämtliche Unsicherheiten abgeben zu können. Das Beruhigendste und Schönste ist aber, dass die nette Hebamme, die wir schon bei der Gebärsaalbesichtigung kennen gelernt haben, gerade Dienst hat. Nach der ersten Untersuchung des Muttermundes bin ich allerdings frustriert: Bloss eineinhalb Zentimeter ist er eröffnet, dies soll das Ergebnis eines ganzen Tages mit Wehen sein! In diesem Moment, denke ich zum ersten Mal, dass ich es nicht schaffe. Die Hebamme gibt mir ein leichtes, krampflösendes Zäpfchen, zeigt mir mein Bett auf der Station und schickt meinen Mann nochmals nach Hause, da ich im Moment kaum Wehen habe. Wir reden noch ein bisschen, räumen meine Dinge aus dem Koffer in den Schrank und schliesslich geht er.
Doch ans Schlafen ist nicht zu denken: Kaum bin ich allein, setzen die Wehen schlagartig und mit ungewohnter Heftigkeit wieder ein. Ich rufe die Hebamme und diese erkennt sofort, dass es jetzt wirklich losgeht. Sie untersucht mich noch im Zimmer, und es zeigt sich, dass der Muttermund auf sieben Zentimeter eröffnet ist. Endlich! Sie bringt mich in den Kreissaal, ruft meinen Mann Ralf an und sagt ihm, dass er schnell kommen solle.
Im Kreissaal untersucht sie mich nochmals, der Muttermund ist mittlerweile vollständig eröffnet! Daraufhin meint sie, dass ich zwar noch baden könne, aber damit rechnen müsse, dass das Baby entweder in der Badewanne geboren werde oder ich schon bald wieder raus müsse. Das will ich nicht und verzichte auf das Bad. Ich bin auch total erleichtert, dass es jetzt endlich richtig und mit Kraft vorangeht und das Baby sicher noch in dieser Nacht geboren wird. So sind die Schmerzen absehbar, es steht mir keine Endlos–Geburt bevor und ich kann bei meiner Hebamme bleiben.

Mein Mann trifft ein und unterstützt mich nun auch. Kurz darauf ruft die Hebamme schon den Arzt zur Geburt. Ich sitze halbaufgerichtet, halbliegend auf dem Bett, zu speziellen Geburtshilfsmitteln wie dem Maya–Hocker habe ich keine Kraft mehr. Mein Mann hält mich bei jeder Wehe im Arm und die Hebamme gibt Anweisungen zum Atmen und Pressen. Wegen einer Blutung aus der Scheide, entschliesst sich der Arzt zu einem Dammschnitt, damit das Baby schneller geboren würde. Und dann ist es da. Es wird mir sofort auf meine Brust in meine Arme gelegt und ich halte es zärtlich fest. Die Hebamme und der Arzt gratulieren uns und untersuchen erst nach ein paar Minuten genauer, ob unser Kind ganz gesund ist. Erst jetzt schauen wir nach dem Geschlecht unseres Kindes – ein Mädchen! Denn kaum war sie geboren, lag sie schon auf meiner Brust und wir genossen einfach den Frieden und die Schönheit des Augenblicks, es kam uns gar nicht in den Sinn, nach dem Geschlecht zu fragen. Ich habe unser kleines Mädchen geboren, unsere Maria. Alle Schmerzen sind schlagartig weg und ich bin irgendwie fast ein bisschen erstaunt, dass ich einfach so, in weniger als zwei Stunden Kreissaal und ohne Schmerz- oder Wehenmittel ein Baby geboren habe. Das hätte ich nach der ersten, schwierigen Kaiserschnittentbindung fast nicht für möglich gehalten.

Noch im Kreissaal half mir meine Hebamme beim ersten Anlegen und diesmal war das Stillen von der ersten Stunde an ganz unproblematisch. Nach vier Tagen Spitalaufenthalt gingen wir heim zum Papa und zur grossen Schwester. Ganz besonders schön war, dass meine Hebamme auch noch zur weiteren Nachsorge nach Hause kam. Sie kannte Maria schliesslich von Anfang an und keine andere hätte besser gepasst.

Kathrin

„Kaiserinnenschnitt“ und Spontangeburt im Geburtshaus

Einleitung

Tatsächlich bin ich heute fertig geworden mit meiner „unendlichen“ Geschichte. Niemals hätte ich gedacht, dass es so viel zu schreiben gibt. Plötzlich waren alle diese Erinnerungen wieder da. Es war eine intensive Arbeit, diese wieder in mir aufleben zu lassen. So hat alles

etwas länger gedauert und meine Geschichte ist ziemlich lang geworden. Ich kann mich erinnern, dass ich kurz vor der Geburt sehr gerne solche Geschichten gelesen hätte. Und zwar interessierten mich damals die kleinen Details (wie kommen die Wehen, was für Gefühle hat frau etc.), weshalb ich diesen Teil absichtlich sehr ausführlich geschildert habe. Ich bin sehr froh, dass ich diesen Text schreiben durfte – es ist sicher eine sehr gute Methode der Verarbeitung. An einige Momente hätte ich sonst vielleicht gar nie mehr gedacht und sie mit der Zeit vergessen. Gerade in Jaschas Geschichte steckt für mich so viel drin, was ich eigentlich selber nicht so erwartet hatte.
Ich beginne mit meiner Mutter. Diese hat ihr erstes Kind, meine Schwester, spontan geboren, obwohl es ein „Steiss" war. Sie ist gesund zur Welt gekommen, obschon die Geburt wie fast jede erste Geburt auch anstrengend und einen Moment lang sogar kritisch gewesen sein soll.

Meine Tochter

Ich wusste also um die Möglichkeit der Steisslage und der spontanen Steissgeburt, rechnete aber nicht wirklich damit in meiner Schwangerschaft. Ich war eine schöne, gesunde Schwangere, trug meinen runden Bauch voller Stolz und freute mich auf die Herausforderung einer natürlichen Geburt. Damals war ich erst 22 Jahre alt und wohnte noch allein in einem winzigen Häuschen am Waldrand mit Dusche und WC draussen in der Kälte. In den Monaten Oktober und November nicht gerade komfortabel für eine Hochschwangere, die den natürlichen Drang hat, mehrmals nächtlich die Blase zu entleeren. Ein Auto hatte ich auch nicht, somit musste ich bis zum Schluss jeweils den steilen Hang hinauf zu Fuss bewältigen. Ich arbeitete bis zwei Wochen vor dem Geburtstermin noch 60%. Am Ende schaffte ich meinen Heimweg nur noch im Schneckentempo – mit unglaublich hartem Bauch. Es war also eine recht spannende Zeit. Erst im Januar, als unser Kind schon geboren war, sind mein Partner Roger und ich dann zusammen in eine grössere Wohnung gezogen.

Bei der zweiten Ultraschalluntersuchung, ich vermute es war ca. in der 32. Schwangerschaftswoche, sass mein Kind in meinem Bauch noch gemütlich in Steisslage. Zu diesem Zeitpunkt beunruhigte dies aber

noch niemanden gross. Mein nächster Kontrolltermin war erst wieder in sechs Wochen angesagt, was mich bezüglich der Steisslage jedoch etwas verunsicherte. Ich liess mir deshalb später die Kindslage von den Hebammen beim Vorbereitungskurs und im Geburtshaus nochmals tasten. Beide glaubten, eher die Kopflage zu spüren – die eine war sich etwas sicherer, die andere weniger. Erst in der 38. Woche wusste ich dann definitiv, dass es noch immer Steisslage war. Von der Ärztin war ich in diesem Moment ziemlich enttäuscht. Sie hatte mir nicht mehr viel zu sagen ausser: „Es kann trotzdem eine schöne Geburt geben." Sie riet mir, mich an den Arzt zu wenden, der mit den Hebammen im Geburtshaus zusammenarbeitete. Er ist einer der wenigen Ärzte, die spontane Steissgeburten im Geburtshaus betreuen. Dann war ich draussen auf der kalten Strasse, versuchte im Bus meine Tränen zurückzuhalten und liess sie erst später in einem einigermassen ruhigen Winkel der Stadt rausfliessen.
Auf offener Strasse meinen Schmerz zu zeigen, ist nicht gerade meine Stärke. Ich konnte also nicht einmal meinen Gefühlen freien Lauf lassen, sondern versuchte, mich auch hier gesellschaftskonform zu verhalten. Wir sind ja eine solch absurde Gesellschaft, es ist manchmal ziemlich zum Kotzen! Oder wann haben Sie zum letzten Mal jemanden öffentlich weinen sehen, der kein Kind war? Ich kann mich nicht erinnern.

Für mich wäre es sehr wichtig gewesen, dass bei unserer Geburt ausser meinem Freund keine Männer anwesend wären, da dieses Geschehen für mich einfach eine weibliche Angelegenheit ist. Ich finde es grundsätzlich sehr merkwürdig, dass es so normal ist, dass die Geburten von Ärzten betreut werden. Ich glaube, dass es normal und verständlich ist, dass sich manche Frauen in Anwesenheit von (fremden) Männern nicht voll zu entfalten trauen, dass es vielen Frauen schwer fällt, sich vor Männern ganz zu öffnen. Und niemals braucht es vollständiges Loslassen und Öffnen mehr als bei einer Geburt! Ich jedenfalls konnte mir das überhaupt nicht vorstellen und fürchtete mich sehr davor. Zudem war mir jener Arzt ohnehin schon etwas unangenehm – ich bin etwas sensiblere und auch weniger gesprächige Männer gewöhnt als er es war. Die Freude auf die Geburt war so ziemlich dahin. Wir Frauen sind ja in der Schwangerschaft schon wahnsinnig sensibel. Ich jedenfalls fühlte mich oft sehr ungeschützt und es war mir auch ein grosses Anliegen, die Hebammen vom Geburtshaus alle schon mindestens einmal gesehen zu haben. Dies war das eine meiner Probleme – das zwischenmenschliche.

Das andere war die Angst, aufgeschnitten zu werden. Ich wollte immer, dass mein Körper in sich geschlossen bleibt. Der Schnitt in den Bauch erinnerte mich an das Märchen vom Wolf und den sieben Geisslein. Es ist die erste Geschichte, die mir im Zusammenhang mit einem Schnitt in den Bauch erzählt wurde. Und dem Wolf ging es dabei nicht gut! Aus diesem Grund und weil ich noch keine Spitalerfahrung hatte, konnte ich mich überhaupt nicht mit dem Gedanken an einen möglichen Kaiserschnitt anfreunden. Lieber hoffte ich auf irgendein Wunder, liess Moxibustion machen. Dabei wird ein Akupunkturpunkt mittels eines speziellen Kräuterstäbleins an beiden kleinen Zehen während 10–15 Minuten erwärmt. Das bewirkt eine Aktivierung im Energiekreislauf, welche in etwa 50% der behandelten Fälle zu einer Drehung des Kindes führen kann. Ich leuchtete mit der Taschenlampe auf den Bauch, um dem Kind den Weg nach unten zu zeigen. Alles dies war natürlich zu spät, das Kind konnte sich nun wirklich nicht mehr drehen, da inzwischen nur noch wenig Fruchtwasser vorhanden war. *(Anmerkung der Herausgeberin: Steisslagenkinder können sich in einzelnen Fällen noch bis zum Termin, zum Teil sogar noch unter der Geburt drehen!)*

Tja. Ich hoffte also darauf, spontan gebären zu können. Als der Termin näher rückte, wurde ich ziemlich ungeduldig und wartete gespannt auf den Geburtsbeginn, achtete auf alle möglichen Anzeichen und hatte auch schon ab und zu schwache Wehen. Ich wusste, dass der Arzt, wenn es zu einer Übertragung käme, nicht mehr sehr für eine spontane Geburt sein würde. Als ich dann einen Tag über Termin war und die Wehen immer noch nicht stärker wurden, besprachen wir die Situation nochmals mit der Hebamme vom Geburtshaus.

Ich merke, während ich dies schreibe, dass ich genau mit diesem Punkt immer noch Mühe habe. Ich kann fast nicht weiterschreiben – es war der Moment der Entscheidung und diese fiel mir so schwer.

Nun, ich wusste, dass der Arzt nun nicht mehr gerne bereit war, uns bei einer spontanen Geburt im Geburtshaus zu unterstützen, da dies für ein schnelles Handeln einfach nicht die richtige Umgebung war. Schliesslich sah ich ein, dass die Chancen für eine natürliche Geburt nur noch gering waren. Die Hebamme überzeugte mich davon, dass in meinem Falle, mit meiner Angst vor Spital und Operationen, ein geplanter Kaiserschnitt angenehmer wäre als ein hektischer, überstürzter mitten in der Geburt. Wir entschieden uns für den Kaiserschnitt und von da an ging alles sehr schnell. Ich sagte am Abend zu und am nächsten Tag früh morgens fuhren wir los. Es war ein wunderschöner Morgen, kalt und klar, man sah, es würde sonnig werden, ein Tag eben, der viel verspricht. Wir sahen auf der Fahrt einen Fuchs und andere Tiere, was mich berührte und mir Vertrauen gab. Es war auf jeden Fall eine ganz besondere Fahrt ins Geburtshaus.

Dort angekommen wurden alle noch nötigen Vorbereitungen und Untersuchungen für die Verlegung ins Spital gemacht, wo der Arzt Belegarzt ist. Während der Herztonkontrolle stellte die Hebamme fest, dass diese nicht einwandfrei stabil waren und deshalb ging dann doch alles viel schneller als geplant. Mir wurde gleich eine Infusion gesteckt und weil die Hebamme ein zweites Mal stechen musste, weil's beim ersten Anlauf nicht gleich klappte, wurde mir fast schwarz vor Augen, seltsamerweise war dies für mich der schlimmste Moment im Zusammenhang mit der Operation. Mit der Infusion an der Hand kam ich mir dann schon sehr „schlimm" vor – halt abhängig, bemitleidenswert, auch so unbeholfen und von diesem Augenblick an irgendwie sehr ausgeliefert. Wir mussten uns nun doch recht beeilen und so stieg ich überstürzt mit der Hebamme in den Hausbus ein. Roger kam in einem anderen Auto nach. Da war ich, mit dem Kind im Bauch, auf der Fahrt ins Spital und hatte dabei dieses schreckliche Gefühl, versagt zu haben. Ich konnte keine natürliche Geburt erleben und ich fühlte, wie von nun an über mich oder uns verfügt würde und ich nicht mehr aktiv helfen konnte.

Ich versuchte meinem Kind während der schnellen Fahrt ins Spital im Eiltempo klarzumachen, was jetzt passieren würde. Es auf seine Geburt vorzubereiten, zu erklären, dass die Zeit im Bauch nun zu Ende

sei, dass ich aufgeschnitten und es einfach herausgenommen würde. Gleichzeitig musste auch ich verarbeiten, was sonst in den Stunden der Wehenschmerzen verarbeitet wird. Alles so passiv! Natürlich musste ich weinen und die Hebamme sagte, dass ich ruhig weinen dürfe, das sei normal...
Kaum waren wir im Spital, war alles anders. Die Angst war plötzlich weg, jedenfalls von dem Moment an, wo Roger wieder zu uns stiess und der beruhigende Narkosearzt hinzukam. Ist es bei so einer Operation nicht ein bisschen wie in einem Theater? Man wird in den OP gefahren und ein grünes Tuch wird vor der Brust aufgespannt. Bin ich jetzt auf der Bühne oder hinterm Vorhang? Roger musste schnell ins Kämmerchen, um sich umzuziehen. OP gerecht mit grüner Kluft und Nasen–Mund–Maske mit Hut, wie alle anderen Beteiligten. Eine Frau aus dem Geburtshaus war speziell für mich da, um meine Hand zu halten. Auch Roger fand schliesslich den Weg zwischen all den Schläuchen und Geräten hindurch zu mir, das heisst nur zu meinem Oberkörper!

Komisch war, dass so viele Leute in diesem kleinen Raum mit dabei waren. Ich hatte nicht gewusst, dass dies bei einer Operation so ist. Ich konnte mir gar nicht vorstellen, wozu all die Leute gebraucht würden. Sehr schnell war die Rückenmarksanästhesie gesetzt, der untere Teil meines Körpers betäubt und es ging los. Ein Schläuchlein wurde mir noch in die Nase gesteckt, zur Sauerstoffgabe, damit ich besser atmen könne. Irgendwann spürte ich ein Rupfen und Zupfen, ein Rütteln und Schütteln – ich spürte, dass da unten sehr heftig an mir herumgerissen wurde. Das fühlte sich sehr grob und unsensibel an. Das war der Moment, als die Ärzte das Kind aus dem schmalen Spalt hervorholten, was eben manchmal mit einiger Anstrengung verbunden ist. Schliesslich der Schrei!

Und dann viele, viele Tränen, ich hatte unglaubliches Herzrasen, so schnell, dass ich glaubte, die Herzschläge überschlugen sich – eine gewaltige, ungestüme Freude durchflutete mein gesamtes Wesen und ich wartete sehnsüchtig auf mein Kind. „Ein wunderschönes Mädchen“, hörte ich's hinterm Vorhang sagen und Nein, nein, sie weint aus Freude – wir sollten alle weinen.“ Das Weinen meiner Tochter verschwand sehr schnell irgendwo hinten rechts, es hörte sich an, als würde jemand mit ihr forteilen. Es ging jedoch nicht lange und mein Baby wurde mir gebracht und auf meinen Oberbauch gelegt. Weil die Ärzte noch am Zunähen waren, lag sie sehr weit oben, so dass es für meine Augen etwas schwierig war, sie genau zu betrachten und ausserdem störte mich dieser Schlauch in der Nase! Das war nun wirklich unangenehm! Vom Weinen hatte ich eine total verstopfte Nase und konnte kaum atmen, so dass ich meine Tochter über diesen Schlauch hinweg kennenlernen musste. Es verging eine Weile, bis ich den Mut fand zu fragen, ob es nicht möglich sei, den Schlauch zu entfernen. Der Anästhesiearzt schaute mich mit einem richtig komischen Gesichtsausdruck an und meinte: „Also eigentlich ist der Schlauch ja dazu da, dass Sie besser atmen können, hm, hm." Aber er entfernte das lästige Ding dann doch und endlich hatte ich freie Sicht auf meine liebe, winzige Tochter. Sie war in ein warmes Tuch gewickelt und wir schauten uns lange Zeit an. Wir nannten sie Sophia.

Ich war später frustriert über die unkompetente Anweisung zum Stillen im Spital. Mir sagte eine Hebamme, dass ich Sophia an jeder Brust je 20 Minuten stillen solle. Ich hielt mich daran, doch nach zwei Tagen waren meine Brustwarzen wund und überhaupt war es ein ständiger Kampf, weil ein Neugeborenes wohl selten 40 Minuten trinken mag. Noch am Tag der Geburt ging ich in das Geburtshaus zurück, um das Wochenbett dort zu verbringen. Diese Zeit brauchte ich dringend, denn die ersten Tage benötigte ich immer viel Hilfe, auch um nur aufstehen zu können, da die Narbe trotz der Schmerzmittel bei der kleinsten Bewegung schmerzte. Sogar das Lachen tat weh. Für mich war es eine Zeit des ständigen Versagens, Hilfebenötigen, des Schwachseins und ich hatte häufig Schwindelgefühle beim Aufstehen. In diesen Tagen war mir die tatkräftige Unterstützung meines Partners sehr hilfreich und wichtig. Da ich noch zu schwach war, um meine Tochter selbst zu wickeln, sah ich sie erst nach ein paar Tagen nackt als wir sie badeten. *(Anmerkung der Herausgeberin: Dieses Beispiel soll jede Frau, die Ähnliches erlebt, ermuntern, sich vom Wochenbettpersonal ihr Baby so bald wie möglich nackt zeigen und auch nackt auf ihre Brust legen zu lassen.)* Dabei erschrak ich etwas über ihre dünnen Ärmchen und Beinchen – ich hatte nicht realisiert, dass sie so schmal und dünn war.

Es stimmte mich traurig, dass ich sie nicht vorher nackt gesehen hatte, sie erst jetzt voll und ganz kennenlernte. Dies erinnerte mich an einen Traum, den ich in der Schwangerschaft mehrmals geträumt hatte. Die Handlung war immer dieselbe gewesen: Sophia wurde geboren und jemand brachte sie mir, als sie schon angezogen war und ich musste sogar nachfragen, ob es ein Mädchen oder ein Junge war. So ähnlich ist es ja dann auch abgelaufen bei uns. Der intensive Hautkontakt wird in der ersten Zeit durch die schmerzhafte Kaiserschnittnarbe sehr gehemmt.

Dafür habe ich Sophia stundenlang betrachtet. Ihre dunklen Augen und die fast mystisch wirkenden Bewegungen ihrer Hände – das alles wirkte auf mich sehr bezaubernd und irgendwie geheimnisvoll. Ich genoss die fröhliche Stimmung im Geburtshaus, und dass uns auch mal ein Glas Wein angeboten wurde. Das liess alles viel lockerer und auch festlich erscheinen. Ich brauchte sehr lange, bis ich wieder einigermassen zu Kräften kam. Das Stillen, die Strapazen durch den Kaiserschnitt, die nächtlichen Spaziergänge wegen Koliken, später Zahnschmerzen, das alles zerrte einige Monate lang an meinen Kräften, bis schliesslich die Kleine doch ihren Tag-Nacht-Rhythmus gefunden hatte.

Die zweite Schwangerschaft

Ich war selbst so überrascht über diese Schwangerschaft (ich kann sie mir auch heute noch nicht erklären), dass ich anfangs ein paar Tage Ruhe gebraucht hätte, um mich daran zu gewöhnen. Roger dagegen freute sich so sehr, dass er sofort alles ausplaudern musste. Das ging mir viel zu schnell und deshalb verhängte ich vorläufige Schweigepflicht über das Thema. Diese zweite Schwangerschaft trat genau dann ein, als ich mich neu zu orientieren begann, weil Sophia inzwischen etwas älter als ein Jahr alt war. Ich hatte viele Pläne und all diese Sachen wieder aufzugeben, das war anfangs schon etwas hart. Durch die Schwangerschaft hatte ich ganz einfach keine Kraft, neben der Arbeit auch noch all die kreativen Dinge zu machen, die ich eigentlich gerne tun wollte. Wir hatten immer von zwei Kindern gesprochen, doch dass das so schnell passieren würde, hätten wir nicht gedacht. Aber die Kinder planen wollten wir ebenfalls nicht, also

war's gut so. Ich bemerkte die Schwangerschaft erst etwa nach fünf oder sechs Wochen. Interessanterweise hatte ich in jener Zeit, als ich noch nichts ahnte oder wusste, das Gefühl, leichte Bewegungen in meinem Bauch zu spüren. So wie ich auch Sophias erste Bewegungen wahrgenommen hatte. Als ich dann offiziell wusste, dass ich schwanger war, fragte ich einmal eine Hebamme ganz schüchtern, ob das denn sein könne, dass ich schon so früh die Bewegungen wahrnähme. Sie sagte, das sei schon möglich, auch wenn es eher selten vorkomme. Nun, nach ein paar Tagen der Neuorientierung freute ich mich sehr auf unser zweites Kind. Die Schwangerschaft war rein physisch gesehen der ersten sehr ähnlich, psychisch gesehen jedoch ganz anders. Fast bis zur 20. Woche konnte ich zum heranwachsenden Kind keine richtige Beziehung entwickeln. Ich spürte das Wesen des Kindes nicht. Bei Sophia war dieses Gefühl sehr stark gewesen, ich sprach oft mit ihr im Geiste und hatte überhaupt einen sehr guten Draht zu ihr. Ich war auch immer überzeugt, dass es ein Mädchen gäbe. Jetzt hatte ich kein Gespür dafür, ob Junge oder Mädchen. Wir dachten zwar zu Beginn beide an einen Jungen, ich wurde dann aber später wieder sehr unsicher. Roger war noch immer recht sicher, dass es ein Junge würde, was er mir aber nicht so deutlich sagte.
Tatsächlich ging es mir psychisch in der ersten Hälfte der Schwangerschaft nicht gut. Ich wollte einfach unbedingt alles ändern. Mein Beruf machte mir plötzlich keine Freude mehr, ich dachte sogar kurze Zeit daran, ganz aufzuhören zu arbeiten. Doch das war unmöglich, da mein Partner als Hausmann tätig war. Irgendwann kam ich darauf, dass diese Unrast in mir wahrscheinlich vom Kindlein im Bauch ausging. Wollte es alles auf den Kopf stellen? Wieso?

Meine Gedanken drehten sich immer wieder um die gleichen Fragen: Ist es ein Mädchen, das sich wehrt, weil wir glauben, dass es ein Junge ist? Was will mir das Kind überhaupt damit sagen? Stimmt etwas nicht in meiner Beziehung zum Kind? Ich muss endlich versuchen, mit ihm eine Verbindung aufzubauen, möchte unser Kind endlich spüren… Kurz darauf erlebte ich eine sehr intensive und gefühlsmässig sehr extreme Situation. Es war nach einer harten Nacht mit langen und intensiven Diskussionen zwischen Roger und mir; plötzlich spürte ich in mir eine unglaubliche, verrückte Kraft aufsteigen, die sich in mir wand, drehte und schliesslich mit Wucht herauskam. Ich erlebte einen stark destruktiven, emotionalen Anfall. Am liebsten hätte ich meine Möbel aus dem Fenster geworfen und vieles andere zerstört. Da dies aber sonst überhaupt nicht meine Art ist, beschränkte ich mich aufs Bilder herunterreissen, um schliesslich völlig ausser mir zitternd, bebend und weinend aufs Sofa zu sinken. So was hatte ich noch nie erlebt! Puuh! Roger konnte mich relativ schnell beruhigen, das ist zum Glück seine Stärke. Ich hatte Angst, verrückt zu werden und war mir selber unheimlich. Ich habe keine Ahnung, weshalb ich dies erlebte, jedenfalls war am nächsten Morgen alles ganz anders. Ich dachte viel über das wachsende Kind nach und spürte es endlich ganz nah, schön und intensiv. Es war eine Befreiung. Mein Gefühl, dass es ein Junge wird, wurde deutlicher. Endlich spürte ich mein Kind und der Wunsch, aus meiner momentanen Arbeitswelt auszubrechen, war mit einem Schlag weg!

Sehr intensiv erlebte ich auch die Auseinandersetzung mit der Kaiserschnittgeburt. Diese wurde ausgelöst durch das Buch von Brigitte Meissner „Geburt – ein schwerer Anfang leichter gemacht", das ich von einer Bekannten zum Lesen bekam. Bei der Lektüre merkte ich, dass der ganze Schmerz der Enttäuschung über diese erlebte Geburtssituation noch in mir steckte und ich das alles noch gar nicht verarbeitet hatte. Schon alleine der Titel des Buches berührte mich tief. Während ich las und mich stark mit der Verarbeitung der letzten Geburt beschäftigte, begann Sophia plötzlich des Nachts wild und unruhig zu sein. Anscheinend war auch sie am verarbeiten! Ich liess meine Narbe entstören, was mir sehr gut tat und pflegte sie gemäss Brigittes Anweisungen täglich.

Auch für meinen Partner war diese zweite Schwangerschaft ganz anders. Er überliess fast alles mir und er hatte den Eindruck, dass ich mit diesem Kind Prozesse erlebte, zu denen er nicht viel beitragen konnte und auch nicht so willkommen sei. Er spürte auch kaum Zugang zu meinem Bauch. Für mich war dies manchmal schwer zu verstehen, da ich den Eindruck gewann, dass er sich abgesehen von der ganz zu Anfang gezeigten Freude gar nicht für das kommende Kind interessierte. Roger hatte natürlich schon bedingt durch die Arbeit im

Haushalt und mit Sophia viel weniger Zeit für mich als in der ersten Schwangerschaft und ich wurde nicht mehr so liebevoll verwöhnt wie damals. Deshalb fühlte ich mich manchmal sehr allein.
Für die zweite Geburt war ich gleich von Beginn an sehr zuversichtlich. Meine einzige Sorge war, wo und wie da ein Schnitt gemacht werden sollte, würde es doch wieder zu einem Kaiserschnitt kommen. Irgendwie hatte ich meine Narbe durch die regelmässige Aufmerksamkeit der Narbenpflege lieb bekommen und ich befürchtete, keine spezielle „Sophia–Narbe“ mehr zu haben.

Die Geburt
Ungefähr zwei Wochen vor dem Termin wurde ich langsam nervös. Vor allem das Warten auf die Geburt, diese Anspannung, war schwer zu ertragen. Unser Kind lag diesmal mit dem Kopf nach unten, das war schon mal schön. Aber ich konnte und wollte nicht mehr arbeiten. Es war einfach alles zu anstrengend. Mein Bauch wurde sehr schnell hart und ich verspürte oft Vorwehen. Alles in mir forderte innerliche Konzentration auf die Geburt hin. Da es das zweite Kind war, blieb in unserem ausgelasteten Alltag dazu gar nicht viel Zeit. Roger war ebenfalls viel beschäftigt und oft müde. Er ging manchmal einfach schlafen, das irritierte mich. Interessierte ihn der Geburtsbeginn nicht? Wo blieb seine Ungeduld? Eigentlich machte er das ja ganz richtig, doch mich machte sein Verhalten trotzdem ganz nervös. Mich beschäftigte auch die Frage sehr, ob Sophia, wenn es losginge, auch gut versorgt sein würde. Würden wir die Mutter, Schwiegermutter oder die Freundin erreichen, damit jemand unsere Kleine hüten könnte? Unruhig machte mich auch, dass ich an den Abenden häufig wilde Wehen hatte, bis um Mitternacht aufblieb und auf stärker werdende Wehen hoffte. Wenn diese dann ausblieben und sich das Ganze wieder beruhigte, war ich doch etwas enttäuscht.

Ich braute starke Tees, tanzte, machte Sitzdampfbäder und schliesslich einen längeren Spaziergang zu einem Tierpark, während ich Wehen hatte. Die Begegnung mit der hochschwangeren Sau hat mich sehr beeindruckt. Ihr Bauch hing bis zum Boden und ich sah, wie sich ihre Kleinen darin stark bewegten. Auf dem Heimweg wurden die Wehen immer stärker – ich spürte, dass mein Körper arbeitete. Ein schönes Gefühl! Ich legte eine CD von Nick Cave auf zum Tanzen und Entspannen. Ich war schon fast süchtig nach dieser Musik. Als die Wehen kräftiger und schon etwas schmerzhaft wurden, konnte mir diese Musik sehr gut helfen, alles lockerer zu nehmen. Sophia wollte partout nicht ins Bett, wir liessen sie wachbleiben. Ich fand es eigentlich gut, dass sie die Vorbereitungen zur Geburt und unsere Nervosität mitbekam. Ich sagte ihr, dass das Bébé vielleicht schon da sein würde, wenn sie am Morgen aufwachen wird und sie uns zusammen mit Grossmueti besuchen kommen dürfe. Dann wurden die Wehen kräftiger und schmerzhaft. Ich dachte, dass es nun Zeit sei, ins Geburtshaus zu gehen.

Die Hebamme lachte bei meinem Anruf und sagte: „Was ist denn heute los, ihr kommt ja alle miteinander!" Tatsächlich war im Geburtshaus schon eine Frau unter der Geburt. Nachdem sie mich ein wenig ausgefragt hatte, meinte die Hebamme, wir sollten kommen, müssten uns aber nicht beeilen. Auf jede kleine Erschütterung reagierte ich ziemlich empfindlich, so dass ich froh war, als wir nach einer Fahrt von 15 Minuten gegen Mitternacht im Geburtshaus eintrafen. Das schöne Geburtszimmer, auf das ich mich gefreut hatte, war also bereits besetzt. So empfing und untersuchte mich die Hebamme im kleinen Sprechzimmer nebenan. Die Untersuchung zeigte, dass der Muttermund erst einen Zentimeter eröffnet war. Ich war etwas enttäuscht, nach all den Vor- und Übungswehen der letzten Zeit! Ich empfand die Wehen eigentlich schon als recht schmerzhaft und für den Vorschlag, spazieren zu gehen, konnte ich mich nicht begeistern. So wurden wir ins Wochenbettzimmer geführt und die Hebamme empfahl uns, noch etwas zu schlafen, da die Wehen wieder schwächer waren. Mit leiser Musik dösten wir eine Weile.

Später wurden die Wehen wieder intensiver, ich stand auf, tanzte und bewegte mich. Die Hebammen kamen nur ab und zu vorbei, um die Herztöne des Kindes zu kontrollieren. Sie hatten alle Hände voll zu tun, da inzwischen noch eine weitere Frau gekommen war, deren Geburt ganz schnell verlief. Für mich war die Zeit ausgefüllt, ich bewegte mich zu meiner Lieblingsmusik und wenn eine neue Wehe kam, spürte ich meinen Körper arbeiten, ging schneller oder wiegte mein Becken intensiver. Besonders gut tat mir, mitzusingen oder eigene Klänge zu machen. Um meinen Bauch trug ich eine Kette mit 20 kleinen Glöckchen, die bei jeder Bewegung bimmelten und klingelten. Der helle Klang dieser Glöckchen stimmte mich fröhlich. Es war sehr schön, auch wenn's anstrengend war, verging die Zeit schnell. Später begleitete mich Roger auf seiner mitgebrachten Bassgitarre und ich sang dazu. Weil nun das Zimmer mit der Geburtswanne von der Frau besetzt war, welche so schnell geboren hatte, badete ich in der normalen Wanne im Badezimmer. Das tat mir gut und half zu entspannen. Nach einer Weile ging plötzlich Fruchtwasser ab, weshalb ich die Hebamme rief. Diese wollte nun nochmals die Herztöne unseres Kindes am Herzton–Schreiber ableiten. Dazu musste ich mich hinlegen, da das Gerät sonst fast nicht aufzeichnete. Diese Position war für mich während den Wehenschmerzen fast nicht auszuhalten. Ich brauchte Bewegung, das half mir am meisten. Erst jetzt untersuchte mich die Hebamme wieder und sie staunte sehr, dass der Muttermund nun doch sieben Zentimeter offen war. Nach der ersten Untersuchung hatte sie gedacht, dass es bei mir noch lange dauern würde!

Da die Wehen eher wieder in längeren Abständen kamen, nahm ich meine mitgebrachte tibetische Medizin ein, um die Wehen wieder zu intensivieren. Das Mittel half schnell, dies war nun auch der schwierigste Teil der Geburt für mich. Inzwischen waren der Druck und die Wehenschmerzen so stark, dass weder tanzen, gehen, noch mich abstützen Erleichterung brachten. Das wirklich Schöne aber war, dass ich während der ganzen Geburt nie irgendwelche negativen Gefühle gegenüber den Schmerzen oder der Geburt an sich hatte. Obwohl es anstrengend und sehr herausfordernd war, fühlte ich mich sehr gefasst und konzentriert.

Jetzt geht's wirklich los

Das Baden ist immer noch recht gut für mich, da ich aber in dieser kleinen Wanne sitze, habe ich kaum Bewegungsfreiheit. Als die ersten Anzeichen von Pressdrang kommen, muss ich aus der engen Wanne raus und kann ins inzwischen frei gewordene Geburtszimmer übersiedeln. Mein Gesang wird langsam durch Löwinnengebrüll ersetzt, die Musik wird auf meinen Wunsch hin abgeschaltet und die Geburtskerze angezündet. Ich halte mich nun während der Wehen ganz kräftig an Roger fest. Ich brauche ihn jetzt ganz ganz dringend. Am Schwierigsten ist die Phase, in der ich schon Pressdrang verspüre, aber der Muttermund noch nicht ganz eröffnet ist, weshalb ich gemäss den Anweisungen der Hebamme noch nicht mit ganzer Kraft pressen darf, mich zurückhalten und vorsichtig sein muss, weil es sonst zu einer Verletzung am Muttermund kommen könnte. Deshalb bin ich sehr dankbar, als der Muttermund ganz offen ist und ich uneingeschränkt pressen darf. Mit enormer Wucht setzen die Presswehen ein. Automatisch komme ich dem Boden immer näher, Roger ziehe ich mit nach unten – es ist tatsächlich eine Niederkunft. Der Vierfüsslerstand ist recht angenehm für mich, obwohl ich mich nun schwach, fast ohnmächtig und schläfrig fühle. In den Wehenpausen schlafe ich teilweise tatsächlich ein, so gut kann ich mich dazwischen entspannen. Dann setze ich mich zur Abwechslung für kurze Zeit auf den Gebärhocker, gehe aber bald wieder in den Vierfüsslerstand zurück. Schliesslich frage ich die Hebammen (inzwischen sind zwei bei mir), wie lange es denn noch gehe. Die Hebammen hüten sich davor, mir irgendeine konkrete Angabe zu machen. Eine sagt dann: „Na ja, so gegen Mittag wird es wohl da sein.“ Da ich keinerlei Zeitgefühl mehr habe, frage ich, wie spät es ist. Es ist halb zwölf Uhr!

Ansonsten kann ich keinen Dialog ertragen, jedes Wort reden oder zuhören ist mir zuviel. Pressen, ausatmen, trinken, entspannen und wieder pressen. Ich bin weiterhin im Vierfüsslerstand. Irgendwann reisse ich in einer kurzen Wehenpause meine Haargummis raus, öffne mein Hemd, reisse es mir vom Leib und sage zu Roger: „Stossen.“ Ich zeige auf meine Stirn und möchte, dass er mir mit seiner Hand gegen die Stirn Gegendruck gibt. Das tut er und ich stosse mit der ganzen Kraft und Wucht einer letzten Presswehe gegen diese Hand, schiebe dabei Roger durch das ganze kleine Zimmer bis an die Wand und gleichzeitig unten den kleinen Jungen aus mir heraus. Ganz bewusst und wirklich mit meiner allerletzten Kraft. Es ist ein Moment, in dem du dich fragst, ob du für dein Kind stirbst, ob du leben willst oder nicht – oder beides. Es ist ein unwahrscheinlich erschöpfender und erhebender Moment, in dem Leben und Tod tatsächlich sehr nah beieinander sind. Die Hebamme hilft mit und ich habe es tatsächlich geschafft. Sie schiebt den Kleinen ganz schnell von hinten zwischen meinen Beinen hindurch unter meinen Bauch und zu mir nach vorne. Doch bis ich begreife, dass da jetzt mein Kind liegt, dauert es einen Moment. Ich bin so erschöpft und weiss gar nicht genau, was ich jetzt tun, sagen oder fühlen soll. Dann sehe ich, dass es ein Junge ist und das grosse Rätsel ist endlich entschlüsselt.

Schliesslich liege ich mit Jascha auf meinem Bauch auf dem Bett und kann mich erholen. Dank der guten Dammvorbereitung (mein Dank geht an Roger), dank meinem elastischen Gewebe und der Vierfüsslerposition blieb mein Damm unverletzt. Das ist ein wunderschönes Gefühl. Nach dem ersten Stillen nahm Roger Jascha etwas zu sich. Ich war so erschöpft, dass ich froh darüber war, etwas schlafen zu können. Ich konnte es kaum fassen, dass ich nach meinem kurzen Erholungsschläfchen einfach aufstehen konnte, um auf die Toilette zu gehen, ohne dass mir schwindlig wurde und ohne starke Schmerzen zu haben. Das verlieh mir ein Gefühl grosser Kraft und ich konnte die Zeit kurz nach der Geburt sehr geniessen. Die schönen Gefühle und die Verbundenheit zu Jascha entwickelten sich erst richtig stark in den nächsten zwei Tagen. Bei Sophia war dies alles schon vor der Geburt da. Dafür empfand ich diese erste Zeit mit Jascha als sehr intensiv, es kommt dem Gefühl frischer Verliebtheit sehr nahe.
Dieses starke und natürliche Geburtserlebnis mit Jascha hat eine tiefgreifende Wirkung auf unsere ganze Familie gehabt. Ich fühle mich seither wieder viel mehr als mich selbst und habe mich und meine Kräfte noch besser kennen gelernt. Ich denke, es ist sehr viel passiert mit mir. Roger fühlt ähnlich und vor allem finden wir seither wieder auf eine offenere, feinfühligere Art zueinander, als in der Zeit zwischen den beiden Geburten.

Zu einfach sollte es wohl doch nicht sein! Trotz guter Rückbildung meiner Gebärmutter und ohne typische Vorzeichen, musste ich 12 Tage nach der Geburt mit einer Gebärmutterentzündung ins Spital eintreten. Ich konnte nur schleppend gehen, wie nach der Kaiserschnittgeburt damals. Das Ganze ereignete sich nach einer schockierenden Mitteilung im privaten Umfeld und einem zu anstrengenden Fussmarsch. Mein Tipp an andere Frauen: Bitte Schmerzen im Unter-

leib immer ernst nehmen, vor allem, wenn sie untypisch sind und die Zeit des Wochenbettes wirklich als Schon- und Erholungszeit nutzen. Ich war tatsächlich erleichtert, als ich im Spitalbett lag und für mich gesorgt wurde. Es war also wieder nichts mit einer medikamentenlosen Zeit, zwei Wochen Antibiotika- und Schmerzmittelkur waren angesagt. Ich lebe jetzt sozusagen mein drittes Leben. Vielleicht sollte ich der Schulmedizin doch ein bisschen dankbarer sein? Jedenfalls hoffe ich, dass ich in nächster Zeit wieder auf sie verzichten kann obwohl ich mich schon fast daran „gewöhnt" habe Für das gesunde Gleichgewicht lasse ich mir aber doch lieber von meinem feinfühligen Homöopathen helfen.
Jetzt, vier Monate nach der Geburt, ist die Gebärmutterentzündung schon fast vergessen und das schöne Gefühl einer feinen gelungenen Geburt hat wieder Überhand gewonnen. Und: Die Kinder machen Spass!

Spontangeburt nach zweimal Kaiserschnitt

Erstaunlich und noch selten, aber doch immer öfter hören wir von Frauen, welche nach zwei Kaiserschnitten mit ihrem dritten Kind eine Spontangeburt erlebten. Die folgenden zwei Geschichten sollen zeigen, dass dies möglich ist.
Es ist mir klar, dass ich hiermit vielleicht bei der einen oder anderen Frau eine Wunde berühre. Frauen die schon zweimal versucht haben, spontan zu gebären und bei denen schliesslich auch beim zweiten Versuch doch wieder ein Kaiserschnitt gemacht werden musste. Diese Mütter mögen durch die Lektüre dieser Geschichten nochmals Zweifel bezüglich ihres eigenen Weges bekommen. Alte Gefühle mögen hochkommen und Traurigkeit wieder präsent sein. Es ist gut, wenn jede nochmals ihre Geschichte prüft, aber unrealistische Hoffnungen sollen den gewonnenen Seelenfrieden nicht rauben. Ein zweimal zu enges Becken bleibt eng. Das ist die zwar harte, aber reale Wirklichkeit. Trotzdem will ich zeigen, dass es möglich ist, nach zwei

Kaiserschnitten spontan zu gebären, um denjenigen Frauen Mut zu machen, welche sich eine Spontangeburt aus tiefem Herzen wünschen *und* deren medizinische Vorgeschichte vermuten lässt, dass diese dritte Chance realistisch sein könnte. Die folgenden Geschichten zeigen auf, dass es Frauen möglich ist, nach sorgfältigen Abklärungen und eigenverantwortlichen Entscheidungen die Unterstützung ihres Arztes und/oder einer Klinik zu erhalten.

Nach zweimal Kaiserschnitt eine Spontangeburt zu probieren bedingt jedoch ein paar essentielle Grundvoraussetzungen. Ganz klar ist, dass diese Variante eher Frauen offen steht, bei denen kein deutliches Kopf-Becken-Missverhältnisses besteht. Denn ein solches Missverhältnis wird mit grösster Wahrscheinlichkeit auch bei einem dritten Kind in einem Kaiserschnitt enden. Einzig wenn das nächste Kind plötzlich drei bis sechs Wochen vor dem Termin den Weg in die Welt antreten würde, könnte eine Spontangeburt möglich werden. In dem Moment wäre das Kind körperlich um einiges kleiner als seine ihm vorangegangenen Geschwister und darum würde es womöglich durch das enge Becken der Mutter hindurch kommen. Einen solchen Fall kann man jedoch nicht planen und er tritt sicher eher selten auf. Ausserdem hat man, je nach dem wie viele Wochen das Kind zu früh kommt, mit der Sorge um dessen Wohlbefinden andere Prioritäten zu setzen und will nicht noch eine zusätzliche Risikosituation schaffen, indem man versucht, die Frau nach zweimal Kaiserschnitt vaginal gebären zu lassen. Geschweige denn, dass es sinnvoll wäre, so eine Frühgeburt durch eine Früheinleitung künstlich herbeizuführen. Dies wäre eine erzwungene und damit denkbar schlechte Ausgangslage für das Kind und mögliche Komplikationen wären schon fast vorprogrammiert.

Will eine Frau nach zwei Kaiserschnitten noch eine natürliche Geburt versuchen, muss die Schwangerschaft komplikationsfrei verlaufen, der Gesundheitszustand der werdenden Mutter muss soweit stabil und keine medizinischen zusätzlichen Risikofaktoren vorhanden sein. Ausserdem muss das Elternpaar mit dem geburtshilflichen Team eine gute Vertrauensbasis aufbauen und allen Beteiligten soll klar sein, dass wenn sich unter der Geburt Komplikationen anbahnen, nicht allzu lange gewartet werden soll, bis die versuchte Geburt abgebrochen und per Kaiserschnitt beendet wird. Zum Wohle des Babys oder je nach Situation auch zum Wohle der Mutter. Ich sehe meine Rolle ganz klar nicht darin, Frauen zu überreden, nach zweimal Kaiserschnitt nochmals eine Spontangeburt zu versuchen. Dies liegt in der Verantwortung und Entscheidung jedes einzelnen Paares und des begleitenden Geburtsteams. Aber ich möchte hier interessierten Frauen zeigen, dass es möglich ist, und dass andere Frauen diesen Weg auch schon gegangen sind, mit der Hilfe und Unterstützung von Arzt und Klinikpersonal. Ich möchte diesbezüglich Mut machen, auch wenn jede einzelne Frau den Weg mit den sie begleitenden Menschen und Fachleuten selber gehen und auch verantworten muss. In Utes folgender Geschichte ist auch gut ersichtlich, dass es Ärzte gibt, welche, wenn angefragt, sogleich vehement jegliche Möglichkeit verneinen. Und doch kann schon um die nächste Strassenecke der nächste Arzt sehr positiv und unterstützend sein. Nun folgen zwei Fallgeschichten von Frauen, die ich persönlich kenne:

Ute

Vaginale Geburt nach zwei Kaiserschnitten

Als ich mit 19 zum ersten Mal schwanger wurde, war dies für alle eine grosse Überraschung. Am meisten wohl für mich selbst, da ich nun wirklich andere Pläne gehabt habe. Ich erlebte meine Schwangerschaft mit einer Unbedarftheit, wie sie wohl nur auf dem Lande vorkommen kann. Damals lebte ich noch in einem Provinznest in Deutschland. Ich wusste mal eben, dass man am Ende von neun Monaten ein Kind zur Welt bringt. Alles andere war Neuland. Umso härter traf mich dann die Tatsache, dass meine Tochter in der Beckenendlage sass und sich nicht drehen wollte. Etwa vier Wochen vor dem errechneten Entbindungstermin erfuhr ich, dass man bei mir einen Kaiserschnitt durchführen würde. Ich war am Boden zerstört, war aber sicher, dass das wohl die einzige Möglichkeit für mich war.

Am Tag der Geburt versuchte man bei mir eine PDA zu setzen, was leider nicht funktionierte und so wurde kurzerhand eine Vollnarkose gemacht. Wie viel später ich im Endeffekt meine Tochter zu sehen bekam, weiss ich heute nicht mehr. Alles, woran ich mich erinnern kann, ist, dass man mir irgendwann ein kleines sauberes Paket in den Arm legte. Ein süsses kleines Mädchen. Ich ging zehn Tage später nach Hause und vergass meinen Kaiserschnitt ganz schnell wieder, zumal man mir gesagt hatte, dass ich durchaus noch die Möglichkeit hätte, normal zu entbinden.

Sechs Jahre später, ich lebte inzwischen in den USA, wurde ich wieder schwanger mit meiner zweiten Tochter. Auch diesmal glaubte ich bis zum Ende an eine normale Geburt. Meine Hoffnungen darauf musste ich jedoch gegen Ende der 37. Woche begraben. Auch dieses Kind befand sich in Beckenendlage. Meine Frauenärztin gab mir sofort zu verstehen, dass eine manuelle Wendung meiner Tochter für sie nicht in Frage käme. Ein Kaiserschnitt sei unumgänglich. Zwei Wochen später wurde meine Tochter, diesmal unter Anwendung einer Spinalanästhesie geboren. Leider wurde sie mir nur ganz kurz gezeigt und dann weggebracht, während meine Ärztin mich wieder zusammenflickte und sich dabei mit ihren Kollegen über ihren Winterurlaub unterhielt. Nach zwei Tagen Krankenhaus wurde ich mit der Gewissheit entlassen, dass bei einer eventuellen dritten Schwangerschaft wieder ein Kaiserschnitt gemacht werden müsste. Ich war enttäuscht, aber zu diesem Zeitpunkt war mir nur wichtig, dass meine Tochter gesund und munter war.

Im folgenden Jahr dachte ich immer wieder einmal über dieses letzte Erlebnis nach. Und je mehr ich nachdachte, desto trauriger wurde ich, lebte ich doch in der Annahme, niemals selbst ein Kind vaginal zur Welt bringen zu dürfen. Als ich etwa 18 Monate später wieder schwanger wurde, fuhren meine Gefühle Achterbahn. Mal war ich einfach nur glücklich, mein drittes und, wie wir planten, letztes Kind zu bekommen, und dann war ich wieder schrecklich traurig bei dem Gedanken an einen weiteren Kaiserschnitt. Ich erinnerte mich zu gut an die letzte Erfahrung, bei der ich auf dem OP-Tisch festgebunden nur einen kurzen Blick auf meine Tochter erhaschen konnte. Ich erinnerte mich daran, wie alleine ich mich in den 20 Minuten gefühlt hatte. Dies wollte ich nicht noch einmal erleben. Mein grosses Ziel war, zumindest dieses Kind selbst zur Welt zu bringen. Ich wollte die Wehen spüren, wollte dieses Kind selber gebären, es gleich auf meinem Bauch spüren und halten, es stillen und in Ruhe betrachten können. Ich wollte endlich mitreden können, wie es ist, selbst ein Kind zur Welt zu bringen, anstatt es aus mir herausschneiden zu lassen.

Es war in der 17. Woche, als meine Frauenärztin mir jegliche Hoffnung auf eine vaginale Geburt zerstörte. Das Risiko sei viel zu hoch. Sie würde meine Vorhaben nicht unterstützen, und sie könne mir auch gleich sagen, dass es im ganzen Bundesstaat Arizona keinen Arzt gebe, der eine vaginale Geburt nach zwei Kaiserschnitten erlauben würde. Ich traute meinen Ohren nicht, war wütend, traurig und kämpfte mit Gefühlen der Hoffnungslosigkeit.

Ich hatte mich schon fast mit meinem Schicksal abgefunden, als ich wenige Wochen später durch Zufall auf eine Seite im Internet stiess, die Geschichten von Frauen enthielt, die nach zwei und mehr Kaiserschnitten vaginal entbunden hatten. Ich war begeistert und recherchierte viele Stunden über die Risiken einer normalen Geburt für Frauen wie mich. Und erleichtert stellte ich fest, dass das Risiko einer Ruptur bei einer vaginalen Geburt nach zwei Kaiserschnitten in den USA laut einer Studie bei unter einem Prozent liegt. Natürlich war es immer noch meine Verantwortung, wenn ich es wagen wollte. Das war mir klar. Und hätte ich nicht genau gewusst, bzw. gespürt, dass ich alle Voraussetzungen für eine normale Geburt erfüllte, hätte ich nicht einmal im Traum an eine normale Geburt gedacht. Aber ich war kerngesund, hatte normale Beckenmasse, die Narbe war verheilt und ganz wichtig, Baby Nummer 3 lag mit dem Kopf nach unten.
Ich sprach sofort mit meinem Mann über meine Gedanken und Wünsche. Er war zwar am Anfang etwas skeptisch, stellte sich aber hinter mich, sobald er merkte, wie ernst es mir war. Auch als ich am Telefon meiner Mutter davon erzählte, bekam ich ein sehr positives Feedback, ebenso wie vom ganzen Rest meiner Familie. Das motivierte mich sehr und so recherchierte ich weiter und sprach mit einigen Frauen, die diese Erfahrung bereits gemacht hatten.

Es war fast lächerlich einfach, einen Arzt zu finden, der mein Vorhaben nicht nur unterstützte, sondern mich sogar dazu ermutigte, dies zu probieren. Seine Praxis war nur fünf Minuten von meiner alten Frauenärztin entfernt, die mir doch erzählt hatte, dass es mit Sicherheit keinen Arzt gäbe, der mir helfen würde. Natürlich klärte er mich über alle Risiken auf und gab mir ausreichend Informationen mit nach Hause.
In den nächsten Monaten bereitete ich mich mental auf die Geburt vor. Zu meiner eigenen Überraschung hatte ich zu keinem Zeitpunkt Angst oder Bedenken. Ich wusste ja, zumindest aus Erzählungen anderer, was auf mich zukam.

Vier Tage nach dem errechneten Entbindungstermin bekam ich gegen 17.00 Uhr starke Rückenschmerzen, die ich nicht zu deuten wusste. Woher sollte ich auch wissen, was Rückenwehen sind? Erst gegen 20 Uhr beschlossen mein Mann und ich schliesslich ins Krankenhaus zu fahren. Die Schmerzen kamen nun im Vierminutentakt und zwar heftig. Im Krankenhaus wurde ich sofort an ein CTG angeschlossen. Mein Muttermund war bereits 3 cm offen, der Gebärmutterhals fast komplett verstrichen. Man wusste bereits, dass ich schon zwei Kaiserschnitte gehabt hatte und so waren sich alle einig, dass ich zur besseren Überwachung keine PDA bekommen sollte, trotz starker Wehen. Denn eine PDA sorgt fast immer dafür, dass die Wehen schwächer werden oder sogar verschwinden. Dies wiederum würde die Gabe von Oxytocin (Wehenmittel) bedeuten, um die Wehen wieder anzukurbeln. Und dies erhöht das Risiko einer Ruptur.

(Anmerkung der Herausgeberin: Grundsätzlich besteht im geburtshilflichen Sektor die Haltung, dass die gebärende Frau mit Status nach Kaiserschnitt solange wie möglich ohne PDA durch die Geburt begleitet wird, da sie dadurch selber viel besser spüren kann, wenn die Schmerzen plötzlich akut anders werden. Ein abrupter neuer Schmerz kann ein Hinweis auf eine mögliche Ruptur sein. Somit kann man im Ernstfalle schneller handeln und gewinnt kostbare Zeit. Am wichtigsten ist aber die kontinuierliche Überwachung der kindlichen Herztöne und das Allgemeinbefinden der Frau, da es auch stille Rupturen gibt, welche sich nicht mit einem akuten Schmerz ankündigen und somit mit den oben genannten Überwachungsmethoden erkannt werden müssen.

So schleppte ich mich also die Nacht hindurch von Wehe zu Wehe. Alle 30 Minuten wurde ich an das CTG angeschlossen und mein Puls wurde gemessen. Alles war in Ordnung, obwohl ich wilde Schmerzen hatte. Es war um 8.00 Uhr morgens, 15 Stunden nach meiner ersten Kontraktion, als ich schliesslich so erschöpft war, dass mir von allen Seiten dringend angeraten wurde, nun doch eine PDA legen zu lassen. Mein Muttermund war immer noch nur 4 cm offen, und ich war sehr müde. Man sagte mir, die Entscheidung liege bei mir, aber es sei wegen meiner Erschöpfung ratsam, eine PDA legen zu lassen. Ich willigte endlich ein, obwohl ich natürlich etwas Angst hatte. Gesagt getan. Die PDA wurde gelegt und etwa 30 Minuten später öffnete mein Frauenarzt die Fruchtblase. Doch die Wehen verschwanden trotzdem wie erwartet. Mein Mann und ich berieten über die Gabe von Oxytocin. Es war uns bewusst, dass wir die Verantwortung trugen. Wir entschieden uns dafür. Und so wurde also ein Tropf gelegt. Von Zeit zu Zeit wurde die Dosis ein wenig erhöht, während ich von Ärzten und Schwestern streng überwacht wurde. Das CTG wurde nun ständig abgeleitet. Ausserdem wurde regelmässig mein Puls und meine Temperatur gemessen.

Gegen Nachmittag waren mein Mann und ich endlich in der Lage, ein bisschen zu schlafen, was uns beiden sehr gut tat. Und obwohl ich bereits knappe 24 Stunden im Krankenhaus war, stieg meine Laune zunehmend, denn wir machten gute Fortschritte. Um 20 Uhr war es endlich soweit. Der Muttermund war nun ganz offen und ich durfte endlich pressen. Ich spürte einen starken Druck nach unten, was mir zugute kam, denn so wusste ich wohin ich pressen musste. Es war sehr ruhig in unserem Raum. Die Schwestern lobten mich ausgiebig, mein Mann hielt mir den Kopf, damit ich besser pressen konnte und mein Arzt war sehr ruhig und gelassen. Endlich, 45 Minuten später, um 20:46 Uhr war unser Sohn geboren. Alles war so, wie ich es mir erträumt hatte. Ich half beim Rausziehen, legte mir mein Baby, unseren Jungen, selbst auf den Bauch, spürte seine Wärme und roch seinen süssen Duft. Mein Mann war die ganze Zeit neben mir und gemeinsam betrachteten wir voller Stolz unseren Sonnenschein. Ich hatte es geschafft. Nach zwei Kaiserschnitten hatte ich einen grossen Sohn (56cm und 4710g) ohne Probleme geboren.

Rückblickend kann ich nur sagen, dass ich nichts bereut habe. Aufgrund meiner intensiven Recherchen wusste ich genau, worauf ich mich einlasse. Ich kannte die Risiken und wusste, dass ich alleine die Verantwortung für meine Entscheidung trage. Ich bin mir sicher, dass dieser Weg nicht für jede Frau der richtige ist. Das muss von Fall zu Fall entschieden werden. Für mich war es der richtige Weg. Ich bin stolz und zufrieden, weil ich dieses Kind selbst zur Welt gebracht habe. Ich kann nun mit Gelassenheit auf meine zwei Kaiserschnitte zurückblicken, weil ich nicht mehr das Gefühl haben muss, etwas verpasst zu haben. Ja, auch einen weiteren Kaiserschnitt würde ich wohl irgendwann verschmerzen, weil mir im Endeffekt die Gesundheit meines Kindes über alles geht. Trotzdem bin ich froh und dankbar, diese wunderbare Erfahrung gemacht zu haben und ich würde es wieder so machen.

Beatrix

Mit 46 Jahren Spontangeburt nach zweimal Kaiserschnitt

In den Sommermonaten der Jahre 95 und 96 erlebte ich je eine kurze Schwangerschaft von knapp neun und acht Wochen mit anschliessender Auskratzung (Curettage). Die Enttäuschung über die verlorenen Embryonen hielt sich in Grenzen. Einerseits weil ich voll berufstätig war und dadurch Halt und Ablenkung fand, andererseits auch weil mein Mann und ich zuversichtlich und voller Hoffnung waren, dass es irgendwann schon noch klappen würde. In der Folge versuchte ich, meinen Arbeitsstress etwas abzubauen und meine persönlichen Interessen in den Vordergrund zu stellen.
Im Herbst 96 begaben sich mein Mann und ich bezüglich unseres Wunsches „schwanger werden und schwanger bleiben“ in die Behandlung zu meiner langjährigen vertrauten Homöopathin. Unser Kinderwunsch sollte sich auf „sanfte“ Weise erfüllen. Eine Hormonbehandlung hatten wir nie in Erwägung gezogen.

Im Februar 97, genau zu meinem 40. Geburtstag, erfuhren wir, dass in meinem Bauch ein gesundes Kindlein heranwuchs. Ich war im dritten Monat schwanger! Unsere Freude war riesig und die Schwangerschaft verlief problemlos. Während der gesamten Schwangerschaft liess ich mich homöopathisch begleiten. Ende August 97 kam unser Sohn Jann per Kaiserschnitt zur Welt. Er hatte in Steisslage gelegen und weder ich noch jemand anders hatte unter diesem Umstand an eine spontane Geburt gedacht. Wichtig war für uns jedoch, dass sich das Kind seine Geburtszeit selbst wählen konnte. Ich ging also erst ins Regionalspital, als die Wehen einsetzten. Diese kamen gleich von Anfang an schnell und heftig. Ich bekam wehenhemmende Mittel und in den Morgenstunden wurde der Kaiserschnitt gemacht, was damals für uns alle in Ordnung und richtig war.

All die Erlebnisse, Gefühle und Erfahrungen um das Schwangerwerden, die Schwangerschaft selbst, das „auf die Welt kommen" und die ganze Säuglings- und Kleinkinderzeit unseres Sohnes waren für uns sehr freudvoll und erfüllend. So wünschten wir uns bald ein zweites Kind. Im Sommer 98 gab ich meine Arbeit endgültig auf und wurde auch gleich schwanger. In der achten Schwangerschaftswoche starb dieser Embryo wiederum ab. Darüber war ich dieses Mal sehr traurig.

Die Austreibung der abgestorbenen Frucht liess ich auf natürliche Art geschehen, also nicht mit einer Curettage (Auskratzung) wie die letzten beiden Male. Meine Homöopathin hatte mir dazu geraten. Die schlimmsten Schmerzen waren dabei ungefähr so wie sehr heftige Periodenschmerzen und die Blutungen hielten sich ebenfalls in diesem Rahmen. An den ersten zwei Tagen fühlte ich mich frühmorgens sterbenselend, am dritten Tag kamen Schmierblutungen und starke Schmerzen hinzu, am vierten Tag folgten vermehrte Blutungen und nochmals starke Schmerzen wie am Vortag, ab dem fünften Tag waren die Schmerzen weg und ich hatte nur noch eine normale Blutung. Nach sechs Tagen war alles vorbei, ohne Medikamente oder nachfolgende Probleme.
Wieder liessen mein Mann und ich uns homöopathisch behandeln (ein Mal!) und nach drei Monaten war ich schwanger mit Enya. Im Gegensatz zur ersten Schwangerschaft hatte ich nun ab dem sechsten

Monat sehr starke Rückenbeschwerden, belastende Ischiasschmerzen und Magen-Darmprobleme. Ich fühlte mich körperlich und mental schwach. Aus diesen Gründen dachte ich nie ernsthaft daran, das zweite Kind spontan zu gebären. Dem betreuenden Gynäkologen war das recht. Er fand, dass es in Anbetracht meines fortgeschrittenen Alters sinnvoll wäre, auch dieses Kind mit Kaiserschnitt auf die Welt zu bringen. Obwohl Enya klein und gesund war und in Kopflage lag. Einer Spontangeburt wäre eigentlich nichts im Wege gestanden.
Anfangs August 99 wurde ich nachts um 3.00 Uhr mit heftigen Wehen in der Gebärabteilung aufgenommen. Erst als mich die Hebamme fragte, ob ich nicht doch spontan gebären wolle, da ja alles bestens aussähe, dachte ich genauer darüber nach. Das sichere Gefühl überkam mich, dass ich dieses Kind natürlich auf die Welt bringen könnte. Doch gerade in diesem entscheidenden Moment war mein Mann, mit dem ich ja diese wichtige Angelegenheit hätte besprechen wollen, nicht mehr bei mir. Weil ein Kaiserschnitt geplant war, ging er sofort nach Hause, um sich um unseren Sohn zu kümmern, der alleine zu Hause schlief.

So liess ich der Geschichte ihren Lauf und die Vorbereitungen zum Kaiserschnitt mit innerlichem Bedauern und Traurigkeit über mich ergehen. Ich konzentrierte mich zur Kompensation und Ablenkung auf die für mich vorgängig wichtigste Sache: Unser Kind sollte ohne Geburtsschaden auf die Welt kommen. Das gab mir irgendwie Halt neben dem traurigen Gedanken, dass dieser Kaiserschnitt gar nicht notwendig gewesen wäre. Unser frohes, gesundes Mädchen half mir in der Folge, diese Dissonanzen bei seiner Geburt fast zu vergessen und so traten diese völlig in den Hintergrund.

Nach diesem Kaiserschnitt kam ich einfach nicht mehr so richtig auf den Damm. Ich entwickelte alle möglichen Beschwerden. Besonders schlimm plagten mich die anhaltenden Rückenschmerzen und der ständige Durchfall. Nach ungefähr einem halben Jahr und nach verschiedensten Abklärungen stellte sich heraus, dass ich unter einer hohen Schwermetallbelastung litt. Es folgten Ausleitungen unterschiedlichster Art und die Entfernung aller Amalgam-Plomben aus den Zähnen, worauf es mir langsam besser ging. Trotz all dieser Umstände hegte ich seit der Geburt von Enya den heimlichen Wunsch nach einem dritten Kind.

Ich begann mich nun ernsthaft mit gesunder Ernährung auseinander zusetzen. Was ist denn wirklich eine ausgewogene, angepasste abwechslungs- und ballaststoffreiche Kost? Viel Früchte, Gemüse und hochwertiges Eiweiss? Wie sieht das im Alltag aus? Und warum sind nicht alle Leute gesund, die auf eine gesunde Ernährung achten? Solche und ähnliche Fragen beschäftigten mich. Ich probierte vieles aus, hatte aber immer noch viele unbeantwortete Fragen. Dann, im Februar 02, begann ich mit der bedarfsorientierten Ernährung, mit der ich mich schon vor vier Jahren einmal kurz befasst hatte. Hier fand ich unter vielem anderen auch die Antwort darauf, warum manche Kinder einfach kein Gemüse essen wollen oder können (wie unser Sohn Jann). Ich liess mich in der Umsetzung dieser Ernährungsweise, die keine Diät ist, von meiner Ernährungsberaterin begleiten und unterweisen. Mehr zur bedarfsorientierten Ernährung findet sich unter www. zelltral.ch.

So wurde ich dann im September 02 schwanger ohne andere Hilfsmittel, auch ohne homöopathische Unterstützung. Da war es nun, das dritte Kind, dessen Seele mich in den stillen Stunden seit Enyas Geburt immer beschäftigt hatte! Und die Schwangerschaft verlief ohne Komplikationen. Es ging mir sehr gut. Das Einzige, worunter ich von Beginn an zunehmend litt, war das Sodbrennen. Ich hatte aber weder Rücken- noch Ischiasschmerzen, noch Verdauungsbeschwerden und ich glaube, dass dies vorwiegend auf Grund der bedarfsorientierten Ernährungsweise so war.

Mit Beginn der zweiten Schwangerschaftshälfte begann ich mich ernsthaft damit zu beschäftigen, wie ich mein liebes Kind auf die Welt bringen wollte. Einen Kaiserschnitt hatte ich zweimal erlebt, diesmal sollte es, wenn irgendwie möglich, eine natürliche Geburt werden. Diese Gedanken gingen mir unablässig durch den Kopf.
Vertrauensvoll wandte ich mich mit diesem Anliegen zusammen mit meinem Mann an meinen Gynäkologen. Er war bis dahin davon ausgegangen, dass ich mich, wie beinahe alle anderen Frauen mit zweimal

Kaiserschnitt, nun selbstverständlich auf den dritten vorbereiten würde. Er führte alle Risiken einer natürlichen Geburt für Mutter und Kind unter diesen Voraussetzungen auf. Er sagte uns, dass er dies in seiner 30-jährigen Praxis als Schwangerenberater und Geburtshelfer noch nie erlebt habe. Er könne mir auch keinen Arzt und keine Klinik empfehlen, die mich in diesem äusserst ungewöhnlichen Vorhaben unterstützen und begleiten würde. Dieses Gespräch fand Ende Dezember 02 statt und war damit auch das Ende meines Vertrauens in meinen Gynäkologen. Nun war mir klar, dass ich anderweitig aktiv werden musste.
In den verbleibenden vier Schwangerschaftsmonaten, ich war im Februar inzwischen 46 Jahre alt geworden, erörterte ich mit neun verschiedenen Frauen mein Vorhaben. Mein Ziel war eine natürliche Geburt nach zwei Kaiserschnitten. Jede dieser Frauen war mir mit ihrem persönlichen Erfahrungsschatz eine Stütze oder Hilfe für meine endgültige Entscheidungsfindung. Und keine von ihnen wurde je müde, mich zu begleiten und zu beraten, wann immer ich es nötig hatte. Mein innigster Dank gilt diesen neun wunderbaren Frauen. Es sind meine zwei Schwestern, eine Freundin, zwei befreundete Therapeutinnen, zwei Hebammen, die Ernährungsberaterin und meine Homöopathin. Diese Frauen gaben mir Mut, Kraft, Zuversicht und Vertrauen, das auf den ersten Blick Unmögliche in Tat und Wahrheit umzusetzen. Der einzige involvierte Mann, mein geliebter Ehemann, hat mich machen und auf meine Gefühle hören lassen. Seine zuversichtliche Haltung und positive Einstellung zur Geburt, wie immer diese sich auch gestalten würde, gaben mir ebenfalls Geborgenheit und Sicherheit. Auch ihm danke ich von ganzem Herzen.

Neben all dieser aufbauenden Unterstützung, musste ich mich auch mit den Reaktionen von sehr schulmedizinisch orientierten Personen auseinandersetzen. Zum Beispiel wurde mir öfter gesagt, ich solle mir keine Illusionen machen, nach zwei Kaiserschnitten gäbe es beim dritten Kind immer auch wieder nur einen Kaiserschnitt. So richtig stichhaltige oder überzeugende Gründe, die bei mir gegen eine Spontangeburt sprechen würden, konnte mir jedoch niemand angeben.
Natürlich hatte ich dadurch noch vermehrt Momente, wo ich zweifelte und mich fragte, wie ich nur darauf kommen konnte, entgegen der

allgemeinen Lehrmeinung, mein drittes Kind spontan gebären zu wollen. Ich war lange Zeit hin- und hergerissen. Doch dann besann ich mich wieder auf meine tiefsten und wahrsten Gefühle. Ich hielt ständigen Kontakt mit meinem freudig erwarteten Kindchen im Bauch. Ich lernte noch mehr auf meine Empfindungen zu vertrauen und nach meinen Gefühlen und Wahrnehmungen zu handeln. Auf Empfehlung meiner Ernährungsberaterin nahm ich Kontakt auf mit der erfahrenen Hausgeburts-Hebamme Heidi Osterveer im Kanton Bern. Diese verwies mich auf Brigitte Meissner und ihre Bücher. Was ich da las und auch ein darauffolgendes telefonisches Gespräch mit ihr, bestärkte und ermutigte mich in meinem Vorhaben.
Die letzten sechs Schwangerschaftswochen gestalteten sich ungefähr so: Ich fühlte mich gut vorbereitet, körperlich und seelisch fähig für eine natürliche Geburt. Ich besuchte den Geburtsvorbereitungskurs und dann noch die Akupunktur nach der 37. Schwangerschaftswoche.

Zu Beginn der 34. Woche war ich das erste Mal im Regionalkrankenhaus in einer Schwangerschaftskontrolle. Mit der Ärztin besprach ich meine Absicht, das Kind natürlich auf die Welt zu bringen. Auch sie stand diesem Vorhaben vorerst kritisch gegenüber. Doch aufgrund meiner guten Konstitution und der bis anhin problemlosen Schwangerschaft sowie nach einer Absprache mit dem Chefarzt sicherte sie mir dann 14 Tage später die Unterstützung und Begleitung durch das geburtshilfliche Team bei einer spontanen Geburt zu. Ich war echt überrascht und auch freudig erleichtert nach diesem Bescheid. Hatte ich jetzt tatsächlich, zwar erhofft, aber doch auch unerwartet schnell, schon den Ort gefunden, wo mein Kind auf natürlichem Wege zur Welt kommen durfte?! Ich konnte mich entspannen und musste nicht weitersuchen.
Ja und so geschah es dann: Am ersten Dienstag im Mai, in der 39. Schwangerschaftswoche, erwachte ich nach erholsamem Schlaf etwas früher als sonst. Ich duschte und verspürte ungewöhnlich starken Stuhldrang mit wenig Stuhlabgang. Gegen 7.00 Uhr setzten die ersten, für mich jedoch noch nicht eindeutigen Wehen ein. Doch da dieselben Schmerzen in unregelmässigen Abständen immer wiederkamen, rief ich um 7.30 Uhr meine Mutter an. Sie würde unsere Kinder, die vierjährige Enya und den sechsjährigen Jann hüten. Um 8.00 Uhr

benachrichtigte ich meinen Mann, weil ich mir aufgrund der immer regelmässiger und stärker werdenden Wehen nun sicher war, dass die Geburt begonnen hatte. Um 9.30 Uhr waren wir im Vorbereitungszimmer der Geburtsklinik und ich wurde ans CTG angeschlossen, um die Herztöne unseres Kindes und die Wehentätigkeit abzuleiten. Um 10.00 untersuchte mich die Hebamme und stellte eine Eröffnung des Muttermundes von mehr als 6 cm fest. Ich war äusserst positiv überrascht, aber auch froh und gerührt, dass alles so schnell und klar vorwärts ging. Die Wehen kamen immer heftiger. Ihre Vehemenz hob mich fast vom Bett.

Wir wechselten in das Geburtszimmer und irgendwann war ich plötzlich im Wasser der Badewanne, was für mich eine absolute Wohltat war. Die Wehen kamen und gingen. Ich liess es einfach geschehen. Ich schrie, wenn sie kamen. Die Hebammen, Ärzte und mein Mann begleiteten mich wunderbar. An Genaueres aus dieser Phase kann ich mich nicht erinnern. Kurz vor 12 Uhr war das Kind tief im Geburtskanal, man sah schon das Köpfchen und da - plötzlich setzten die Wehen aus! Das war wohl der schwierigste Moment für meine Geburtshelfer, denn jetzt setzten auch die Herztöne des Kindes aus, (oder waren vielleicht einfach nur nicht mehr ableitbar?). Ich wurde jedenfalls schnellsten aus der Wanne auf das nebenstehende Geburtsbett geleitet. Mit einem Mundspray bekam ich ein Wehenmittel, schnell wurde ein Dammschnitt gemacht und unser Sohn Noah, unser drittes Kind, war da. Ich durfte ihn in die Arme nehmen. Welch ein Glück! Ein wunderbares Gefühl durchströmte mich in diesem Moment. Dank sei Gott, alles war gut gegangen! All die gedanklichen und praktischen Vorbereitungen hatten sich vollständig gelohnt. Wir hatten es geschafft.

Vatersicht

Als meine Frau mir sagte, dass sie das dritte Kind auf natürlichem Wege zur Welt bringen wolle, meinte ich: „Wenn das Kind richtig liegt und die Ärzte es für möglich halten, dann sehe ich keinen Grund, dieser Entscheidung etwas entgegen zu halten.“ Ich gab ihr aber zu bedenken, dass nicht ihr Wunsch, sondern das Wohl des

Kindes für mich an erster Stelle stehe. Somit liess ich dies so im Raum stehen und war guter Dinge.

Meine Frau setzte sich während der Schwangerschaft mit vielen Frauen in Verbindung, da sie sich von den Ärzten zuerst allein gelassen fühlte. Da in ihr der Wunsch immer noch sehr stark war, das Kind auf normalem Wege zu gebären, unterstützte ich sie in diesem Vorhaben. Auch ich war der Meinung, dass sie, wenn sie körperlich und seelisch gut vorbereitet war, die Sache probieren und durchziehen konnte. Beruhigend wirkte auf mich der Gedanke, dass wir ja bereits im Spital wären und sich ein Ärzteteam um meine Frau und um mein Kind kümmern würde, wenn es Probleme gäbe. Ich hatte jedoch ein positives Grundgefühl.
Als mich meine Frau am Tag der Geburt im Geschäft anrief und mir mitteilte, dass die Wehen schon in kürzeren Abständen kämen, sagte ich mir ganz ruhig: „Nun geht es los und es wird schon gut gehen.“ Obwohl es die erste Spontangeburt sein würde, war es doch schon unser drittes Kind und ich nahm die Sache gelassener.

Bei der Geburt waren die Ärzte und die Hebammen ein perfektes Team. Die Betreuung und das Umfeld waren für mich sehr gut. Die schöne Stimmung und die Ruhe, die diese Leute an mich weitergaben, waren für mich sehr unterstützend. Ich sah der Geburt ruhig entgegen und fühlte mich gut aufgehoben in diesem Team.
Immer wenn meine Frau die Wehen verarbeitete, tat sie mir leid, da ich ihr nicht helfen und ihr auch nicht einen Teil der Schmerzen abnehmen konnte. So tupfte ich ihr den Schweiss von der Stirn und hoffte, dass es nicht mehr lange gehen würde. Unser Kind kam denn auch wirklich sehr schnell auf die Welt. Nach der Geburt freute ich mich mit meiner Frau, dass ihr lang ersehnter Wunsch in Erfüllung gegangen war und es keine Komplikationen bei der Geburt gegeben hatte. So waren wir alle (auch das geburtshilfliche Team) sehr glücklich und zufrieden und freuten uns über unseren gesunden Sohn. Während der Geburt selbst, wie auch bei den ersten zwei Kaiserschnittentbindungen hatte ich keine Bedenken, dass etwas schief gehen könnte.

Ich bin überzeugt, dass unsere aufbauenden Gedanken unser Leben positiv beeinflussen. Also versuchte ich auch hier ganz bewusst mit meinen Gedanken und einer positiven Einstellung auf die Situation einzuwirken. Ich bin glücklich und dankbar. In diesem Sinne wünsche ich allen Eltern viel Kraft und gute Gedanken, auch wenn mal nicht alles so läuft, wie „man“ es sich vorstellt.

Blockierte und geheilte Beziehungen

Sind mit einer Geburt für Mutter, Kind oder Vater enttäuschende, stressige oder sonstige negative Gefühle verbunden und können diese nicht aufgelöst und losgelassen werden, dann hat das meistens einen nachhaltigen Einfluss auf alle Beteiligten des Familiengefüges. Das heisst, ein Plankaiserschnitt wird hier, wenigstens vordergründig, meistens nicht so tiefe negative Eindrücke hinterlassen wie ein Notfallkaiserschnitt, der die werdende Mutter, ihren Partner oder auch andere beteiligte Begleitpersonen und das Spitalpersonal in Angst, ja vielleicht gar Panik versetzen kann.

Hat eine Mutter die Geburt gut erlebt und/oder verarbeitet, schreit aber ihr Kind seit der Geburt, oder wie bei Plankaiserschnittkindern häufig erst ab dem Lebensalter von drei bis vier Wochen ungewöhnlich viel, so wird sie auf Dauer doch stark gefordert sein oder sich mit Fragen oder Schuldgefühlen plagen. Ist ein Baby ausgeglichen und ruhig, die Mutter aber noch von Problemen bezüglich des Geburtserlebnisses belastet, so kann dies langfristig einen störenden Einfluss auf die Mutter–Kindbeziehung haben oder beim Mann Gefühle der Hilflosigkeit und Schuld auslösen. Spürt die Frau nach der Geburt von Seiten ihres Mannes keine oder nur dürftige Anerkennung und Unterstützung, so kann dies zu Groll gegenüber dem Partner führen, was wiederum die Partnerschaft nachhaltig belastet. Wichtig ist, von diesem psychischen Zusammenspiel zu wissen, es sich bewusst zu machen und dadurch anzugehen.

Die Mutter

Auf das Geburtserlebnis der Frau und Mutter und dessen Verarbeitungsmöglichkeiten bin ich schon in den vorhergehenden Kapiteln eingegangen und möchte hier stattdessen ein ganz spezielles Thema ansprechen, auf das ich in meiner Begleitung von Frauen in der Geburtsverarbeitung zufällig gestossen bin. Ich habe bemerkt, dass folgende männliche Unterlassungssünde bei unerwartet vielen Frauen zu verstecktem Groll und zu nachtragenden Gefühlen gegenüber ihrem Mann führen kann. Ich spreche vom Problem der NICHT erhaltenen Blumen vom Mann oder Partner nach der Geburt!
So unglaublich und nicht nachvollziehbar dies für eine Frau ist: Viele Männer vergessen, ihren Frauen nach der Geburt Blumen zu bringen. Einen Blumenstrauss von ihm zu erhalten, ist aber das, was sich die meisten Frauen von ihrem Partner erhoffen, wünschen oder sogar (fälschlicherweise) voraussetzen. Doch weit gefehlt! Nun, diese unterlassene Geste führt bei den Frauen oft zusätzlich zu grossen Schwierigkeiten, insbesondere wenn sie ein schweres Geburtserlebnis zu verarbeiten haben. Männer machen sich keine Vorstellung davon, wie wichtig es für eine Frau sein kann, vom Mann, den sie liebt und von dem sie hofft, dass auch er sie liebt, ein Zeichen der Wertschätzung für ihre intensive Arbeit zu erhalten. In meiner Praxis brechen Frauen noch Jahre nach der Geburt in Tränen aus, wenn ich sie frage, ob ihr Mann ihnen Blumen brachte und wenn nein, warum nicht.

Manche Frauen wissen gar nicht, warum ihr Partner es vergessen hat, oder sie waren dadurch so verletzt, dass sie es nie angesprochen haben. Einige Frauen glauben, dass ihre Männer dieser Geste nicht solche Wichtigkeit beigemessen haben, andere haben es einfach vergessen oder waren selber von dem Ereignis Geburt so berührt, dass es ihnen schlicht nicht in den Sinn kam! Die Enttäuschung, keine Blumen vom Partner erhalten zu haben, ist aber ein Schmerz, den viele Frauen noch lange plagt. Ich gebe dann als „Hausaufgabe", dass die betroffene Frau in einem geeigneten Moment das Gespräch mit dem Mann/Partner sucht, um ihm ehrlich, aber ruhig und ohne Vorwurfshaltung ihre verletzten Gefühle zu offenbaren und die Blumen nachträglich einzufordern. Das heisst, den Mann klar zu bitten, ihr die Blumen zu diesem Zeitpunkt, auch Jahre später, doch noch zu bringen, weil sie sie damals wirklich gebraucht hätte. Dabei können unter Umständen Tränen fliessen, sich aber auch blockierte Beziehungen lösen. Denn eine Frau kann sich wegen solcher zusätzlicher Verletzungen, die sie tief empfinden kann, vor allem wenn die Geburt schwer war, von ihrem Partner immer weniger geliebt fühlen und sich in sich selbst zurückziehen.

Es braucht aber auch eine vergebende Haltung der Frau, wenn der Mann ihrem Wunsch schliesslich etwas verschämt oder gar ungeschickt nachkommt. Bis jetzt haben alle Männer der Frauen, die ich begleitet habe, dem Wunsch Folge geleistet und ihrer Partnerin den Blumenstrauss noch gebracht. Und jede Frau sagte, dass es ihr gut getan habe, auch wenn manch eine auch mit Gefühlen des Ärgers kämpfen musste, dass sie es ihm selber und so deutlich sagen musste. Denn Frauen verstehen dies ohne Worte und fast jede schenkt einer Freundin Blumen zur Geburt.

Als ich dieses Thema in einem meiner Geburtsverarbeitungskurse in einer Runde von elf Frauen ansprach, erzählten die Frauen Folgendes: Vier sagten, sie hätten keine Blumen erhalten, weitere vier meinten, sie hätten es ihrem Mann vor der Geburt mehrmals eingebleut, er solle welche bringen und sie würden nicht akzeptieren, wenn er's vergesse! Das heisst, sie setzten schon fast voraus oder schätzten ihre Männer dahingehend ein, dass sie an diese für sie wichtige Geste nicht denken würden, hatten aber genügend Selbstvertrauen und Selbstliebe, die Blumen für sich einzufordern. Dies im Bewusstsein, dass sie diese Unachtsamkeit ihres Mannes an sich nicht persönlich nehmen mussten. Einer dieser vorgewarnten Männer vergass es übrigens dennoch…! Die restlichen drei Frauen der Gruppe hatten von ihrem Mann den Blumenstrauss freiwillig und ohne Erinnerung daran bekommen.

Noch mehr Männer vergassen den Blumenstrauss beim zweiten Kind! Vielleicht, weil die Frau sie dann nicht mehr daran erinnert hat, weil sie dachte, er wüsste es jetzt. So unterschiedlich sind die Geschlechter. Ich denke, das zeigt deutlich, dass eine Frau diese Unterlassung nicht persönlich nehmen sollte, da sie die Erfahrung mit unzähligen

Geschlechtsgenossinnen teilt. Aber eben, ich empfehle wie weiter oben beschrieben das klärende Gespräch und die Bitte, den Blumenstrauss jetzt noch zu bekommen.

Die verwundete Mutter-Kind-Beziehung

Eine Entbindung per Kaiserschnitt schafft zumeist eine komplett andere Voraussetzung für die erste Mutter-Kind-Kontaktaufnahme als bei einer normal verlaufenen Spontangeburt. Bei dieser haben Mutter und Kind unmittelbar nach der Geburt die Möglichkeit des sofortigen Hautkontaktes. Grundsätzlich bringt es die Situation der Schnittentbindung mit sich, dass die Möglichkeit einer ersten ruhigen und zärtlichen Kontaktaufnahme in einem viel höheren Masse klar limitiert ist. Natürlich ist das auch so bei jeder hektischen, vaginal-operativen Geburtsbeendigung, wie auch bei Trennungen von Mutter und Kind gleich nach der Geburt wegen akuten Problemen. Auch hier findet natürlich keine ungestörte „Findung“ statt.

Bei der Sectio werden Mutter und Kind unweigerlich, sicher aber für die erste Zeit, getrennt, zumindest in fast allen Kliniken. Ob Plansectio oder Notfallsectio - kaum aus dem Bauch, wird das Baby zuerst auf dem Reatisch (Untersuchungstisch mit Reanimationsmaterial) untersucht. Manchmal wird auch stur auf die ganze Zeit der zehnminütigen Apgarkontrolle (siehe Index am Ende des Buches) auf dem Untersuchungstisch beharrt, obwohl es dem Kind prächtig geht. Wenn sich zeigt, dass das Kind keine Anpassungsschwierigkeiten entwickelt, wird es kurz zur Mutter gebracht. Im besten Fall, denn auch heute gibt es noch Kliniken, in welchen der Vater kaum im OP geduldet ist und die Mutter das Kind nach den ersten Apgarkontrollen leider nicht auf die Brust gelegt, sondern höchstens schnell gezeigt bekommt. Im Normalfall kann die Mutter jedoch ihr Kind nach der Anfangskontrolle im warmen Tuch eingewickelt kurz auf der Brust bei sich haben. Einige kostbare Minuten, in denen sie mit ihm sprechen, es begrüssen und ein wenig liebkosen kann. Auch diese kurzen Augenblicke können für eine Mutter erschwert oder belastet sein, weil

sie eventuell gegen Übelkeit ankämpft, durch die emotionale Anspannung in Tränen aufgelöst ist oder das laute Gebrüll ihres Kleinen sie in ihrer sensiblen Lage überfordert.
Wenn der Allgemeinzustand des Kindes sofortige medizinische Massnahmen oder eine Verlegung erfordern, so fällt auch diese kurze Möglichkeit der ersten Kontaktaufnahme weg. Dasselbe passiert, wenn die Mutter operationsbedingt mit Kreislaufschwierigkeiten kämpft oder es um ihren Gesundheitszustand schlecht bestellt ist. Auch bei einer Vollnarkose fällt jegliche Kontaktaufnahme weg, bis die Mutter wieder bei Bewusstsein ist. Das Kind wird entbunden und in dieser neuen Welt von ihm fremden Menschen weggetragen und versorgt, deren Stimme es nie gehört hat.

Diese Trennung ist für fast jede Mutter sehr schmerzhaft, ein Zeitraum, in dem sie sich oft zutiefst nach ihrem Kind sehnt, ihm Liebe und Wärme schenken und es ansehen und halten möchte. Ist es dann endlich da, verspürt sie trotzdem oftmals eine innere Leere und den Schmerz, nicht genügend Freude und Bindung zum Kind hin zu verspüren. Manche Mutter beschreibt ihre Beziehung zu zumindest einem ihrer Kaiserschnittkinder als recht belastet oder schwierig. „Sie ist so eine Klette“, oder „Wir finden einfach nie recht den Draht zueinander“, wird genauso häufig gesagt wie „Er ist so schreckhaft“, und „Sie hat von Anfang an mehr Bezug zu ihrem Vater gehabt – na ja, er war ja auch als erster bei ihr“. Zumeist besteht auch ein Zusammenhang zur Schwere des Geburtserlebnisses, muss aber nicht.
Im Kapitel „Mutter-Kind-Beziehung beim nächsten Kaiserschnitt“ gehe ich auf die Möglichkeiten ein, wie das heutige Sectio-Management in den Kliniken um einiges förderlicher für den ersten Mutter-Kind-Kontakt gestaltet werden könnte. Es wird in einigen wenigen Kliniken durch engagiertes Personal auch schon so gehandhabt. Leider muss ich sagen, dass dies eher noch die Ausnahme ist und deshalb vermehrt gerade von Seiten der betroffenen Mütter und Paare so gewünscht werden sollte. Denn der Ausspruch: „Der Kunde ist König“, hat auch im Medizinalbereich seine Gültigkeit. Somit kann in vielen Kliniken eine optimalere Förderung und Unterstützung des Mutter-Kind-Kontaktes bei Kaiserschnitt viel schneller erreicht werden, wenn sich immer mehr Paare ausdrücklich dafür einsetzen.

Mutter-Kind-Bindung nachträglich unterstützen und heilen in zwei Schritten

Seitdem ich dieses Buch erstmals im 2003 herausgab, habe ich sowohl das klärende Heilgespräch der Mutter mit ihrem Kind, als auch das Babyheilbad (beide in den folgenden zwei Kapiteln genau beschrieben) als äusserst wichtigen Bestandteil meiner therapeutischen Praxis fest integriert. Ich arbeitete inzwischen mit vielen Frauen, die mit ihren Kindern zu mir in die Praxis (als Hebamme und Craniosacraltherapeutin), kamen und Geburtstraumata für sich selbst oder mit ihren Kindern aufarbeiten wollten.

Dadurch habe ich in Zusammenarbeit mit den Müttern und deren Rückmeldungen rundum ihre Erfahrungen mit diesen heilsamen Hilfsmethoden viele neue Erkenntnisse gewonnen – diese möchte ich teilen.

Ich möchte, dass das Wissen über die Möglichkeiten zur Heilung einer belasteten Mutter-Kind-Bindung so vielen Leserinnen wie möglich zugänglich wird. Deshalb werden diese folgenden Kapitel in Zukunft in jedem meiner noch folgenden Bücher, die sich rundum diese Themen drehen, eingefügt sein. Das wird sich ab jetzt wie ein roter Faden durch meine schriftstellerische Arbeit ziehen. Denn diese zwei so oft so hilfreichen Schritte tragen massgeblich dazu bei, dass eine Mutter einen Geburtsschock sowohl für ihr Kind als auch teilweise für sich selbst auflösen kann. Natürlich wenn sie die beschriebenen Heilrituale auch mit ihrem Kind durchführt.

Eine Mutter, die eine schwierige Beziehung zu oder mit ihrem Sectio-Kind hat, kann neben der Durchführung des Heilgesprächs und des Mutter-Kind-Heilbades auch ganz besonders darauf achten, ihr Kind oft in die Arme zu nehmen. Wenn es schon älter ist, ist es wichtig, mit ihm spezielle kleine Dinge zu unternehmen. Mehr dazu finden Sie im Kapitel Seite 76 „Körperliche und seelische Probleme bei Mutter und Kind“, und im Kapitel „Stillen und Tragen“ auf Seite 146.

1. Schritt: Das Heilgespräch über die Geburt

Sehr oft erzählen mir Frauen, dass sie eine schwierige emotionale Beziehung zum Kind haben, mit dem sie eine schwere Geburt oder angstbelastete Schwangerschaft erlebten. Auch hier ist es ganz wichtig zu erkennen, dass keine Schuldzuweisung passieren sollte, es geht nur darum, die Ereignisse realistisch zu benennen. Kann über das gemeinsam Erlebte nochmals gesprochen werden, wirkt dies heilend. Zur Heilung eines erschütterten Urvertrauens oder einer verwundeten Mutter-Kind-Beziehung möchte ich Sie ermutigen, das weiter unten beschriebene Heilgespräch mit ihrem Baby, Kleinkind oder falls ihr Kind schon grösser ist, auch mit diesem, durchzuführen. Es nimmt nicht viel Zeit in Anspruch und kann auf tiefer Ebene bei Eltern und Kind doch viel bewirken. Es geht darum, dem Kind die gemeinsame Geburts- oder Schwangerschaftsgeschichte zu erzählen. Dazu folgend erst ein paar Erklärungen zur Ermutigung. Hier noch ein Zitat der Kinderpsychoanalytikerin Caroline Eliacheff.

> **„Ist es nicht ein Paradox, dass man so lange angenommen hat, dass Kinder, welche die Sprache noch nicht beherrschen, sie auch nicht verstehen ?"** *Zitat Caroline Eliacheff*

Diese Kindertherapeutin hat mit entsprechend geschulten Pflegefachleuten in verschiedenen Kliniken in Frankreich im Sinne der bewussten Kommunikation mit traumatisierten Babys und Kleinkindern gearbeitet und dabei aufsehenerregende Heilerfolge erzielt. Eliacheff ist Autorin des Buches „Das Kind, das eine Katze sein wollte", in welchem sie die Wichtigkeit der Kommunikation mit Babys und Kleinkindern deutlich aufzeigt. Wohlgemerkt: Wir reden hier von Kindern im Alter von wenigen Tagen bis mehreren Monaten!
Das heisst also, dass Kinder, egal wie jung sie sind, gesunden können, wenn sie als Seele und Mensch ernst genommen werden und man ihnen ehrlich und einfühlsam erklärt, was mit ihnen passiert ist. Ist das nicht höchst eindrücklich? Lesen Sie den Beispieltext in Ruhe durch, um ein Gefühl dafür zu bekommen, in welchem Sinne es gemeint ist. Führen Sie danach Ihr persönliches Heilgespräch mit Ihrem Kind spontan und mit Ihren eigenen Worten durch.

Durchführung des Heilgesprächs

Wenn Sie dieses Heilungsritual mit Ihrem Baby oder auch mit Ihrem schon grösseren Kind durchführen, sollten Sie dafür sorgen, dass Sie für ungefähr eine halbe Stunde ganz ungestört sind. Überzeugen Sie sich davon, dass Sie wirklich Ruhe haben. Schauen Sie Ihr Kind an, aber erzwingen Sie den Augenkontakt nicht. Lassen Sie sich nicht durch Zweifel oder Gedanken behindern oder ablenken. Das fällt Frauen meist leichter als Männern. Lassen Sie Ihr Herz reden. Sprechen Sie mit all Ihren Gefühlen der Ernsthaftigkeit und Liebe als Mutter oder Vater.

Machen Sie diese Hinwendung, wenn Sie und Ihr Kind (und eventuell auch Ihr Partner) wohlauf sind und alle wichtigen Bedürfnisse erfüllt sind.

Nehmen Sie Ihr Kind in die Arme und erzählen Sie ihm in einfachen, kindgerechten Worten und Sätzen die Geschichte seiner Geburt. Erzählen Sie, warum es zum Kaiserschnitt und eventuell zur Trennung nach der Geburt kam. Erzählen Sie, warum bei einem Kaiserschnitt Mutter und Kind manchmal getrennt werden, warum es ins Kinderspital musste. Erzählen Sie auch andere wichtige Vorfälle, womöglich auch aus der Schwangerschaft, auch hier natürlich für Kinderohren vereinfacht. Sprechen Sie dann die folgenden Sätze:

- „Es tut mir leid, dass es nicht anders gegangen ist, aber wir machen jetzt etwas Gutes daraus. Ich habe dir das Leben gerne geschenkt, für den Preis, den es mich gekostet hat. Wir machen jetzt etwas Gutes daraus, auch wenn es für uns beide (oder dich) schwer war."
- „Jetzt bin ich da für dich – und ich bleibe bei dir und sorge für dich. Ich lasse dich nicht mehr allein." (Drücken Sie dabei Ihr Baby, bzw. Kind gut an sich und schauen Sie es an.)
- „Ich bin die Grosse und ich gebe dir, du bist das Kleine und du nimmst von mir."
- „Ich bin deine Mutter (dein Vater), ich gebe dir. Du darfst von mir nehmen, was immer du brauchst." (Sagen Sie einige Sätze ruhig mehrmals oder fügen Sie eigene hinzu. Lassen Sie Gefühle oder

Tränen zu, auch beim Kind! Lassen Sie bewusst Ihre Schuldgefühle los. Die Beziehung heilt nur, wenn Sie sich selber auch vergeben. Schliessen Sie dann ab.)

Sollte Ihr Kind weinen, schauen Sie es an und sagen Sie:

- „Ja, ich verstehe, es war schwer für dich. Du darfst deine Gefühle jetzt zulassen, ich höre dir zu und bleibe bei dir."

Bedenken Sie: Das Weinen ist die einzige Möglichkeit des Kindes, von seinem Schmerz, seiner Wut oder Verlassenheit zu erzählen. Hören Sie einfach zu! Halten Sie es aus, Ihr Kind einfach zu halten und „da zu sein". Und vielleicht müssen auch Sie weinen – lassen Sie es ebenfalls zu. Ihr Kind kann gut mit seinen und Ihren echten Gefühlen umgehen, aber nicht mit ungeklärten Gefühlen der Einsamkeit, die es nicht verstehen konnte.

TIPP

Dieses Heilgespräch kann in der Folge mehrmals wiederholt, ergänzt oder fortgesetzt werden. Man kann dem Kind auch in mehreren Gesprächen weitere Details erzählen.

Glauben Sie mir, Babys, Neugeborene und Kleinkinder verstehen von unseren Worten viel mehr als wir ahnen. Sie verstehen nicht rational sondern emotional. Sie verstehen mit ihrem Herz.

2. Schritt: Mutter-Kind-Heilbad oder Babyheilbad

Babyheilbad, Mutter-Kind-Heilbad, Traumabad oder auch nur Babybad – dies sind verschiedene Namen für dasselbe Heilbad. Ich gab diesem Baderitual, welches nach einer stressigen oder traumatischen Geburt oder Trennung eine Heilung auf der emotionalen Ebene für das Kind und die Mutter bewirken kann, ursprünglich die Bezeichnung Babyheilbad und nenne es auch heute meistens so.

In dieser überarbeiteten Buchfassung möchte ich mit Ihnen meine inzwischen gemachten Erfahrungen rundum dieses wirksame Baderitual teilen. Aufgrund von häufigen Anmerkungen von betroffenen Müttern, welche sagten, es sei ja auch heilsam für die Mütter, nenne ich es heute mal Babyheilbad, mal auch Mutter-Kind-Heilbad. Sprich: Es gibt verschiedene Bezeichnungen. Je nach dem ob es von einer betroffenen Mutter, Therapeutin, Schwester oder Hebamme beschrieben wird oder für wen es durchgeführt werden soll. Ein Baby, Kleinkind, oder ein grösseres Kind? Sinn, Zweck und Durchführung bleiben jedoch gleich.

Und Sie sind frei, es zu nennen wie Sie möchten, oder wie es Ihnen je nach Situation oder Beteiligten passend erscheint. Das Wichtigste ist, dass Sie es mit Ihrem Kind durchführen und selber schauen und spüren, was passiert! Oder dass Sie es in Ihren Arbeitsalltag als Fachperson einbauen.

Sinn, Zweck und Hintergrund des Heilbades

Den weichen, warmen und nackten, wenn möglich auch noch nassen, kleinen Körper ihres Babys auf ihrer Haut zu spüren, verbindet die Frau mit tiefsten Instinkten der Mütterlichkeit. Denn bei der natürlichen Vaginalgeburt nimmt die Frau ihr Baby wegen des Fruchtwassers auch noch komplett nass in die Arme. Dies berührt sie und das Baby gefühlsmässig tief.

Eine Kaiserschnittmutter oder jede Mutter, die eine Trennung von ihrem Baby erfuhr, kommt dadurch, dass sie diese Gefühle über das Mutter-Kind-Heilbad nachholen kann, leichter in Kontakt mit diesen Urinstinkten, welche emotional eine tiefe Bedeutung haben: für Mutter *und* Kind. Und es kann einer Frau helfen, sich mit einer enttäuschenden Geburt zu versöhnen.

Das heilsame Potential des Babyheilbades verbunden mit einem darauffolgenden direkten Hautkontakt mit der Mutter kann ich nicht genug betonen. Bitte geben Sie als Mutter Ihren Beitrag und führen Sie mit Ihrem Kind das Heilgespräch über die Geburt sowie das Babyheilbad wirklich durch. Nichts kann diesen, Ihren heilsamen, mütterlichen Einsatz ersetzen – dadurch werden emotionale Narben bei Ihnen beiden aufgelöst. Diese seelische Lösung erhöht erfahrungsgemäss auch den Erfolg von therapeutischen Behandlungen deutlich.

Der zusätzliche Einsatz von Bachblüten oder Noreia-Essenzen und dem Wildrosencremebad oder Wildrosenöl von Weleda im Babybad ist sehr hilfreich für die Schockheilung. Sollten diese ergänzenden Zusätze nicht vorhanden sein, muss dies auf keinen Fall ein Hinderungsgrund sein, das Heilbad durchzuführen. Dieses wirkt auch ohne Zusätze. Die empfohlenen Badezusätze auf Naturbasis helfen jedoch noch mehr den Schock, die Verletzlichkeit oder die Ohnmacht aufzulösen, die durch Geburtsstress, übrigens auch Stress in der Schwangerschaft oder einer Trennung, entstand.
Beim Heilbad geben wir dem Baby durch die Kombination von Bad und Bonding, (Körperkontakt- und Zärtlichkeitsprozess mit der Mutter) die Möglichkeit, die negative oder durch Interventionen beein-

flusste Geburtsprägung etwas aufzulösen oder sogar zu heilen, indem es ins nasse Element eingetaucht wird, so wie im Fruchtwasser des Mutterbauches, um dann nochmals, aber diesmal sanft und in Ruhe herausgehoben und zur Mutter gelegt zu werden.

Es ist also eigentlich ein therapeutisches Bad und das Baby sollte danach sanft und vor allem nackt und nass, Haut auf Haut, der Mutter auf den Bauch oder die Brust gegeben und beide mit warmen kuscheligen Tüchern oder Decken zugedeckt werden.

> Wir wiederholen durch das Mutter-Kind-Heilbad den natürlichen Geburtsverlauf oder geben einen Ersatz für einen nichtstattgefundenen. Dadurch ergibt sich ein neuer Anfang, diesmal auf sanfte, ruhige Art und ohne Trennung, falls dies Thema war. Das Mutter-Kind-Heilbad schenkt dem Kind die Geburt und/oder die Geborgenheit bei der Mama neu, und damit erhält es eine tiefe positive Unterstützung für das Urvertrauen. Der Mutter schenkt es die Hinbewegung zum Kind auch neu.

Vorbereitung zur Durchführung des Heilbades mit Babys

Mütter, die wissen, dass bei ihnen ein Kaiserschnitt geplant ist, können die folgenden Seiten in der Klinik ihrer Hebamme oder Schwester auf der Wochenstation zeigen und darum bitten, dass das begleitende Personal mit ihnen und ihrem Kind nach der Geburt das Babyheilbad durchführt. Falls in der Klinik viel zu tun ist oder Hektik herrscht, kann das auch am Folgetag der Entbindung oder sonst in der Nachsorge einige Tage später gemacht werden, dies tut der Wirksamkeit dieses Heilrituals keinen Abbruch: einfach dann, wenn genügend Zeit und Ruhe vorhanden ist.

Achtung: Wenn eine Hebamme das Babyheilbad unmittelbar nach der Geburt noch im Geburtszimmer durchführt, verzichten Sie auf den folgend empfohlenen Zusatz vom Wildrosencremebad oder Wildrosenöl, da es in den ersten Lebensstunden primär darum geht, dass das

Baby seine Mutter und ihren ureigenen Körpergeruch gut kennen lernt. Die Bachblüten sind geruchsneutral und deshalb auch gut beim ersten Heilbad beizufügen. Findet das Heilbad erst auf der Wochenstation oder zu Hause statt, nach dem Erstkontakt im Gebärzimmer, sind diese Zusätze optimal hilfreich und unterstützend.

Ich empfehle folgende Badezusätze:
4 Tropfen Notfall Bachblüten (Rescue) ins Badewasser
10ml Wildrosencremebad oder 5ml Wildrosenöl von Weleda

Oder:
Wer mit den Noreia-Essenzen von Erika Pichler aus Österreich vertraut ist, kann auch statt der Bachblüten 3 Tropfen Urtinktur der Noreia-Essenzen beigeben.

Bitte nur das Wildrosenöl von Weleda verwenden, es ist schon optimal verdünnt. Die Notfalltropfen der Bachblüten sind inzwischen immer mehr Personen bekannt. Sie sind hilfreich bei Schock- und Schreckzuständen verschiedener Art, bei Kindern wie bei Erwachsenen. Es ist gut, sie in der Hausapotheke zu haben. Sie bewirken Schockauflösung, Erdung und Übergangshilfe. Wildrosenöl (auch im Cremebad enthalten) wirkt auf der Herzebene und hilft emotionale Verletzungen zu heilen.

Das Babyheilbad entwickelt von Brigitte Meissner

- Schaffen Sie eine für Sie möglichst angenehme und geschützte Atmosphäre (warme Raumtemperatur, keine dringenden Termine). Es soll auch Raum für Gefühle da sein, die bei Ihnen als Mutter und Ihrem Kind aufkommen können.

- Haben Sie eine Begleitperson für die erste Durchführung des Babyheilbades, so legen Sie sich mit nacktem Oberkörper, zugedeckt mit einem großen, kuscheligen Badetuch ins Bett. Nun lassen Sie die Begleitperson das Baby einige Minuten baden, am besten im Badewännchen oder Baby-Eimer (Tummytub u.a.) gleich neben dem Bett oder sonst im Badezimmer. Wenn Sie das Babyheilbad alleine durchführen, baden Sie selbst das Kind.

- Anschließend wird das Baby **nass und nackt** im direkten Hautkontakt auf den blossen Oberkörper der Mama gelegt und beide mit dem flauschigen Badetuch schön zugedeckt. Das Baby wird also nach dem Bad nicht abgetrocknet. Wir schenken durch dieses Ritual dem Kind die Geburt und das Bonding neu. Und der Mutter kann es helfen, sich mit der Geburt zu versöhnen.

- Kuscheln Sie nun miteinander und falls Sie noch stillen, bieten Sie Ihrem Baby jetzt die Brust an. Wenn es trinken möchte, dann genießen Sie das gemeinsame Stillen. Ansonsten ist es von Vorteil, schon ein vorbereitetes Fläschchen in der Nähe bereitzustellen, da Kinder beim Babyheilbad oft ein vermehrtes Saugbedürfnis zeigen, weil dadurch tiefe Urinstinkte berührt werden.

- Ein Rebonding und ein Beginn des Heilprozesses für Körper und Seele können nun erfolgen.

- Wenn Sie das Baby im Badezimmer baden müssen, weil Sie eventuell keine Babybadewanne haben oder das Kind für diese zu gross ist, nehmen Sie das Kind einfach nackt und nass aus der Badewanne, drücken es nackt und nass an Ihr Herz und wandern zügig ins Schlafzimmer zum kuschelig vorbereiteten Bett und decken sich beide schön zu. Alles weitere wie oben beschrieben.

Wichtige Merkpunkte zum Babyheilbad

Es ist entschieden von Vorteil, das Heilbad mehrere Male durchzuführen. Am besten ist, wenn Sie das Heilbad mit Ihrem Kind noch mindestens 2-4 Male (wenn Sie es wünschen, auch öfter) etwa im wöchentlichen Abstand wiederholen.

Erfahrungswerte zeigen, dass viele Babys die ersten zwei Male vermehrt weinen – sie „erzählen" ihre Geschichte und sie wollen gehört werden. Dann genießen sie das heilsame Kuscheln mit der Mutter jedes Mal etwas entspannter. Mit dem Heilbad und dem anschliessenden „Ankommen" bei der Mama wird auch ihr Urvertrauen und damit ihre Fähigkeit zu entspannen gestärkt.

Durchführung des Heilbades in der Klinik oder während der Nachsorge

Dieses wunderbare kleine Baderitual bietet sich an bei Müttern, welche eine Entbindung per Kaiserschnitt, Zange, Saugglocke hatten oder deren Kind(er) wegen Frühgeburt oder Anpassungsschwierigkeiten in die Kinderintensivabteilung verlegt wurde(n). Noch dringender bietet sich dies bei der Frau nach sekundärer Sectio mit Vollnarkose an! Dadurch können wir als begleitendes Personal ihr und ihrem Baby den verpassten Bonding-Prozess auf achtsame und liebevolle Weise neu schenken.

In immer mehr Kliniken gibt es die fahrbaren kleinen Badewannen, mit denen man ein Baby neben dem Bett der Mutter baden und ihr dieses anschliessend nackt und nass auf den Bauch legen kann. Gibt es keine solchen fahrbaren Badewannen, können wir zumindest das Baby am Bett der Mutter ausziehen und es ihr nackt (oder nur mit Windel bekleidet) auf die Brust geben. Beide natürlich warm eingepackt. Dieses nachträglich gestaltete Kontakterlebnis ist ganz besonders wichtig, wenn es zu einer Trennung gleich postpartal kam, ganz gleich, ob diese nur einige Stunden oder mehrere Tage dauerte. So kann die Mutter ihr Kind nackt sehen, spüren und so auf ihrer Brust angekuschelt kennen lernen. Und das Kind bekommt dadurch die Möglichkeit richtig anzukommen.

Generell finde ich es unnötig, jedes Kind im Gebärzimmer routinemässig zu baden. Manche Kinder sind auch nach Spontangeburten so sauber, dass es reicht, das Blut an den wenigen Stellen abzuwaschen. Ein Bad wäre nur unnötige Belastung oder Aktivität. Dies wird auch in immer mehr Kliniken vom Fachpersonal so gehandhabt. Immer weniger Hebammen baden, wie früher üblich, routinemässig jedes Neugeborene. Anders sieht die Situation nach schweren oder unnatürlichen Geburten aus! Hier messe ich dem Babyheilbad grossen Stellenwert bei und nütze seine traumaprophylaktische Wirksamkeit.

Ich hoffe, dass sich viele Fachkolleginnen von meinen Hinweisen inspirieren lassen und diese kleinen und doch so wichtigen Handlungen und Unterstützungsmöglichkeiten zur Förderung einer liebevollen und zärtlichen Mutter-Kind-Bindung in ihren Arbeitsalltag aufnehmen und integrieren. Bei Müttern, welche ihr Baby erst nach Stunden, Tagen oder sogar Wochen aus der Kinderabteilung zurückbekommen, gilt genau dasselbe. Denn in einer Mutter passiert auf der Gefühlsebene einiges mehr, wenn sie statt der Babykleider das zarte, warme und nasse kleine Körperchen ihres Babys im Arm halten und spüren kann. Es berührt tiefe Instinkte in ihr. Die daraus resultierenden zärtlichen Gefühle sind wichtiger Bestandteil für die mütterliche Seite der Mutter-Kind-Bindung.

Eine betroffene Kaiserschnittmutter sagte, nachdem sie von mir in einem Gespräch von meiner diesbezüglich neuartigen, liebevollen Handhabung gehört hatte: „Das hätte ich auch gerne gehabt, diese Erfahrung fehlt mir mit am meisten.“

Ich höre etwas und vergesse wieder,
ich sehe etwas und erinnere mich,
ich erfahre etwas und begreife es!

Achtung
Am Wichtigsten, sind nicht die diversen möglichen Badezusätze, sondern das Baderitual selbst, inklusive Bonding mit der Mutter. Die oben erwähnten Badezusätze verstärken einfach die heilende Wirkung desselben und bewirken sowohl eine Herzöffnung und dienen als nachträgliche Schockhilfe bei Mutter und Kind. Es gibt dadurch noch eine zusätzliche Note Zärtlichkeit und Weichheit in das Geschehen, was nach traumatischen Geburtserlebnissen sicher zu begrüssen ist.

Mutter-Kind-Beziehung beim nächsten Kaiserschnitt

Wenn Sie wissen, dass Sie Ihr nächstes Kind wieder per Kaiserschnitt auf die Welt bringen werden oder diese Möglichkeit bei einem erneuten Geburtsversuch besteht, so können Sie mit folgendem Text bei Ihrem Arzt oder in der Klinik deutlich machen, was Sie sich wünschen. Ich habe die Formulierung absichtlich in einer an Fachpersonen gerichteten Version belassen. Zusätzlich können Sie auf der im obigen Kapitel beschriebenen Möglichkeit des direkten Hautkontaktes bestehen und wenn eine fahrbare Badewanne in der Gebärabteilung vorhanden ist, auch darum bitten, dass das an ihrem Bett stattfindende Babyheilbad durchgeführt wird.

Vorschlag für ein neues Sectiomanagement

Oft herrscht auf Seiten des geburtshilflichen Teams eine gewisse Hilflosigkeit oder manchmal leider sogar ein Mangel an Sensibilität in Bezug auf die Förderung der Mutter-Kind-Beziehung bei einer Schnittentbindung. Ich denke, dies ist vor allem bedingt durch die routinemässigen OP- oder anderen Arbeitsabläufe. Wir hinterfragen sie nicht mehr, sondern folgen den bekannten und eingespielten Wegen. Wir können als begleitende Fachpersonen auf jeden Fall einige Dinge tun, die helfen, die Mutter-Kind-Bindung so gut wie möglich zu unterstützen und zu fördern. Es lohnt sich immer wieder, im Team eingefahrene Arbeitsstrukturen zu hinterfragen und dann gemeinsam neue und am jeweiligen Arbeitsort angepasste Strukturen und Abläufe zu definieren. Für die Optimierung der Rahmenbedingungen zu einer bestmöglichen Unterstützung der Mutter-Kind-Beziehung.

Mal ganz ehrlich: Was spricht dagegen, das Baby gleich nachdem wir es im sterilen Tuch vom Arzt überreicht bekommen haben, der Mutter auf die Brust zu legen und es dann mit warmen Tüchern zuzudecken? Bei der Spontangeburt sehen wir ja auch auf einen Blick, wie es dem Kind geht. Bei einem schreienden Baby ist ja sofort und zweifelsfrei die Atmung geklärt und in wenigen zusätzlichen Sekundenbruchteilen erfassen wir Werte wie Hautfarbe, Tonus und Atmung und können dementsprechend über unsere weitere Vorgehensweise entscheiden. Das Baby darf meiner Meinung nach also auch bei einer Sectio gleich zur Mama auf die Brust. Ich habe dies in unserer Klinik nun schon einige Male so gehandhabt und nur gute Erfahrungen gemacht. Vor allem nach Plansectio, wo wir einen schlechten Allgemeinzustand des Kindes sicher eher weniger erwarten dürften als bei einem Notfallkaiserschnitt, könnten wir dies nach ein paar kleinen Modifikationen im OP in Bezug auf Ablauf und Utensilien sehr gut durchführen. Denn so wie wir im Moment die Sectio-Babys behandeln – gleich nach der Geburt weg auf den Tisch – so wurde ja früher während Jahrzehnten auch bei der Spontangeburt gehandelt. Inzwischen hat sich ein grosser und sehr nötiger Wandel vollzogen. Heute sieht praktisch niemand mehr ein, warum das Baby der Mutter nicht gleich nach der Geburt auf den Bauch, die Brust oder in die Arme

gelegt werden kann. Also, warum nicht auch bei Sectio, wenn der Allgemeinzustand des Kindes es zulässt?
Die Ausreden in Bezug auf eine realistische Umsetzung im OP sind oft einige: Es sei zu kalt für's Kind im OP, das Geschrei störe den Arzt beim Zunähen (Nicht jedes Baby schreit, wenn's bei der Mama liegt!), die Hebamme hat die Zeit nicht dafür etc. Die Umsetzung der oben genannten Vorschläge ist aber möglich, wenn das Personal daran interessiert ist, der Zeitrahmen es erlaubt und im Gebärsaal nicht gerade Hochbetrieb ist. Das wäre sicher nicht der beste Moment, um neue Wege zu gehen. Es gibt auch Mütter, die das Baby schon nach kurzer Zeit gerne weitergeben, weil ihnen übel ist oder aus sonstigen Gründen. Die Mutter sollte aber wenigstens die Wahl haben.

Wenn die Wunde der Mutter zugenäht ist und sie zur Schleuse gefahren werden soll, kann man ihr das Kind abnehmen oder dem Vater in die Arme geben und während sie in der Schleuse auf ihr normales Bett umgebettet wird, kann die Hebamme oder der Vater neben ihr abwarten. Sobald sie im Bett liegt, können wir ihr das Baby wieder auf die Brust geben. Von Vorteil ist es hier, dem Kleinen rasch eine Windel anzuziehen (Aus Hygienegründen, falls das Baby Urin- oder Stuhlabgang hat). Am wichtigsten ist hier für beide die Unterstützung eines ungestörten und langen ersten Haut-zu-Haut-Kontakts. Routinemesswerte wie Gewicht, Grösse etc. sind bei einem lebensfrischen, rosigen Neugeborenen nebensächlich und auch das routinemässige Bad kann warten. In dieser „freien“ Zeit können wir stattdessen die Schreibarbeiten erledigen und eventuell das Kind an der Mutterbrust ansetzen. Je nach Klinik bleibt die Mutter noch eine Weile auf der Überwachungsstation, kommt in die Gebärabteilung oder direkt auf die Wochenbettabteilung.

Die optimale Förderung eines ungestörten, zärtlichen und langsamen Mutter-Kind-Kontaktes für Babys nach Interventionen sollte unser grösstes Anliegen sein, nicht die Einhaltung von Routinemassnahmen. Dem Baby ist nach der Geburt viel Ruhe zu gönnen. Wenn möglich, sollten wir Routineuntersuchungen vom Arzt später oder bei der Mutter machen lassen. Und auch Geburtsgewicht, Länge und andere unwichtigere Massnahmen erst später als letzte Priorität aufnehmen. Wichtig ist das sanfte Ankommen, das Kind soll genug Zeit erhalten, bei der Mutter kuscheln zu können, bevor schon wieder viele neue Dinge mit ihm gemacht werden. Belastete Babys sollten das Recht haben, ihre Mutter gut kennen zu lernen. Dies ist und wäre für alle Neugeborenen ein optimaler Lebensanfang, aber das Baby nach schwerer oder unnatürlicher Geburt braucht diese sanfte und liebevolle Atmosphäre umso dringender. Und seine Mutter auch! Dies bedingt auch eine Kommunikation mit der Wochenbettabteilung: Wenn der Arbeitsanfall im Gebärsaal gross ist, sollten die Kinder auch einmal erst auf der Wochenbettabteilung von der Schwester gewogen, gemessen, angezogen werden können. Das „zur Ruhe kommen“ und Verbindung aufbauen mit der Mutter sollte erste Priorität haben.

Der Vater

Die wichtige Rolle des Kindsvaters in der Geburtsbegleitung wird von den werdenden Vätern selbst zumeist total unterschätzt. Auffallend viele Männer sagen nach der Geburt, wie hilflos oder überflüssig sie sich im Kreissaal an der Seite ihrer Partnerin gefühlt haben. Weil sie nichts TUN konnten. Viele Väter müssen noch lernen, dass es eben genau ihr „Da-sein“ ist, das wichtig und kostbar ist. Denn die meisten Frauen sagen, dass es für sie von grosser Bedeutung war, dass ihr Partner sie begleitet und unterstützt hat und ihnen mit seiner Präsenz half, durchzuhalten.

Interessanterweise stellt die Situation der Geburt fast eine Umkehrsituation zur herkömmlichen Geschlechtersituation dar (Dies ist absolut nicht wertend gemeint). Das Schema „Mann ist körperlich stark und ausdauernd, Frau tendiert eher zu psychisch–seelischen Erfahrungen“, kann und soll hier bei der Geburt nicht gelebt werden. Die männliche Macherrolle ist nicht möglich, der Mann ist zwar dabei, kann aber so manches Mal gar nichts tun, um seiner Partnerin zu helfen. Er muss einfach mit ihr geduldig ausharren. Umso mehr noch, wenn seine Partnerin während der Wehenverarbeitung keinerlei Berührungen erträgt, dann kann er nicht einmal die im Geburtsvorbereitungskurs gelernten Massagegriffe anwenden. Und das ist für manchen Mann schwer auszuhalten. Stattdessen sind Geduld und Warten angesagt. Meistens jedenfalls, wenn wir von den seltenen, extrem schnellen Geburten mal absehen.

Eine Geburt ist für die Frau physisch eine sehr anstrengende Arbeit. Vergleiche reichen von so anstrengenden Tätigkeiten wie einen 4000-er Berg zu besteigen bis zum Marathonlauf. Derweil stellt dieselbe Situation für den Vater eine zum Teil extreme psychische Anspannung und deshalb seelische Arbeit dar. Dies vor allem, wenn es nicht so rund läuft, wenn es eine lange, schwere Geburt ist oder wenn es zu Komplikationen kommt. Männer verbergen ihre wahren Gefühle der Überforderung, Hilflosigkeit und Angst in diesem Moment sehr oft, sind aber später an der Entscheidung ihrer Frau, bei der nächsten Geburt eine PDA oder (erneut) einen Kaiserschnitt zu wünschen, klar mitbeteiligt! Das heisst, ein durch die schwere Geburt traumatisierter Mann wird bei einer nächsten Geburt seiner Frau möglicherweise nur unwillig oder sogar offen keine Unterstützung geben. Dies haben mir verschiedene Frauen erzählt, die trotz schwieriger Geburt, Kaiserschnitt oder PDA beim nächsten Mal versuchen wollten, spontan und ohne Hilfsmittel zu gebären. Ihre Männer reagierten mit folgenden Bemerkungen:

- „Das schaffst du doch sowieso nicht! Das kannst du nicht."
- „Warum denn ohne PDA, schliesslich haben wir ja heute Möglichkeiten, den Schmerz zu nehmen."
- „Warum denn vaginal probieren, wenn die Chance klein ist, dass es dieses Mal klappt? Ist doch nur unnötige Plackerei."
- „Also nein, das mache ich nicht nochmals mit, ich möchte, dass du wieder eine PDA bekommst."

Weil ER eine solche Situation nicht mehr erleben will, verweigert er ihr die Unterstützung! Dies passiert nicht selten, wie ich inzwischen von recht vielen Frauen erfahren habe. Auf die eine oder andere Art, teils verdeckt oder so deutlich wie oben geschildert.

Natürlich zeigt sich diese Situation für eine Frau, die beim ersten Kind einen geplanten Kaiserschnitt erlebt hat, meistens anders. Wenn sie ihr nächstes Kind spontan gebären möchte, erleben sie und ihr Mann/Partner einfach die normale Situation, erstmals eine Vaginalgeburt anzugehen. Sowohl die Frau wie auch ihr Mann sind nicht vorbelastet und der Mann kann dadurch seine Partnerin oft etwas entspannter begleiten.
Manches Mal unterschätzen wir Fachfrauen auch die grosse Unsicherheit, welcher medizinische Laien ausgesetzt sind. Und medizinische Laien sind die meisten werdenden Väter! Durch seine dadurch fehlende Fähigkeit, eine Situation richtig einschätzen zu können, ist ein Mann unter Umständen über Stunden in Angst und Anspannung um Partnerin und/oder Kind.

Oft merkt die Gebärende gar nicht, dass ihr Mann unsicher ist und womöglich Ängste hat, da sie in ihre Geburtsarbeit versunken ist und sich vielleicht ganz auf die Hebamme konzentriert.
Ich werde nie den Vater vergessen, der mich eine ganze Stunde nach einem zwar etwas längeren, aber momentanen Herztonabfall des Kindes unter der Geburt ängstlich fragte: „Ist es jetzt wieder gut?" Ich fiel aus allen Wolken. Ich achte eigentlich sehr darauf, die Paare bei solchen Vorkommnissen immer gut zu informieren, vor allem wenn ich geburtshilfliche Massnahmen ergreife. So hatte ich auch hier die momentane Stress- und Notlage des Kindes und meine Handlungen erklärt und als sich die Lage entspannte, dies auch klar kundgetan. Aber scheinbar nicht deutlich genug! Die Frau hatte durch die eigene Geburtsarbeit zusätzlich abgelenkt mir einfach vertraut und losgelassen und sich wieder der Wehenverarbeitung gewidmet. Ihr Mann aber war so erschrocken, dass er eine ganze Stunde Zeit brauchte, um sich zu fassen und bei mir nachzufragen. Da in der Zwischenzeit alles ruhig verlaufen war, wusste ich erst gar nicht mehr, wovon er sprach und musste ihn fragen, was er eigentlich meinte! Denn solche kurzen Stressepisoden unter der Geburt kommen öfter vor, ohne dass deshalb schwere Komplikationen entstehen müssen. Sie bedingen zwar die Wachsamkeit von uns Fachpersonen und sofortiges, richtiges Handeln, falls sich die Situation nicht bessert, sie gehören aber zu unserem fast täglichen Erleben. Nun, dieser Vater lehrte mich, noch

mehr Verständnis zu haben. Verständnis dafür, wie schwer es für einen Laien trotz klarer Informationen ist, die Situation einzuschätzen und dass dadurch Angst und Unsicherheit entstehen können. Und ich lernte, die Männer noch deutlicher einzubeziehen, zu informieren und sie zu ermutigen, Fragen zu stellen.
Männer kommen öfter an ihre Grenzen, wenn es zu Komplikationen kommt, wenn ein Notfallkaiserschnitt gemacht werden muss. Sie haben oft grosse Angst um das Leben ihrer Partnerin oder um das ihres Kindes.

All dies dürfen wir nicht unterschätzen. Gerade diese Gefühle von Hilflosigkeit sind mit ein Grund, wieso viele Männer unter Umständen später ihren Frauen, falls diese vom Geburtserlebnis total enttäuscht sind, die nötige Zuwendung und das Verständnis nicht geben können. Der Grund dafür ist meiner Meinung nach der, dass viele Männer wohl mehr unbewusst als bewusst Schuldgefühle haben. Ja, Schuldgefühle. Sie folgern: „Wegen mir ist sie schwanger, also bin ich mitschuldig, dass sie es so schwer hatte." Und jeder Mann weiss, dass er, auch wenn er noch so gerne möchte, seiner Partnerin einfach nichts von der Geburtsarbeit abnehmen kann.

Dies belastet manchen Mann doch recht stark, da er ja wie weiter vorne besprochen seine Begleitung und sein blosses Anwesendsein eher selten als wirklich hilfreich und bedeutend empfindet. In meinen Geburtsverarbeitungskursen für Kaiserschnittmütter, erzählen mir immer wieder Frauen, dass der Wunsch nach einem nächsten Kind meistens von ihnen selbst kam und ihre Männer zum Teil wörtlich dasselbe sagten: „Das ist absolut deine Entscheidung, ich überlasse dies ganz dir!" Das finde ich sehr aussagekräftig. Die Männer wollen häufig an dieser Entscheidung nicht mittragen, da es die Frau ist, die „da nochmals durch muss". Ausserdem sind die meisten Männer der Kursteilnehmerinnen sehr froh, dass diese so einen Kurs besuchen, das heisst also etwas für sich tun um ihr Geburtserlebnis besser verarbeiten zu können. Denn, wie die Männer sagten, fühlten sie sich gefühlsmässig überfordert und hilflos, ihre Partnerin in diesem Prozess zu unterstützen.

Viele Männer äussern auch folgenden (von den Frauen aber total verhassten) Satz: „Vergiss es doch endlich, dem Kind geht's ja jetzt gut." Aber die Frau würde gerne viel und oft darüber reden. Und sie weiss oder versteht oft nicht, dass ihr Mann seine Schuldgefühle verdrängt, indem er versucht, sowenig wie möglich an das Geschehene zu denken oder darüber zu reden.

Das Geburtstrauma des Mannes kann eine Frau auch davon abhalten, eine Geburt in der Form oder an dem Ort zu wählen (zum Beispiel Kleinspital oder Geburtshaus statt Grossklinik), wie sie es wirklich möchte. Dasselbe gilt für die Hausgeburt, eine Geburtsform, die eine recht viel grössere Anzahl Frauen wählen würde, wenn ihr Mann ihnen bei dieser Idee unterstützend zur Seite stehen würde. Es gibt also viele verschiedene Gründe, wieso wir vor und während der Geburt nicht nur die Frau ermutigen und unterstützen sollen, sondern auch den Mann, damit er an die Kraft seiner Frau glaubt, wie immer die Geburt dann auch endet.

Das „Vaterkind"

Im Moment findet der Kaiserschnittablauf noch in den meisten Spitälern so statt, dass das Kind kurz der Mutter gezeigt und dann recht bald hinaus getragen wird. Ich hoffe sehr, dass sich in dieser Beziehung in den nächsten Jahren noch einiges zum Besseren ändert und die Babys, die per Kaiserschnitt auf die Welt kommen, vermehrt schon im Operationssaal der Mutter auf die Brust gelegt werden. Das ist sehr wohl und gut möglich, handhabe ich dies doch schon einige Zeit problemlos so an den zwei Kliniken, in denen ich tätig bin (Diesbezüglich lesen Sie das Kapitel „Vorschlag für ein neues Sectiomanagement" auf Seite 138).
Meistens wird die Hebamme oder Kinderschwester anschliessend das Kind in Begleitung des Vaters auf der Entbindungsstation baden und ankleiden. Der Vater darf hoffentlich sein Kind im Arm halten, noch besser, wenn er es auch baden und ankleiden darf. So hört das Kind die Stimme seines Vaters, welche ihm, neben der seiner Mutter, die

vertrauteste ist. Die bekannte Stimme, liebkost und gehalten werden von dem einen Elternteil ist für das Kind sehr wichtig und fördert auf jeden Fall sein Vertrauen in die neue Welt. Es fördert in vielen Männern auch den Beschützerinstinkt gegenüber ihrem Kind, was sicher sehr schön und wichtig ist. Es kann jedoch dadurch auch zu Prägungen kommen, die unter Umständen wiederum einen bremsenden Einfluss (müssen aber nicht!) auf die Mutter-Kind-Beziehung haben können. Einfach deshalb weil der Papa für das Kind „da war", ihm zuerst in die Augen geblickt hat und mit ihm zärtlich gesprochen hat in den ganz besonders sensiblen ersten Lebensstunden, die Mama aber nicht.

Kaiserschnittkinder sind noch recht oft Vaterkinder. Dies sagen viele Mütter, die mit ihren Kindern sowohl einen Kaiserschnitt, als auch eine Spontangeburt erlebt haben und deshalb vergleichen können. Von diesen Müttern habe ich immer wieder die folgende Bemerkung gehört: „Ja, ja, schon von Geburt an, war unser Kaiserschnittkind immer mehr auf meinen Mann bezogen als auf mich. Und auch mein Mann hat zu ihm die stärkste Beziehung. Er war halt auch bei ihm, als ich nicht konnte."
Tatsächlich ist es so, dass der Beschützerinstinkt des Mannes gerade bei den Kindern, die verlassen und allein in ihren Armen ruhen, bis die Mama aus dem OP zurück ist, sehr oft viel stärker und tiefer ausgeprägt ist. Vor allem wenn das Kaiserschnitterlebnis mit vielen Emotionen und grossem Stress vor sich ging. Sie haben das kleine Wesen in den ersten Minuten oder Stunden zuerst liebkost und das Kind hat erfahren, dass der Papa da ist – aber die Mama nicht! Jedoch kann es, wie eine Kaiserschnittmama sehr richtig diesbezüglich anfügte, auch so sein: „Manchmal reden wir uns dieses Problem ein und dann wird's deshalb so."
Gerade für diese Mütter sind die von mir in den vorherigen Kapiteln beschriebenen Möglichkeiten wie das Baderitual, häufiges Schmusen und Halten, Gespräche mit dem Kind wichtige Möglichkeiten, um die Mutter-Kind-Bindung zu heilen, zu fördern und zu festigen. Ausserdem sind jeder Mutter durch das im folgenden Kapitel beschriebene Stillen und/oder Tragen weitere äusserst wichtige Möglichkeiten gegeben, um die Mutter-Kind-Beziehung positiv zu stützen. Sie kann dadurch ihrem Kind ein starkes Fundament fürs Leben mitgeben.

Stillen und Tragen

Äußerst wichtig für jede frische Mutter ist eine gute und liebevolle Unterstützung beim ersten Anlegen an der Brust und generell beim Stillen. Umso mehr braucht die Kaiserschnittmutter darin Hilfe, da sie ja zumeist gerade die ersten Tage ohne Hilfe kaum selber aus dem Bett kommt. Das Stillen erfüllt neben den uns allen bekannten Komponenten der Zuwendung, Nahrung und Liebe noch einen ganz anderen, von der Natur her genial entwickelten, rein mechanischen Zweck. Über den Gaumenspalt besteht eine direkte Verbindung zum Hirn und oberen Kopfbereich. Somit entsteht durch das Stillen eine konstante Mikromassage, die neben der Entspannung der Schädelplatten auch eine kontinuierliche Impulsgabe ans Gehirn bewirkt. Gerade nach schweren oder unnatürlichen Geburten, bei denen das Köpfchen des Babys unter Umständen starken Belastungen ausgesetzt war oder wenn wie bei der Plansectio gar keine mechanische Geburtsarbeit stattfand, ist das Stillen ein besonders wichtiger Entlastungsvorgang und eine tolle, von der Natur perfekt eingerichtete Korrekturhilfe.

Förderung des Anlegens in der ersten Lebensstunde

Wie bereits gesagt ist eine gute und liebevolle Unterstützung beim ersten Anlegen an der Brust äußerst wichtig, auch für die weitere Stillzeit. Sicher ist, dass das Neugeborene möglichst früh nach der Entbindung die Möglichkeit haben sollte, an der Mutterbrust zu saugen. Je nach dem gibt es jedoch Babys, die die erste Zeit nach der Entbindung etwas länger brauchen, bis sie gestillt werden wollen. Sie müssen erst noch eine Weile Zeit haben „um zu landen". Wir respektieren dies und geben dem Kind trotzdem mehrere Möglichkeiten, bis es für das Saugen bereit ist. Vielleicht geschieht das erste Stillen auch erst nach Verlegung auf die Wochenbettabteilung. Der Grund für ein so spätes erstes Stillen sollte aber das Kind und sein individueller Rhythmus sein, es sollte nicht Verzögerungen oder mangelnde Motivation von Seiten des Personals schuld sein. Dies sollte für uns als

Fachpersonal selbstverständlich sein. Manche Kaiserschnittmutter musste jedoch im Wochenbett leider eine andere Erfahrung machen.

Die Förderung der Mutter-Kind-Bindung durch das optimale Unterstützen des Stillens ist essentiell. Jede Mutter kann ermuntert werden, ihr Kind im Wochenbett oft und lange im Arm zu halten und wenn sie es stillt kommt noch die wichtige Komponente des Nährens hinzu. Darauf kann man gerade Mütter, die vom Geburtserlebnis enttäuscht sind, ganz besonders hinweisen. Sie kann JETZT ihr Kind nähren, JETZT da sein für es und ihm alle Liebe und Zärtlichkeit geben, das ist doch wunderbar und wertvoll! Auch in Form von vielen geflüsterten Liebesworten während des Stillens. So erhält das Kleine viel Nähe und Zärtlichkeit, welche ihm helfen „anzukommen“ auf der Welt; gleichzeitig helfen sie der Mutter, die Geburt zu verarbeiten.

Spätere Hilfe durch Stillberaterinnen oder Hebammen

Auch wenn eine Mutter in der Klinik beim Stillen nicht optimal unterstützt wurde, so besteht auch Wochen nach der Geburt eine grosse Chance, das Stillen mit Hilfe von kompetenten Hebammen oder Stillberaterinnen (auch Laktationsberaterin genannt) wieder anzuregen oder womöglich den Milchfluss zu verstärken. Wenn Ihnen also das Stillen Probleme macht, scheinbar wenig Milch vorhanden ist oder Sie häufig an Milchstau leiden, wenden Sie sich unbedingt an diese Fachfrauen. Im Anhang sind die Adressen der Fachverbände der Stillberaterinnen und der La Leche Liga aufgeführt. So finden Sie eine kompetente Fachfrau ganz in der Nähe Ihres Wohnortes.
Ihr Kind gut stillen zu können, ist für viele Kaiserschnittmütter ein grosser und wichtiger Trost, weil sie es dadurch ganz urmütterlich nähren können. Körperlich und seelisch. Vielen Frauen gibt es nach der Enttäuschung durch den Kaiserschnitt das Gefühl, „doch eine vollwertige Frau zu sein“.
Was aber tut die Frau, die ihr Kind nicht stillen kann? Auch hierfür gibt es verschiedene Gründe. Eher ganz selten ist der Grund der, dass der Körper der Frau wirklich nicht genug Milch produziert um ihr Kind zu ernähren. Andere Gründe liegen manchmal darin, dass die

Frau Komplikationen erlebte, die einen Aufenthalt auf der Intensivstation erforderten. Unter Umständen ist dann der Körper einer Frau zu geschwächt, um Milch zu produzieren. Auf jeden Fall gibt es auch diese Situation und manche dieser Mütter vermisst es schwer, ihr Kind nicht stillen zu können. Für diese Mütter besteht die Möglichkeit, ihr Kind besonders oft zu tragen.

Tragen

Sie können Ihrem Baby durch das Tragen grundlegende Bedürfnisse erfüllen: Geborgenheit und Sicherheit, Bewegung und Wärme durch Ihre Nähe. Wir Menschen gehören zusammen mit den Affen zur Ordnung der Primaten. Durch verschiedene Versuche zeigt sich bei all diesen Arten das gleiche Bild: Sie tragen ihre Babys und dieser Körperkontakt ist für die gesunde, normale Entwicklung der Kleinen von grundlegender Bedeutung. In Untersuchungen hat man festgestellt, dass Erfahrungen von Wohlbefinden genauso wie die Gefühle des Alleingelassenseins sich schon in den ersten Lebensjahren im Hirn einprägen. Wir wissen heute, dass einige dieser geprägten Erfahrungen zusammen mit Hormonen unsere spätere Befindlichkeit wesentlich mitbestimmen. Das Getragensein gibt dem Kind ein Gefühl des Geborgenseins, was wiederum die Ausschüttung von Endorphinen (sogenannte Glückshormone) fördert. Dadurch wird das Urvertrauen des Kindes massgeblich gestärkt.

Das Baby war neun Monate im Bauch der Mutter eng mit ihr verbunden. Es hat ihren Herzschlag gehört, ihre Stimme, das Grollen ihrer Gedärme, es hat die feine Vibration ihres Atems gespürt. Nichts liegt näher, als dass es für die Kinder nach der Geburt besonders schön ist, viel und oft die Nähe, den Halt und die Körperwärme ihrer Mutter zu spüren. Dies gilt umso mehr, wenn die Geburt schwer oder unnatürlich war, es zu einer Trennung kam und/oder die Mutter ihr Kind nicht stillen kann. Diese Wärme und Geborgenheit kann eine Mutter ihrem Kind am einfachsten schenken, wenn sie es häufig im Tragtuch oder mit einer anderen Tragehilfe nahe am Körper trägt. Natürlich ist es für ein Baby schön, auch vom Vater oder anderen Bezugspersonen getragen zu werden. Fest steht, dass getragene Kinder weniger weinen und sich schneller beruhigen.

Viele „Tragebegeisterte" betonen auch, wie frei sie das Tragen des Kindes mit der Zeit gemacht hat. Nach der ersten Zeit der Eingewöhnung werden sie feststellen, dass sie ihre Hausarbeiten oder Einkäufe ruhig erledigen können, während ihr Kind im Tragetuch zufrieden schläft, statt wie bisher viel Zeit zu vertun, das Kind aufzunehmen und zu trösten, wieder hinzulegen, weiter Hausarbeit zu machen, um es (jetzt etwas entnervt) erneut aufzunehmen, weil es schon wieder schreit. Ich denke, viele Mütter können davon ein Lied singen. Getragene Kinder weinen weniger und erhalten ein tiefes Gefühl des Urvertrauens – Urvölker machen es noch heute so. Gerade eine enttäuschte Kaiserschnittmutter, die den tiefen Schmerz empfindet, ihrem Kind nicht das gegeben zu haben, was sie ihm ihrer Meinung nach hätte geben sollen oder wollen während oder nach der Geburt, kann dadurch vielleicht mehr Frieden finden. Je nach individuellem Kaiserschnitterlebnis kann sie mit dem häufigen Tragen ihres Kindes viele Momente von Stress, Angst oder Trennung durch die konstante Nähe auffangen und auflösen. Dies gilt ebenso für die Mutter, die nicht stillen kann. Das Kind erfährt seine Mutter als anwesend, vertraut durch Herzschlag und Geruch, verlässlich und seelisch nährend. Das ist die wichtigste Nahrung, die eine Mutter ihrem Kind vermitteln kann: emotionale Wärme und Nähe!

In allen deutschsprachigen Ländern finden Sie Webseiten mit Informationen über Tragetücher und Tragehilfen, sowie kurzen, einmaligen Nachmittagskursen, wo sie den lockeren Umgang und Tricks mit dem Tragtuch lernen. Hier seien die Adressen für Deutschland, Österreich und die Schweiz genannt.

www. tragtuch.de
www. tragtuch.ch
www. tragtuch.at

Kaiserschnitt bei Steisslage oder Zwillingen? Nicht Unbedingt!

Steisslagenkinder

In den letzten Jahren hat sich in der Gesellschaft leider immer mehr die Überzeugung durchgesetzt, ja fast etabliert, dass Steisslagenkinder eher per Kaiserschnitt auf die Welt geholt werden sollten und eine normale vaginale Geburt nur risikoreich sei. Schlechte, das heisst mangelhaft durchgeführte Studien und die Angst der Mediziner vor rechtlichen Schritten haben dazu geführt, dass die meisten Menschen meinen, eine natürliche, vaginale Geburt eines in Steisslage sitzenden Babys sei immer gefährlich und somit nur per Kaiserschnitt möglich. Die Folge davon ist, dass auch wirklich immer weniger Ärzte die Kunst beherrschen, eine Steisslage (fachlich korrekt Beckenendlage genannt) geburtshilflich sicher zu entbinden. Also ein Teufelskreis…!

Nun, wie das so manches Mal geschieht, wenn an einer Ecke etwas fast zum Aussterben verurteilt scheint, so flackert an anderen Orten plötzlich eine Art Wiederbelebung auf. So ist es auch mit der natürlichen Geburt von Steisslagenkindern. In Frankreich und in Belgien gibt es gar Geburtszentren, welche Steisslagenbabys und Zwillinge nicht nur auf natürlichem Wege, sondern sogar mit einer Wassergeburt auf die Welt kommen lassen! Davon gibt es einige eindrückliche Videos.

Besonders vaginale Beckenendlagen–Geburten, als auch die natürliche Entbindung von Zwillingen, gehören natürlich in die Hände und Begleitung von verantwortungsvollen Geburtshelfern und Hebammen und bedürfen einer umfassenden Beratung und Begleitung. Sie sollen nie im Alleingang gemacht werden und eine vorherige Abklärung der Gegebenheiten von fachlicher Seite ist sicher unumgänglich. Somit ist jedes Paar aufgefordert, kompetente ärztliche Beratung in einem oder mehreren Krankenhäusern in seiner Nähe einzuholen, sollten diese Beiträge und Geschichten es zu einer natürlichen Geburt bei seinem Steisslagenbaby ermutigen. Bei Unsicherheit holen Sie ruhig eine Zweitmeinung in einem anderen Spital ein. Grundsätzlich müssen Sie davon ausgehen, dass in einem grossen Stadtspital oder in einer Uniklinik die Voraussetzungen für eine spontane, natürliche Steisslagengeburt meist günstiger sind als in kleinen oder Privatkliniken, da diese oft (nicht immer!) den zusätzlichen Aufwand rund um die Steisslagengeburt scheuen.

Es soll also an dieser Stelle betont werden, dass es auch im Zeitalter der extrem hohen Kaiserschnittrate bei Steisskindern (vermehrt noch bei Erstgebärenden) überall auf der Welt immer mehr kleine Zentren oder eben auch Kliniken gibt, die entweder die Betreuung von natürlichen Steissgeburten weiterführen oder sich sogar darauf spezialisieren. Und das dann wiederum mit Kompetenz, klaren Abklärungsleitlinien und deutlichem Erfolg. Eines dieser Spitäler ist die Klinik Nürnberg Süd in Deutschland, ihr leitender Oberarzt, Dr. Michael Krause, kommt gleich im anschliessenden Kapitel selbst zu Wort.

Zwillinge

Zwillinge gibt es, seit es Menschen gibt – statistisch gesehen gehören sie zu einer Minderheit. Im Moment leben etwa 50 – 60 Millionen Zwillingspaare auf unserer Erde. Das ist doch eine recht eindrucksvolle Zahl, nicht wahr? Auf etwa 80 Geburten kommt also im Durchschnitt eine Zwillingsgeburt. Interessanterweise unterliegt diese Zahl aber geographischen Schwankungen. In Finnland zum Beispiel, dem Land mit der höchsten Zwillingsrate, gibt es fünfmal häufiger Zwillinge als in Ostasien. Warum, weiss man bis jetzt nicht. Es gibt eineiige Zwillinge (EZ) und zweieiige Zwillinge (ZZ). Während die EZ genetische Doppelgänger sind, sind die ZZ genetisch voneinander so verschieden wie andere Geschwister.
Leider wird auch bei Zwillingen von immer mehr Ärzten diskussionslos der Kaiserschnitt als Geburtsmodus vorgeschlagen, was sehr oft nicht nötig wäre. Vieles, was von Dr. Krause in seinem folgenden Beitrag bezüglich einer natürlichen, vaginalen Geburt eines Steisslagenkindes gesagt wird, gilt auch für die natürliche Geburt von Zwillingen. Auch hier steht und fällt das geburtshilfliche Management mit dem Hintergrundwissen und Ausbildungsstandard des betreuenden Arztes oder Spitals. Auch hier ist eine eingehende, gute medizinische Vorabklärung und eine gute Kommunikation zwischen Arzt und Paar

eine wichtige Voraussetzung, um die Geburt in sicherem Rahmen natürlich durchzuführen. Eine an einer natürlichen Geburt ihrer Zwillinge interessierte Frau sollte sich gut informieren, Zweit – oder sogar Drittmeinungen einholen und sich auch bei Grosskliniken Informationen geben lassen.

Beckenendlagen – Geburtshilfe heute
Eine kritische Betrachtung

Dieser folgende Beitrag kommt vom Frauenklinikum Nürnberg in Deutschland. Dort unterstützen Professor Axel Feige, sowie sein Oberarzt Dr. Michael Krause mit ihrem Team seit Jahren gezielt die spontane Geburt bei Beckenendlage. In ihrer Klinik können sie mit 66 % natürlich geborenen Beckenendlagenkindern die höchste prozentuale Rate im deutschen Raum nachweisen; das heisst, dass zwei Drittel aller Steisslagenkinder natürlich geboren werden und nur ein Drittel (34%) per Kaiserschnitt. Der Durchschnitt in anderen Kliniken ist genau umgekehrt! Nur etwa ein Fünftel der Steisslagenkinder werden natürlich geboren und mehr als drei Viertel (75–80%!) kommen per Kaiserschnitt auf die Welt. Das ist doch ein gewaltiger Unterschied, oder? Dr. Michael Krause ist Co–Herausgeber von „Die Hebamme", Autor verschiedenster Publikationen in Fachzeitschriften und hat 1998 zusammen mit Prof. Axel Feige das Fachbuch „Beckenendlage" herausgegeben.

Vorbemerkung

Die Beckenendlagen-Geburtshilfe in Deutschland und in den meisten mitteleuropäischen Ländern war in den letzten zwanzig Jahren durch einen Wandel ihres Charakters gekennzeichnet. Stand bis zum Ende der 70-er Jahre die vaginale Geburt bei Beckenendlage (BEL) im Vordergrund, so veränderte sie sich zunehmend zur Kaiserschnittgeburt (Sectio caesarea). Diese Entwicklung wird unter anderem durch eine drastische Erhöhung der gesamten Kaiserschnitt-Rate begleitet. Betrug sie in der Bundesrepublik Deutschland im Jahr 1974 ca. 5%, so überschritt sie in den vergangenen Jahren die 20%–Marke. Ein grosser Anteil rekrutierte sich aus der BEL-Geburtshilfe. Mittlerweile beträgt die Rate an Kaiserschnitten bei BEL in Bayern (2000) 80,4%.

Was führte zu diesem Wandel?

Dieser Wandel wurde 1975 durch eine Publikation von Prof. Kubli eingeleitet. Darin sprach er sich aus verschiedenen fachlichen Gründen, welche heute jedoch relativiert sind, für eine Entbindung von BEL-Kindern per Kaiserschnitt aus. Er selbst, also Prof. Kubli, revidierte seine Aussage 12 Jahre später. Er fasste zusammen, dass aus seinen neueren und vergleichenden Untersuchungen die vaginale Geburt bei reifen Kindern *nach entsprechender Risikoselektion* keinen Nachteil gegenüber der Kaiserschnitt-Entbindung habe. Diese revidierte Meinung blieb jedoch in der Folgezeit weltweit unbeachtet. Unaufhaltsam stieg die Rate der primären Kaiserschnitte an. Da sich dieses Phänomen nicht allein aus medizinischen Gründen erklären lässt, müssen andere Faktoren existieren, auf die ich noch eingehen werde.

Verminderung des geburtstraumatischen Risikos

Das geburtstraumatische Risiko ist im Wesentlichen vom praktischen Ausbildungsstand der Geburtshelfer abhängig. Neben der ständigen Übung der praktischen Handgriffe unter Anleitung erfahrener Geburtshelfer muss eine intensive geistige Auseinandersetzung bei jeder BEL-Geburt stattfinden. Beides vermittelt der Gebärenden letztlich die Sicherheit und Kompetenz des Geburtshelfers. Es vermindert klar die Wahrscheinlichkeit von schweren geburtstraumatischen Komplikationen.

Wovon hängt die Entscheidung zum Gebärmodus ab?

Das differenzierte Vorgehen hinsichtlich der Entscheidung zwischen vaginaler Entbindung und primärer Kaiserschnittgeburt (Kaiserschnitt vor Beginn der Wehentätigkeit) sollte aus einer Abwägung zwischen den möglichen kindlichen und mütterlichen Schädigungsrisiken entstehen. Eine vaginale Entbindung kann unter bestimmten Voraussetzungen für das Kind risikoarm durchgeführt werden.

Eigene Ergebnisse
In unserer Klinik wird nach entsprechendem Ausschluss von bestimmten Risikofaktoren die vaginale Geburt favorisiert. Momentan überblicken wir knapp 1500 Einlingsgeburten aus BEL. Zirka 66% der Frauen wurden vaginal entbunden. Kindliche Langzeitschädigungen, die einen Zusammenhang zum Geburtsverlauf aufwiesen, stellten wir nicht fest. Viele schwangere Frauen kommen deshalb gezielt zu uns. Sie wissen, dass in unserer Klinik ein grosser geburtshilflicher Erfahrungsschatz existiert. Sie wollen Dank ihres starken Selbstbewusstseins und dem Glauben in die eigene Kraft und den vorhandenen Fähigkeiten den Versuch einer normalen Geburt bei BEL wagen. Sie vertrauen auf sich und unsere Expertise. Aus dieser Kombination schöpfen sie ihre Motivation.
Keiner der in unserer Klinik arbeitenden Ärzte wurde in den vergangenen 15 Jahren in ein Ermittlungsverfahren wegen eines vermuteten „ärztlichen Kunstfehlers“ verwickelt. Offenbar lernten wir in den zurückliegenden Jahren, durch Risikoselektion, sicheres Beherrschen der Entbindungstechniken sowie individuelle Beratung und Aufklärung mögliche Schadensereignisse zu minimieren.

Kaiserschnittgeburt – Garantie für ein gesundes Kind?
Es ist eine Tatsache, dass die Kaiserschnittgeburt für das Kind keine Garantie ist, gesund geboren zu werden. Gerade der Kaiserschnitt vor Beginn der regelmäßigen Wehentätigkeit bedeutet für viele Kinder einen schlechteren Start ins Leben. Diesen Kindern wird die natürliche und notwendige Stressreaktion der normalen Geburt vorenthalten. Häufig beobachtet man Neugeborene, die sich nach einem primären Kaiserschnitt nur sehr schlecht an die neue Umgebung anpassen und ausgeprägte Atemstörungen entwickeln. Andererseits treten selten auch kindliche Verletzungen anlässlich Kaiserschnittentwicklung auf. Darüber hinaus wissen wir heute, dass ein Grossteil der gefürchteten kindlichen Hirnschäden bereits lange vor der Geburt eintritt und nicht durch die Geburt verursacht wird.

Kaiserschnittrate: heute noch ein Qualitätsparameter?
Eine niedrige Kaiserschnittrate galt bis vor wenigen Jahren als wichtiger geburtshilflicher Qualitätsparameter: je niedriger, desto besser

wurde die geburtshilfliche Leistung bewertet. Dieses wird von einigen Ärzten unseres Fachgebietes zunehmend in Zweifel gezogen. Sie berufen sich dabei auf die vollzogenen gesellschaftlichen Veränderungen: Heute betrachtet man die schwangere Frau eher als Partner des Arztes denn als Patientin. Das Recht auf Mit- und Selbstbestimmung hinsichtlich der Gestaltung des Gebärens wird ihr zunehmend eingeräumt. Diejenigen, die eine niedrige Kaiserschnitt-Rate nicht mehr als Qualitätsparameter empfinden, verweisen weiterhin auf eine nie zuvor gekannte Verminderung der Rate von mütterlichen Erkrankungen und der Sterblichkeit im Zusammenhang mit dem Kaiserschnitt. Dennoch sind diese beiden genannten Parameter bei der normalen Geburt auch weiterhin deutlich niedriger als beim Kaiserschnitt.

Dabei dürfen die für die Frau durch den Kaiserschnitt hervorgerufenen Risiken für die nachfolgende(n) Schwangerschaft(en) und Geburt(en) mit Zustand nach Kaiserschnitt – nicht vernachlässigt werden. Es wird häufig ausser Acht gelassen, dass die meisten mütterlichen Todesfälle auf das „Konto" thromboembolischer Komplikationen und des Verblutungsschocks anlässlich des zweiten Kaiserschnitts gehen. Nach unserer Auffassung ist deshalb unbedingt eine sogenannte „harte" medizinische Begründung der Schnittentbindung nach wie vor unentbehrlich.

Schliesst die Selbstbestimmung auch den „Wunsch" nach Kaiserschnitt ein? Gerade in den vergangenen Jahren ist nicht nur in Fachkreisen die medizinische, ethische und juristische Diskussion um die „Caesarean section on demand" entflammt. Sie ist im Deutschen umgangssprachlich auch unter dem Begriff „Wunschsectio" bekannt. Dieser Ausdruck trifft jedoch nicht den eigentlichen Kern. So könnte er suggerieren, dass die Schnittentbindung heute ein komplikationsloser Eingriff sei, der durch die Schwangere einfach eingefordert werden kann. Der Begriff „Wunschkaiserschnitt" sollte besser umgangssprachlich als „*Kaiserschnitt ohne medizinische Indikation*" übersetzt und bezeichnet werden. Er ist aus meiner Sicht eine falsch verstandene Interpretation des Selbstbestimmungsrechts der Schwangeren.

„Die klare wissenschaftlich untermauerte Indikation zur Sectio darf nicht auf dem Altar einer falsch verstandenen Patientennähe geopfert werden. (...) Mit dem Hinweis auf das Selbstbestimmungsrecht der Frau wird die Medizin zum Handlanger von Interessengruppen. Dabei wird die Plattform verlassen, auf der wissenschaftlich begründetes Handeln bisher stattfand. (W. Künzel 1999)"
Im eigentlichen Sinne ist der „Wunschkaiserschnitt" keine erstattungspflichtige Krankenkassenleistung. Die Frauen mit dem Wunsch nach „Kaiserschnitt ohne medizinische Indikation" müssten ihn im Sinne einer Wahlleistung selbst bezahlen.
Welches sind die Gründe für den Wunsch der Frauen nach Kaiserschnitt? Häufig genannt wird von ihnen die Angst vor der Geburt: Traumatisierungen bei der vorangegangenen Geburt, Angst vor Schmerzen, vor Einsam- und Hilflosigkeit während des Gebärens. All das sind Dinge, die sich durch einfühlsame und menschliche Betreuung und Begleitung vor und während des Gebärens günstig beeinflussen lassen.

Welche Faktoren beeinflussen heute die Geburtshilfe?
Die im Folgenden aufgezählten Faktoren gelten für die Geburtshilfe allgemein. Was bedeutet das speziell für die BEL-Geburtshilfe? Oder andersherum gefragt: Welches sind die Faktoren, die heute die überwiegende Mehrheit der Frauenärzte dazu veranlasst, den primären Kaiserschnitt bei der BEL-Geburt zu favorisieren?

1. Nichtmedizinische Faktoren
Tatsächlich werden wir Geburtshelfer immer stärker mit Situationen und Argumenten konfrontiert, die einen Einfluss auf unser Handeln ausüben. Es verstärkt sich hauptsächlich der Druck nichtmedizinischer Faktoren auf das geburtshilfliche Management durch Laien (Partner) und Medien immer mehr. Nicht selten ist ein ungeduldig werdender, zunehmend aggressiv reagierender Partner eine unerträgliche Belastung für das geburtshilfliche Team. Andererseits wird das „Gebärerlebnis" in den Medien realitätsfremd und verzerrt dargestellt. Dies ist mit ein Grund für die Liberalisierung der Indikationsstellung eines Kaiserschnitts. Damit war und wird ein weiteres Ansteigen der Sectio-Rate assoziiert sein. Müssen oder wollen wir Ärzte diesem

Druck in allen Facetten nachgeben, obwohl wir um die Risiken dieses Eingriffs wissen? Ist es richtig, dass wir die wissenschaftliche Plattform zugunsten persönlicher Annahmen, Trends oder livestyle-Vorstellungen verlassen („Fishing for compliments")?

Erlösmanagement / Gewinnoptimierung

Wir gewannen in der jüngsten Vergangenheit den Eindruck, dass sich einige Frauenärzte, sicherlich nicht ohne Zwang, die Überlegungen und Ziele der Krankenhausträger bzw. Verwaltungsleiter zu eigen machten. Sie zielt auf eine Gewinnmaximierung bzw. -optimierung der medizinischen Versorgung ab. Der zunehmende Konkurrenzdruck im Gesundheitswesen – unter Berücksichtigung der Existenzsicherung vor allem der kleineren Gebärabteilungen – führte zwangsläufig dazu, die im Sinne der Patienten notwendigen medizinisch richtigen und sinnvollen Entscheidungen zu Gunsten einer besseren Erlössituation zu verlassen. Unterbelegte Stellenpläne nicht nur des ärztlichen Personals, erheblicher Anfall geleisteter Überstunden und mangelnde Möglichkeiten einer leistungsorientierten ärztlichen Vergütung sind neben einer operationsbegünstigenden Fallpauschalenvergütung in der Geburtshilfe Ausdruck einer verfehlten Gesundheitspolitik in Deutschland. Es muss weiterhin die Tatsache berücksichtigt werden, dass die operationsbegünstigende Fallpauschalenvergütung dazu führen *kann*, dass im Einzelfall die Entscheidung zur Kaiserschnittentbindung, unabhängig von der Poleinstellung des Kindes (Schädellage oder Beckenendlage), häufig leichter und zu Gunsten der Verbesserung der privaten Erlössituation gefällt wird. Aus Lateinamerika ist bekannt, dass der Anteil der Kaiserschnitte in privatärztlichen Kliniken um ein Vielfaches höher ist als in den Kliniken des staatlichen Gesundheitswesens.

Ärztliches Sicherheitsbedürfnis – juristische Aspekte

Kein Arzt wird eine Behandlung beginnen oder eine therapeutische Empfehlung aussprechen, die bei seinen Patienten voraussehbar zu Schädigungen führen könnte. Hinsichtlich der Geburt bei BEL bedeutet das, dass die Empfehlung zu einem bestimmten Gebärmodus in Abhängigkeit von der *persönlichen Erfahrung* und der *klinikinternen Struktur bzw. Möglichkeiten* erfolgen sollte. Je grösser der persönliche

Erfahrungsschatz und je breiter und organisierter die Klinikstruktur, desto eher kann die vaginale Geburt empfohlen werden und desto geringer werden eventuelle Nebenwirkungen oder mögliche Schädigungen bei Mutter oder Kind eintreten. Die Entscheidung sollte der Arzt immer im Konsens mit der Schwangeren und zu Gunsten des risikoärmsten Weges treffen – im Interesse der Frau und ihres ungeborenen Kindes.

Können wir heute alle Schäden vermeiden?
Wie kann es sein, dass in unserer heutigen Gesellschaft kaum noch eine Akzeptanz gegenüber schicksalhaften Ereignissen besteht? Existiert wirklich immer der Anspruch auf ein absolut gesundes Kind? Kann ein Arzt überhaupt bei nicht eindeutig bewiesenen ärztlichen Fehlverhalten für die „Launen der Natur" haftbar gemacht werden? All das sind drängende Fragen, die einer ehrlichen Antwort bedürfen. Wir Geburtshelfer sollten uns davor hüten, dem Machbarkeitswahn zu verfallen. Trotz aller korrekten fachlichen Bemühungen und Technisierung der Medizin werden auch zukünftig immer wieder schicksalhafte Ereignisse eintreten. Sie sind durch unser Handeln nicht zu beeinflussen.

2. Medizinische Faktoren/Fachliche Eignung
Wir alle kennen das Glücksgefühl, das einen überkommt, wenn nach einer unkomplizierten Spontangeburt ein lebensfrisches Neugeborenes in den Armen der ebenfalls überglücklichen, dennoch durch die Strapazen der Geburt deutlich gezeichneten Mutter liegt.
Es bedarf jedoch besonderer Fähigkeiten, sich immer wieder *unabhängig* von Tageszeit, Wochen- oder Feiertag des zeitraubenden und z. T. geistig sehr herausfordernden Prozesses einer natürlichen Entbindung (nicht nur aus Beckenendlage) zu unterziehen, statt am Tag geplant und ausgeruht innerhalb von nur wenigen Minuten das „Problem der BEL-Geburt" unter optimalen Bedingungen mit Hilfe eines „sanften Kaiserschnitts" zu *erledigen*. In dieser Situation stehen wohl mehr die eigenen Interessen im Vordergrund als die Interessen der Schwangeren und ihres noch ungeborenen Kindes.
Es gehört darüber hinaus eine große Portion Frustrationstoleranz dazu, im Einzelfall anerkennen zu müssen, eine Schwangere im Vor-

feld hinsichtlich des Gebärmodus falsch beraten zu haben. Denn eine der schwierigsten Situationen für einen Geburtshelfer ist folgende: einer durch die Geburt schon deutlich gezeichneten Schwangeren am Gebärbett erklären zu müssen, dass nach einem mühseligen Versuch einer vaginalen Geburt der Punkt erreicht wurde, an dem der sekundäre Kaiserschnitt – aus welchen Gründen auch immer – unausweichlich ist. Nicht jeder Frauenarzt ist diesen Belastungen des Verlieren Könnens gewachsen und bringt die erforderliche Charakterstärke und Reife mit.

Einfluss aktueller wissenschaftlicher Studien

Der offene Zugang zu modernen Medien und der Zugriff auf verschiedene wissenschaftliche Datenbanken ermöglicht jedermann den Konsum einer Vielzahl wissenschaftlicher Untersuchungen und Studien. Sie sind in ihren Aussagen z. T. widersprüchlich. Es wird also nicht nur für den „Fachmann" schwieriger, einen objektiven Überblick zu behalten.

In vielen Untersuchungen wird versucht, unter Einhaltung bestimmter wissenschaftlicher Kriterien ein objektives und verallgemeinerungswürdiges Ergebnis zu erzielen (evidence based medicine). Dass dennoch nicht alle so gewonnenen Ergebnisse einer Studie letztlich den objektiven und allgemeingültigen Wissensstand repräsentiert, wurde unserer Meinung nach durch eine im „The Lancet" (2000) publizierte Studie deutlich. Die Autoren schlussfolgerten aus den Ergebnissen der internationalen Multicenterstudie, dass der geplante Kaiserschnitt bei BEL am Termin gegenüber der vaginalen Geburt der bessere Entbindungsmodus für das Kind sei. Wir sammeln jedoch seit vielen Jahren gegenteilige Erfahrungen.

Nach intensivem Studium des Studienprotokolls, der Methodenbeschreibung und Rekrutierungspraxis sowie der Ergebnisse stellten wir neben anderen Autoren fest, dass die Studie einige kritikwürdige methodische Mängel aufwies. Diese Kritikpunkte stellen die verallgemeinerte Aussage in Frage. Daraus schlussfolgerten wir, dass auch eine multizentrisch angelegte Studie nicht die Gewähr bietet, allgemeingültige wissenschaftlich fundierte Aussagen zu treffen. Es verwunderte uns jedoch schon, wie unkritisch und leichtgläubig die o. g. Studienergebnisse von einem Teil der deutschen Frauenärzte „ohne wenn und aber“ akzeptiert und als „non plus ultra“ angenommen wurden. Für viele war das Ergebnis sehr entgegenkommend, da sie ja schon immer den Kaiserschnitt bei BEL praktizierten und nun, im Nachhinein sozusagen, die „Bestätigung“ ihres richtigen Vorgehens fanden.

Fehlende Risikoselektion und mangelhafte Strukturierung des Fachgebietes. Frauen mit bestimmten Schwangerschafts- und Geburtsrisiken sollten in entsprechend ausgestatteten Spitälern gebären. Samt den mit negativen Emotionen belegten Bedingungen einer grossen Gebärabteilung gegenüber der häuslich anmutenden Atmosphäre kleinerer Spitäler oder Abteilungen. Der Regionalisierungsgedanke greift nicht in dem Masse, wie sie von unseren Fachgesellschaften und von den Gesetzgebern seit vielen Jahren gefordert wird. Woran liegt das? Möglicherweise an einer ablehnenden Haltung der schwangeren Frauen gegenüber sinnvollen Regionalisierungskonzepten – Entbindungen in spezialisierten Gebärabteilungen – die an sich unter dem Sicherheitsaspekt in ihrem Sinne wären. Könnte ihre Haltung nicht vielleicht auch damit im Zusammenhang stehen, dass ihnen trotz des Wunsches nach einer möglichst natürlichen Geburt, z. B. auch bei BEL, dieses in den großen Spitälern nur mit einer sehr geringen Wahrscheinlichkeit ermöglicht wird? Warum sollte die Schwangere ein Zentrum aufsuchen, wenn die Kaiserschnittentbindung auch wohnortnah in einer kleineren Gebärabteilung durchgeführt werden kann? Wo ist dann der Unterschied für sie?

Ist die Hebammen–Hausgeburtshilfe die Zukunft?

Auf einen anderen kritischen Fakt soll in diesem Zusammenhang unbedingt hingewiesen werden. Die Anzahl von Entbindungen mit befundeten Schwangerschafts- und Geburtsrisiken (BEL- oder Mehrlingsentbindungen, Zustand nach Sectio) steigt in der ausserklinischen Geburtshilfe in Deutschland langsam an. Obwohl diese Frauen nach dem Gesetzgeber in Perinatalzentren entbunden werden sollten. Wiederspiegeln sich darin nicht die strukturellen Schwächen der ärztlichen Geburtshilfe in Deutschland? Flüchten immer mehr Frauen vor

der ärztlichen Geburtshilfe und vor nicht notwendigen Kaiserschnitten in die Hände der Hausgeburts-Hebammen?
Hebammen äusserten z. B. zur Frage des Geburtsmodus bei BEL eine andere Auffassung als viele Frauenärzte. Das wurde in einer jüngst erschienen Publikation (2000) deutlich. In einer Umfrage unter Hebammen in deutschsprachigen Ländern Europas (CH, A, I, D) würden 80% der Befragten beim ersten Kind eine vaginale Geburt bei BEL bei einem geschätzten Geburtsgewicht von >3800g probieren, beim 2. Kind immerhin 93%. Voraussetzung wäre aber ein erfahrenes Ärzteteam! Eine weitere Begründung war: Den Kaiserschnitt könnte man immer noch im Verlauf der Geburt durchführen, sie wollten sich jedoch die Chance auf eine normale Geburt nicht von vorn herein nehmen lassen. Ähnliche Aussagen trafen die Hebammen auch bei erwartetem grossen Kind usw.

Wie hängt ärztlicher Ausbildungsstand und Regionalisierung zusammen? Der ärztliche Ausbildungsstand hängt in entscheidendem Masse von der „Übungshäufigkeit“ ab. Im Jahre 2000 wurden im Bundesland Bayern ca. 66% der BEL-Geburten in Einrichtungen mit weniger als 1000 Geburten durchgeführt, von diesen über 80% durch primären Kaiserschnitt. Das bedeutet: ca. 40 BEL-Geburten pro Klinik, davon 32 per Kaiserschnitt. Nur acht vaginale Geburten pro Jahr. Wie soll da ein Arzt oder mehrere Ärzte in der geburtshilflichen Technik der natürlichen Geburt unterwiesen und ausgebildet werden?

Wie wird sich die Geburtshilfe in der Zukunft entwickeln?
Daraus muss geschlussfolgert werden, dass die jüngere Generation von geburtshilflich interessierten Frauenärzten nur noch eine unzureichende praktische Ausbildung in geburtshilflichen Entbindungstechniken erwarten kann. Damit schliesst sich der verhängnisvolle Circulus vitiosus: das Aufgeben der ärztlichen Ausbildung von praktischen Fähigkeiten in der Geburtshilfe bedeutet einen unwiederbringlichen Verlust an geburtshilflicher Erfahrung und Kompetenz. Es ist aus heutiger Sicht noch nicht abzusehen, welche weitreichende Konsequenzen das in der Zukunft haben wird.

Zusammenfassung

Entgegen dem allgemeinen Trend können wir aus unserer langjährigen Erfahrung feststellen, dass der Kaiserschnitt bei Beckenendlage für das Neugeborene und seine weitere körperliche und geistige Entwicklung keine Vorteile gegenüber der vaginalen Geburt bietet, wenn die entsprechenden Rahmenbedingungen stimmen. Voraussetzung dafür ist eine solide praktische Ausbildung des gesamten Teams, eine sorgfältige Risikoselektion sowie ein entsprechend strukturiertes Zentrum. Der Kaiserschnitt ist aus unserer Sicht nur die zweitbeste Empfehlung für eine Schwangere mit einer BEL am Termin. Hohe Kaiserschnitt-Rate sowie eine erhöhte kindliche Erkrankungshäufigkeit anlässlich einer vaginalen BEL-Entbindungen lassen darauf schliessen, dass in diesen Gebäreinrichtungen die persönlichen Erfahrungen und die Klinikstruktur nicht vorhanden sind und sie nicht für eine natürliche Geburt bei befundeten Schwangerschafts- und Geburtsrisiken geeignet ist. Nicht die Poleinstellung „Beckenendlage“ ist das Risiko, sondern die mangelnde Qualifikation der ärztlichen Geburtshelfer, die durch die unzureichende Strukturierung unseres Fachgebietes entstand und entsteht.

Ausblick

Wir haben eine hohe ethische und moralische Verantwortung gegenüber den jungen Frauen, die sich aus unserem Berufsbild ergibt. Es ist unsere ärztliche Aufgabe, die Empfehlungen und Entscheidungen im Sinne und zum Wohle der Schwangeren und ihres ungeborenen Kindes zu treffen und nicht indizierte, z. T. auch durch ökonomische Zwänge hervorgerufene operative Eingriffe zu vermeiden. Dazu ist eine sorgfältige und umfassende praktische Ausbildung unbedingt erforderlich und zu intensivieren. Die Frage: „Entbindung bei BEL - vaginal natürlich oder per Kaiserschnitt operativ?“, wird zukünftig davon abhängen, ob es uns gelingt, sowohl die politischen als auch die fachlichen Fehlentwicklungen zu korrigieren.

Dr. Michael Krause, Oberarzt im Klinikum Nürnberg Süd

Anita

Notfallkaiserschnitt mit Anästhesiezwischenfall

Ich war erst 22 Jahre alt, als ich schwanger wurde und mir war von Anfang an klar, dass ich das Kind bekommen wollte. Meine eben erst begonnene Karriere und damit meine Lebensplanung gingen zwar den Bach hinunter, aber ich freute mich so sehr auf das Kind. Meinem Freund gab ich die Chance zu gehen, er hat sich aber für die Familie entschieden und wir haben geheiratet. Abgesehen von den beruflichen Konsequenzen entwickelte sich also alles perfekt und ich stürzte mich in das Abenteuer Schwangerschaft.

Ich bekam alle Schwangerschaftsbeschwerden, die nur möglich sind. In den ersten vier Monaten hab ich nur gekotzt und somit auch einiges abgenommen. Danach ging's besser, aber ich gehöre definitiv nicht zu den Frauen, die durch eine Schwangerschaft an Attraktivität gewinnen. Ansonsten war alles normal und ich begann mich auf die Geburt vorzubereiten. Ich ging zwar nicht in einen Schwangerschaftskurs, aber ich trainierte den Damm und las sehr viel über die Geburt. Nur die Seiten über Kaiserschnitt, Zangengeburten und so weiter liess ich aus. Millionen von Frauen hatten vor mir eine normale, natürliche Geburt erlebt, dann konnte ich das wohl auch. Die natürlichste Sache der Welt! Deshalb wollte ich auch nicht in ein Spital, ich war ja nicht krank, sondern entschied mich fürs Geburtshaus.

Obwohl ich am Ende nur durchschnittliche 14 Kilo zugenommen hatte, bekam ich einen riesigen Bauch. Daher war ich auch die ganze Zeit überzeugt, das Baby würde vor dem errechneten Termin, dem 29.6.01, kommen. Doch dieses Datum verstrich, ohne dass etwas passierte. Nach etwa fünf Tagen wurde ich zum Ultraschall bestellt und da sah man, dass sich das Baby noch nicht gesenkt hatte und mein Muttermund noch nicht bereit, also unreif war. Dafür war nun klar, dass wir ein Mädchen bekommen würden. Also warteten wir auf unsere Tochter.

Am 10.7.01 um die Mittagszeit begannen die Wehen. Bis zum Abend kamen sie alle 15 Minuten, waren aber erträglich. Trotzdem bereiteten wir noch alles für die Geburtstagsparty meines Mannes vor, absagen konnten wir dann ja immer noch kurzfristig. In der Nacht kamen die Wehen alle 10 Minuten und wir waren überzeugt, unser Baby würde noch am selben Tag geboren.

Am Morgen um 6.00 Uhr sind wir dann ins Geburtshaus gefahren und da kam der Hammer: Der Muttermund war immer noch vollständig geschlossen und das Kind hatte sich immer noch nicht gesenkt. Die ganze Mühe war umsonst gewesen! Es waren einfach unangenehme und schmerzhafte Vorwehen. Also gingen wir wieder nach Hause. Den ganzen Tag über hörten die Wehen nie länger als 2 Stunden auf, entsprechend war ich mit der Zeit müde. Aber egal, ab 19.30 Uhr kamen die ersten Gäste und wir feierten Geburtstag. Ich hab sogar etwas Alkohol getrunken, um die Wehen zu bremsen, es hat aber gar nichts geholfen.
Mittlerweile war es der 12.7.01 und wir wollten etwas unternehmen, um mich abzulenken. Also sind wir nach Basel shoppen und ins Kino gegangen. Sah schon witzig aus, wie ich alle zehn Minuten aufstand und eine Wehe wegatmete.

Am Abend war ich recht kaputt und obwohl wir erst am Freitag ins Geburtshaus sollten, schauten wir auf dem Weg nach Hause kurz vorbei. Der Befund war wie gehabt; Muttermund zu, Kind oben. Erstaunlicherweise ging es unserer Tochter laut CTG die ganze Zeit sehr gut. Nur ich war den Tränen nahe. Die Hebamme gab mir dann noch ein Zäpfchen mit, damit ich wenigstens ein paar Stunden schlafen konnte. Am nächsten Abend, es war der 13.7.01, gingen wir wieder ins Geburtshaus. Immer noch war alles beim alten und wir wurden mit wehenberuhigenden Zäpfchen heimgeschickt. Diesmal wirkte die Medizin nicht und so standen wir um 2.00 Uhr früh wieder vor der Tür. Zu diesem Zeitpunkt hatte ich ausser der einen mehrstündigen Pause, etwa 108 Stunden Kontraktionen gehabt. Ich war müde und entmutigt.

Am Morgen, es war mittlerweile Samstag der 14.7.01, kam dann der Arzt ins Geburtshaus und wir entschieden, mir über eine Infusion Wehenmittel zu geben und die Fruchtblase zu sprengen. Das sollte die Geburt voran bringen. Hat es aber leider nicht. Weil ich schon wirklich sehr fertig war, entschieden wir, ins Spital zu fahren und es mit einer PDA zu versuchen. Die Fahrt ins Spital, mit Wehen und einer Infusion hinten in einem Van auf einer Matratze liegend, während die Hebamme mit 100 Stundenkilometern über die Landstrasse bretterte, ist etwas, das ich mein Leben lang nicht vergessen werde. Mein Mann kam in unserem Auto nach.

Im Spital angekommen, wurde ich der diensthabenden Hebamme übergeben und nur die Hebammenschülerin des Geburtshauses blieb zur Unterstützung bei uns. Die PDA wurde gelegt, was bis auf einen kleinen Piks nicht weiter schlimm war. Sie schien zuerst auch gut zu wirken, aber nach einiger Zeit liess auf der linken Seite die Betäubung nach, bis sie ganz aufhörte. *(Anmerkung der Herausgeberin: Es gibt Fälle, bei denen die Betäubung wie oben geschildert nur einseitig gelingt. Zumeist ist dies aber von Anfang an ersichtlich und nicht erst nach einer Weile wie bei Anita.)* Gleichzeitig bekam ich aber durch den Tropf wehenfördernde Mittel. Die Schmerzen waren mörderisch. Auf der linken Seite verriss es mich fast, auf der rechten Seite spürte ich nur einen leichten Druck. Natürlich sagte ich das der Hebamme, aber diese reagierte nicht. Heute weiss ich, dass sie den Ärzten zwar Bescheid gesagt hat, sich aber gegen diese nicht durchsetzen konnte, weil sie noch nichts unternehmen wollten. Warum wissen wir nicht. Aber damals sah es für mich jedoch so aus, als würde sie, d.h. die Hebamme, mich und meine Not ignorieren.

Auf einmal hiess es: Kaiserschnitt! Niemand erklärte uns den Eingriff, ich wurde einfach bereit gemacht und in den OPS geschoben. Mein Mann kam mit, wurde aber im OPS mehrmals angeschnauzt, er solle sich besser in die Ecke verziehen. Dann setzten sie mir die Betäubung für den Kaiserschnitt durch die PDA, obwohl ich mehrmals gesagt hatte, dass diese nicht richtig sitze. Natürlich konnten sie mir danach so lange in den Bauch kneifen wie sie wollten, ich spürte alles. Die Anästhesistin fluchte, drehte mich auf die Seite und zog die PDA ruckartig heraus. Doch da war mir schon alles egal. Ich suchte nur noch den Blick meines Mannes und wollte es irgendwie durchstehen. Ständig dachte ich: „Dieser Albtraum passiert mir doch nicht wirklich! Ich will doch nur mein Kind gebären!“ Dann wurde ich von einem grossen Pfleger grob zusammen gedrückt und sie setzten mir eine Spinalnarkose. Die hat dann gewirkt und die OP konnte beginnen.

Doch irgendwann begann ich mich komisch zu fühlen und merkte, dass wieder etwas nicht stimmte. Die Narkose stieg immer weiter in meinem Körper hoch, über meine Brust hinaus zu meinem Hals, meinem Mund und meiner Nase. Ich konnte weder atmen noch sprechen, nur meine Augen bewegen, war aber bei vollem Bewusstsein. Ich glaubte, ersticken zu müssen, hatte Todesangst. In diesem Moment waren mein Kind und auch mein Mann weit weg. In meinem Kopf war nur mein stummer Schrei „Helft mir, ich ersticke!“ Natürlich hat die Anästhesistin gemerkt, dass etwas nicht stimmte, denn die Anzeigen auf dem Überwachungsmonitor spielten plötzlich verrückt. Mein Mann dachte, er würde mich verlieren. Er sagte mir später, dass er zu diesem Zeitpunkt eine riesige Angst um mich hatte. Eine Sauerstoffmaske wurde mir aufgesetzt und Luft in mich hinein gepresst, gleichzeitig gaben sie mir etwas, damit ich bewusstlos wurde, wie bei einer Vollnarkose. Dabei hatte ich das doch nicht gewollt! Ich wollte doch bei meinem Kind sein und mich nach der Geburt um es kümmern können.
Während ich bewusstlos war, kam meine Tochter zur Welt. Ich habe sie nicht gesehen und nicht gehört, ich habe ihre Geburt verpasst. Später hat mir mein Mann erzählt, dass sie nur ein bisschen geschrien hat und gleich sehr wach war. Sie war recht gross für ein Mädchen, 3950 Gramm und 51 cm. Wahrscheinlich schaffte sie es deshalb nicht durch den Geburtskanal, sie war zu gross und ist stecken geblieben.
(Anmerkung der Herausgeberin: Einige Kinder sind mit 4,5 oder 4,8 kg noch schwerer, wenige sogar bis zu knapp fünf Kilo schwer und können trotzdem meistens sehr wohl auf natürlichem Wege geboren werden, wenn das mütterliche Becken normale Masse aufweist. Deshalb sollte nach solch einem Kaiserschnitt immer mit MRI (Magnetresonanzbild) das Becken der Mutter ausgemessen werden, um abzuklären, ob ein verengtes Becken oder eine Fehleinstellung des kindlichen Kopfes Grund der Komplikation war.)

Noch im OP haben sie mir Medikamente gegeben, damit ich wieder aufwachte und endlich habe ich meine Tochter zum ersten Mal gesehen. Ich habe sie begrüsst und geküsst. Aber ich konnte sie nicht gleich halten, denn durch die vermasselte Narkose waren meine Arme noch immer gelähmt. Sie ist also mit ihrem Vater ins Geburtszimmer vorausgegangen, während ich zugenäht wurde. Als ich auch dort ankam, hatte sie sich auf die nackte Brust ihres Vaters gekuschelt und war ganz zufrieden. Und endlich konnte ich sie richtig begrüssen. Sie lag auf meiner Brust und wir haben geschmust. Ich habe gleich versucht zu stillen, aber sie hat nur leicht genuckelt. Sie wurde dann noch gebadet und angezogen und dann sind wir beide völlig erschöpft eingeschlafen.

Schon in der ersten Nacht schrie mein Kind stundenlang und war nicht zu trösten. Das sollte auch noch einige Zeit so weiter gehen. Am nächsten Morgen hat sich eine ganz liebe Krankenschwester um uns gekümmert. Sie hat mir geholfen aufzustehen, denn ich wollte so bald wie möglich raus aus diesem Horrorkrankenhaus und fürs Wochenbett zurück ins Geburtshaus. Keine 24 Stunden nach der Geburt bin ich rausmarschiert, mein Mann hat uns abgeholt. Ich habe mich nur mit purer Willenskraft auf den Beinen halten können.
Im Geburtshaus konnten wir uns dann endlich entspannen. Weil ausser uns nur noch zwei, später dann gar keine Mütter und Babys mehr da waren, haben wir die volle Aufmerksamkeit genossen. Meine Hebamme hat gleich gemerkt, dass mir die Geburt sehr nahe gegangen ist und hat viel mit mir geredet. Sie hat mir auch die Homepage von Brigitte empfohlen. So haben wir uns kennen gelernt.

Mein Kind blieb ein Schreikind. Sie machte die Nacht zum Tag, es dauerte nicht lange und wir waren völlig fertig. Das Stillen klappte auch nicht, so dass ich die Milch nach drei Wochen abpumpen musste. Meine Tochter fand das aber toll, es war für sie wohl einfacher mit der Flasche. So war sie zwar zeitweise zufrieden, aber mir ging's immer noch mies. Körperlich erholte ich mich gut, hatte kaum Schmerzen, auch an der Narbe nicht, aber seelisch blieb ich verwundet.
Übers Internet habe ich viele andere Frauen kennengelernt, die auch keine tollen Geburten mit ihren Kindern hatten. Einige hatten unge-

wollte Kaiserschnitte wie ich, bei anderen waren die Kinder in Gefahr und wieder andere sind dabei fast gestorben. Alle hatten traurige Geschichten zu erzählen und das Erlebnis oft auch nach Jahren noch nicht verarbeitet. Da beschloss ich, dass es mir nicht so gehen sollte. Mein Mann war dabei nicht wirklich eine Hilfe. Er macht solche Erlebnisse lieber mit sich ab und behält die Gefühle für sich. Aber er hat mir immer zugehört und das ist auch schon was.

Dann habe ich mit Brigitte Kontakt aufgenommen, die uns die Craniosakral-Therapie empfohlen hat. Als meine Tochter acht Wochen alt war, gingen wir zum ersten Mal hin. Sie hat sich gleich wohl gefühlt, denn die Therapeutin ist eine wundervolle Frau mit einer ganz speziellen Energie. Während der Therapie hat die Kleine dann zwar geschrien, aber es war ein positives Schreien. Viele Gefühle haben sich entladen. Nach der Therapie war sie drei Tage ganz still und in sich gekehrt und ab da hatten wir ein friedliches Baby. Sie hat nicht mehr oder weniger geschrien als alle anderen Babys und je älter sie wurde, desto besser ging es. Ab diesem Zeitpunkt hat sie auch durchgeschlafen und wir alle drei konnten uns endlich entspannen.

Mir hat die Cranio auch sehr geholfen. Obwohl ich eine psychische Reaktion erwartete hatte, überraschte mich die Intensität der Gefühle. Das Gefühl des Erstickens war als erstes wieder da und damit auch die Panik. Das überraschte mich. Ich dachte, die Wut auf die Hebamme und die Ärzte und die Angst um mein Kind kämen zuerst. Aber ich musste mich erst meiner Todesangst stellen. Mit Hilfe der Therapeutin durchlebte ich die Geburt nochmals, konnte dabei aber bewusst eingreifen und so lösten sich die negativen Gefühle, auch meine Angst und die Wut und ich konnte anfangen zu trauern. Es war wie eine zweite, geistige Geburt.
Da mit der Zeit meine Narbe auf der linken Seite, dort wo auch die PDA zuerst nicht gewirkt hatte und später die Abflussschläuche rausgekommen sind, zu jucken und stören begann, hat mir die Therapeutin auch noch die Narbe entstört. In den weiteren Sitzungen entspannte ich mich immer mehr, bis ich alleine mit meiner Geburtsverarbeitung weiter machen konnte. Meine Heilung ging voran.

Ich wollte nun doch noch Kontakt mit der Hebamme vom Spital aufnehmen und mit ihr sprechen, denn ihr habe ich die unglücklichen Ereignisse irgendwie angelastet. Ich habe ihr einen ziemlich direkten Brief geschrieben, daraufhin hat sie mich angerufen. Sie hat sich mit folgenden Argumenten gerechtfertigt:

1. Es war ihr letzter Arbeitstag in diesem Spital.
2. Sie sei noch in der Probezeit gewesen, habe die Ärzte nicht so gut gekannt und sich wohl deswegen nicht durchsetzen können.
3. Sie erwarte von den heutigen modernen Frauen Eigenverantwortung bei der Geburt (nach über 100 Stunden Kontraktionen?!).
4. Die Hebammen vom Geburtshaus hätten mich zu spät gebracht.
5. Sie hätte mich ja auch bis zur nächsten Schicht rausschieben können, dann wäre ich nicht mehr ihr „Problem“ gewesen.

Nach diesem Gespräch war ich ihr nicht mehr böse, diese Frau ist zu beschränkt, um überhaupt zu begreifen, um was es mir ging. Ich weiss, in welchem Spital sie jetzt arbeitet und mache einen grossen Bogen darum. Ich habe auch erwogen, mit dem Operateur zu sprechen, da er im Operationsbericht an meine Frauenärztin die vermasselte Narkose und die darauf folgenden Probleme mit keinem Wort erwähnt hat. Ich weiss aber, dass er solche Nachbesprechungen nicht führt und dem Thema Geburtsverarbeitung skeptisch gegenüber steht. Und noch ein unsensibles Gespräch will ich mir nicht antun. Von der Anästhesistin weiss ich, dass sie mittlerweile pensioniert und somit also auch keine Gefahr für andere mehr ist.

Ich rede viel über die Geburt und habe auch eines von Brigittes Kaiserschnitt-Seminaren besucht. Dieser Nachmittag hat mich tief berührt. Die Geschichten der anderen Frauen, die meiner so ähnelten, taten zwar irgendwie weh, aber es war auch gut sie zu hören. Ich fühlte mich verstanden und akzeptiert. Diese Frauen kannten meinen Schmerz und ich kannte ihren. Die Traumreise der Inanna, die Brigitte mit uns machte, hat mich sehr aufgewühlt. So sehr, dass Inanna mir in meine Träume folgte, bis ich sie malte. Sie wurde zu einem Symbol meiner Heilung. Sie machte mir klar, wie stark ich geworden bin.

Die Geburt meiner Tochter hat mich verändert, mich weiter gebracht. Obwohl das Erlebnis als solches nicht schön war, war es doch das Beste, was mir je passiert ist. Denn dadurch ist mein Kind zu mir gekommen. Ich muss akzeptieren, dass diese Geburt zu meinem Weg gehört. Und ich merke, wie sich mein Weg geändert, eine neue Richtung bekommen hat. Ich weiss noch nicht, wohin er führt, aber er gefällt mir. Ich musste mich aber auch überwinden, mich in Vergebung üben. Ich habe mir vergeben, dass ich in meiner Todesangst nicht zuerst an mein Kind dachte, ich habe meinem Mann vergeben, dass er nicht eingreifen konnte und ich habe meiner Tochter vergeben, dass sie nicht besser mithelfen konnte. Ich habe gelernt, dass mich Selbstmitleid nicht weiter bringt, sondern dass ich aktiv an mir arbeiten muss, um mich weiter zu entwickeln.

Es ist schon so wie eine der anderen Kaiserschnittfrauen aus Brigittes Seminargruppe gesagt hat: Ohne dieses Schicksal hätte ich nie all diese wundervollen Frauen kennengelernt, hätte nie diese tiefen Gespräche geführt und hätte nie erfahren, wie stark ich eigentlich bin. Ich habe um mein Kind gekämpft, und ich habe gewonnen.

Brigitte

Wichtiger Geburtsversuch beim zweiten Kind

Am 13. Dezember 2001 erblickt Emanuel, unser zweiter Sohn, das Licht dieser Welt und wir dürfen ihn in die Arme schliessen. Endlich! Was für ein Glück! Ich bin sehr glücklich und auch sehr traurig zugleich. Er ist gesund, wiegt beinahe 4 kg und ist 54 cm gross. „Wahnsinn, das darf doch nicht wahr sein, so ein grosses Kind", schiesst es mir durch den Kopf. Ja, damit verstehe ich vieles besser. Ein strammer Junge. Nicht ein Mädchen, nein, ein Bub! Ein Zittern vor Freude blitzt durch meinen Körper. Ich hatte eigentlich den Wunsch gehabt, ein Mädchen zu gebären und jetzt ist alles anderes. Und überhaupt, es ist alles ganz anders gekommen als ich mir ge-

wünscht hatte. Warum bloss? Traurigkeit überfällt mich schon während der Geburt, während sie mir das Kind aus dem Bauch holen. 16 Stunden Wehen hatte ich und das ist jetzt alles für nichts? Am Schluss haben sie einen Kaiserschnitt gemacht. Wieder. Was ist bloss los mit mir? Schaffe ich es nicht, ein Kind „normal" auf die Welt zu bringen? Ja, tausend Fragen, Gefühlsbäder und Ratlosigkeit. Warum, warum? Das Baby ist gesund und hat sofort geschrien. Es lebt, es geht ihm gut. Ja, das ist sehr wichtig. Ich bin glücklich.
Kaum auf der Welt in unseren Armen trinkt Emanuel bereits an der Brust. Er macht es wunderbar. Ein starkes Kerlchen. Gearbeitet hat er in meinem grossen dicken Bauch. Er wollte kommen. Es war Zeit.

Emanuel ist unser zweites Kind, ein Wunschkind. Genau ein Jahr zuvor hatte ich einen Eingriff, im Volksmund eine Auskratzung. Ich war schwanger und war es doch nicht, ich hatte medizinisch gesprochen eine so genannte Windmole. Es fand eine Befruchtung statt, doch bei der Zellteilung ging etwas schief. Es hat sich nur eine Fruchtblase ohne Inhalt gebildet. Eine Laune der Natur, meinte der Arzt. Ich musste es zuerst verdauen. Genau ein Jahr später, also im Frühjahr 2001, dann die Freude: „Ich bin wieder schwanger!" Die Schwangerschaft verlief wirklich toll, noch besser als beim ersten Kind. Ich fühlte mich total gut, achtete sehr auf mein Gewicht, ass sehr gesund. Einfach alles noch eine Spur besser als beim Ersten. Denn frau hatte ja nun die Erfahrung. Ich wusste, was auf mich zukommt. Im vierten Monat reisten Joshua, unser erster Sohn, mein Mann Samuel und ich für vier Wochen nach Amerika. Wir hatten, bevor ich schwanger wurde, bereits gebucht. Meine Schwangerschaft kam wirklich ganz spontan und unverhofft. Die innerliche Freude meinerseits war enorm, denn nun fuhren wir zu viert in die Ferien. Es war eine herrliche, befreiende Zeit. Wir alle genossen die Zeit zusammen und konnten uns gut erholen. Wieder zu Hause ging ich regelmässig in die Schwangerschaftsvorsorgeuntersuchung und der Arzt meinte beiläufig, dass es kein grosses Kind wäre. Meine Erleichterung war sehr gross. Dies bekam er aber nicht mit. Ich dachte für mich, wenn es nicht zu gross ist, werde ich auch eine Normalgeburt anstreben! Unbedingt. Ich ging weiterhin meiner Arbeit nach, die ich sehr gerne mache. Was ich mir in dieser Schwangerschaft Gutes tat, ich liess mir regelmässig eine Rückenmassage geben. Das war eine Wohltat. Ich hatte dieses Mal keine Rückenschmerzen geschweige denn Kreuzschmerzen. Dies wunderte mich umso mehr, weil ich als Kind am Rücken operiert worden war. Ich hatte eine Wirbelsäulenverkrümmung, eine sogenannte Skoliose. Diese Krankheit nennt man idiopathisch, was bedeutet, dass die Ursache medizinisch unklar ist.

Dies und andere Informationen zu meiner Skoliose-Krankheit habe ich endlich nach 27 Jahren im Internet gefunden. Ich habe erst nach der Geburt von Emanuel den Mut gehabt, im Internet nach den Ursachen meiner Skoliose zu suchen. Denn ich suchte verzweifelt nach Antworten für mein Versagen und ich meinte oder dachte immer, dass dieser Umstand mitunter „schuld" sei, dass ich meine Kinder nicht „normal" auf die Welt bringen konnte.

Die letzten vier Wochen wurden dann zunehmend mühsamer. Zum einen nahm ich beinahe zwei Kilo pro Woche zu und fühlte mich langsam immer erschöpfter, zum anderen lag mein Bauch mir mittlerweile auf den Oberschenkeln auf! Mein Ausspruch, wenn mich jemand nach meinem Befinden fragte, war: „Ich habe Wackersteine im Bauch!" So fühlte sich mein Bauch in den letzten zwei bis drei Wochen an. Ich sehnte mich langsam nach der Geburt. Ach, wenn es doch bald soweit wäre. Irgendwann im Spätsommer hatte ich das Thema Geburt mit meinem Arzt besprochen. Mir war wichtig, dass er wusste, dass ich probieren wollte, unser zweites Baby normal zu gebären. In dieser Zeit ging er sehr auf mich ein. Er hatte schon Joshua auf die Welt geholt. Damals wurden wir mit dem Kaiserschnitt überrumpelt. Doch es war unser erstes Kind, ich hatte noch nicht die Erfahrung wie heute, hatte bereits fünf Tage übertragen, keine Wehen, keine Anzeichen von Geburtsbeginn und Joshua machte beim damals durchgeführten „Stresstest" nicht gerade den besten Eindruck. Die Begleitung und Betreuung durch die Hebammen und den Arzt war wirklich hervorragend, so dass wir uns beide (mein Mann und ich) einfach leiten liessen. Ich muss dazu sagen, dass ich den ersten Kaiserschnitt sehr gut „verarbeitet" hatte. Ich konnte damit umgehen. Natürlich war ich auch damals sehr traurig, doch mein damaliges Unwissen betreffend Geburt und die Tatsache, dass Joshua ein sehr grosses Baby war, erleichterten mir/uns den Entscheid. Ich kann mich auch noch gut an folgende Gedanken erinnern, die ich in der letzten Nacht vor der Geburt unseres ersten Sohnes hatte: „Ich möchte, dass unser Kind leben soll und meine Psyche kommt an zweiter Stelle.“ Das hat mich in vieler Hinsicht getröstet. So empfand ich das ganze Erlebnis also eher positiv als negativ. Ich hatte genug zu tun mit Stillen und andere Sorgen um das Gedeihen meines ersten Babys.

Trotzdem war dieses Thema wichtig und aktuell für mich und ich klärte Fragen bezüglich der anstehenden Geburt von Emanuel mit dem Arzt. Ich teilte ihm meinen Wunsch von einer Normalgeburt mit. Er reagierte sehr aufgeschlossen auf diesen Wunsch. Ja, ich könnte es probieren und sollte es nicht klappen, könnten wir dann immer noch einen Kaiserschnitt vornehmen. Ich könnte auch nach zwei Tagen – sofern es mir gut ging – nach Hause und mich dort von einer freischaffenden Hebamme betreuen lassen. Das war Balsam. Er hatte meinen Wunsch beherzigt und mich Ernst genommen. Ich war sehr glücklich und es tat mir gut. Mein Wille und die Kraft waren wirklich enorm, so dass ich mir eigentlich ziemlich sicher war, dass es klappen würde. So habe ich mir langsam Gedanken gemacht, eine Hebamme für das Wochenbett zu finden. Ich habe mich an verschiedenen Orten informiert. Mit Brigitte hatte ich die ideale Hebamme fürs Wochenbett gefunden, sie hat mich angehört und ich fühlte mich „aufgehoben“. Sie gab mir noch einige unterstützende Ratschläge zur Geburtsvorbereitung - wie Akupunktur, eventuell eine Craniosacral-Therapie und gab mir ausserdem noch homöopathische Mittel. Begleitend las ich ein geniales Buch, welches mir eine Freundin im Sommer zur Lektüre gab, „Die Hebammensprechstunde“. Dieses Buch kann ich allen Frauen wärmstens empfehlen, ich habe ihm sehr viele unterstützende und begleitende Informationen sowie Ratschläge entnommen. Dafür bin ich sehr dankbar. Eine Hebamme erzählt darin aus ihrem jahrelangen Erfahrungsschatz. Alles lief so weit ganz gut und es ging einem letzten Arztbesuch vor dem errechneten Termin entgegen. Obwohl ich mir ehrlich gesagt wünschte, nicht mehr da hingehen zu müssen. „Ach, mögen doch bald Wehen einsetzen, damit ich weiss und fühle wie das ist“, dachte ich oft. Die letzten Tagen erlebte ich als ziemlich mühsam. Ich ging oft und viel spazieren, hüpfte herum (soweit ich noch konnte) und hoffte auf die Wehen. Etwa eine Woche vor Termin erwachte ich nachts plötzlich mit Schmerzen im Bauch. Ja, der Bauch zog sich immer wieder zusammen, jedoch nicht in regelmässigen Abständen. Ich konnte nicht mehr richtig schlafen, wandelte hin und her, war extrem unruhig. Die Wehenstärke oder was es auch immer war, nahm zu. Ich wurde auch etwas unsicher, so dass wir im Spital anriefen. Die diensthabende Hebamme meinte dann, ich solle doch besser mal vorbei kommen. So machten wir uns dann nach dem Frühstück auf den Weg. Die Wehen waren immer noch spürbar, doch eher unregelmässig. Nachdem wir alle Formalitäten hinter uns hatten, untersuchte mich die Hebamme. Nein, hörte ich sie sagen, von Geburt ist noch nichts zu spüren, der Muttermund sei noch ganz geschlossen, doch der Bauch „trainierte" für die Geburt. Dem Baby ging es gut und es reagierte positiv auf die Wehen, was wir am Wehenschreiber sehen konnten. Ich muss ganz ehrlich gestehen, das hat mir unheimlich viel Mut gegeben. Das Baby reagierte positiv auf Wehen. Dass war nicht wie bei Joshua! Und wenn der Fehlalarm nur dazu gedient hatte zu wissen, dass Emanuel gut auf die Wehen reagierte und ich mich nun noch mehr wagte und mir zutraute, die Geburt unseres zweiten Kindes wenigstens zu probieren.

Die Tage verstrichen und der „letzte" Arzttermin rückte näher. Immer noch war ich zu Hause. In der Zwischenzeit habe ich sehr wichtige Gespräche mit meiner Hebamme fürs Wochenbett und mit meiner Freundin Irène geführt. Es tat mir sehr gut. Einerseits machte ich mir Gedanken um die Geburt und reflektierte alle Varianten. Das heisst: Alle Wege waren offen. Mein Entschluss stand fest, ich wollte es probieren, sollte es nicht gehen – aus irgendwelchen Gründen – war ich im Spital und wir konnten einen Kaiserschnitt jederzeit in Betracht ziehen. Beide Frauen unterstützten mich beim gedanklichen Spiel mit den möglichen Varianten und hörten mir zu. So kam es dann, dass ich mich noch ganz kurzfristig für eine Craniosacral-Behandlung anmeldete. Dies geschah am selben Tag, an dem ich auch den Arzt aufsuchte. Genauer gesagt, gleich anschliessend an den Arztbesuch hatte ich einen Termin bei Françoise. Bis zu diesem Zeitpunkt kannte ich sie nur aus Berichten meiner Freundin und noch nicht persönlich. Ich war gespannt. Beim Arzt wurden die regelmässigen Untersuchungen und Gewichtskontrolle gemacht. Das Gespräch beim Arzt war sehr entmutigend. Ich war seelisch total am Ende. Seine Diagnose an diesem Tag war, dass die Geburt medizinisch in den nächsten 5 Tagen wohl nicht in Gange komme. Die Chance, dass das Baby normal zur Welt kommt, sei eher gering, da das Kind doch relativ schwer sei. Ich solle mich darauf vorbereiten, dass ich einen Kaiserschnitt bekommen würde. Ich habe nur noch geheult, ich konnte meine Enttäuschung nicht mehr zurückhalten. Kein Mensch kann sich vorstellen, wie ich mich gefühlt habe. Er verabschiedete sich in der Meinung, dass ich am 16. Dezember morgens wieder in seiner Praxis erscheine, und wir dann je nach Situation, entscheiden würden, ob eingeleitet würde oder gleich ein Kaiserschnitt. Nun, es sollte anders kommen.

Als ich im Auto sass und meinen Tränen freien Lauf liess, war ich heilfroh, dass ich den Termin bei Françoise hatte. Ich schaute auf die Uhr, ich musste mich langsam beeilen. Ich war pünktlich da und zuerst konnte ich meinen Gefühlen freien Lauf lassen und einfach erzählen. Als ich mich dann ein bisschen beruhigt hatte, legte ich mich auf die Liege in der Praxis und sie fing an, mit mir intensiv zu arbeiten. Was mich sehr beeindruckt hat, war die Tatsache, dass ich plötzlich meinen Bauch nicht mehr spürte. Ich fühlte mich ganz leicht. Kein Bauch mehr. Wo war er? Meine Hand fühlte den Bauch. Er war da. Irgendetwas war in mir ausgelöst worden, ich fühlte mich unbeschwert. Françoise meinte, dass sie mich intensiv wahrnehme und ganz tiefe Empfindungen in ihrem eigenen Becken spüre. Die genauen Worte weiss ich nicht mehr, doch da war etwas in Bewegung geraten. Nach dieser Sitzung ging ich gelöster heim. Sie zeigte mir noch einige Übungen, die ich für mich machen könnte. Wir verabredeten uns nochmals für den nächsten Morgen. Es war sehr beeindruckend. Ich fühlte mich viel besser und das nach diesem furchtbaren Arztbesuch, bei dem ich mich nicht ernst genommen fühlte. Natürlich, der Arzt machte nur seinen Job und – so meine Interpretation – er ist ja auch nur ein Mensch, hat gute und schlechte Tage. Dieser war wahrscheinlich einer der schlechteren. Am nächsten Morgen war ich also nochmals bei Françoise für eine erneute Behandlung. So gegen 22.00

Uhr an diesem Abend setzten dann Wehen ein. Und plötzlich war es ziemlich klar. Es waren Wehen. Ich hatte mich in der letzten Zeit auch mental auf die Wehen vorbereitet. Mitgehen wollte ich mit ihnen. Sie zulassen, sie empfangen, wie Wellen im Meer und mittreiben, oder mich wie ein Akt der Liebe darauf einlassen. Ich hielt die Wehen sehr gut aus. Sie wurden regelmässiger. Da ich natürlich bedingt durch meinen Fehlalarm nicht genau wusste, wann ich Samuel, meinen Mann, nun wecken sollte, sog ich quasi die Wehen in mich hinein. Es waren wie „Freudewehen", ich kann es nicht anders beschreiben. Samuel schlief noch und um ca. 5 Uhr – 5.30 Uhr wurden sie dann heftiger; alle paar Minuten über eine Minute lang zog sich mein Bauch von oben nach unten zusammen. Das Baby bewegte sich ständig. Mein Gefühl war, es wollte kommen und stiess sich mit den Beinchen an meinem Bauch ab, um hinunter zu kommen.

Um 6 Uhr morgens kamen wir im Spital an. Die diensthabende Hebamme untersuchte mich und sah, dass es langsam losging. Der Muttermund war geöffnet, jedoch nur wenig. Die Wehen auf dem Wehenschreiber schlugen ganz schön aus. Leider war das Köpfchen noch nicht im kleinen Becken, so dass es die Hebamme immer noch nach oben schieben konnte. Es musste also noch weiter runterkommen. Um ca. 9 Uhr gab es den Dienstwechsel der Hebammen. Die Hebamme war älteren Semesters und ihre Bemerkungen liessen meinen Mut von Stunde zu Stunde sinken. Trotz allem hielt ich die Wehen gut aus. Nach einer Weile verlor ich dann den Schleimpfropfen. Die Blase war noch nicht geplatzt. Sie meinte lakonisch, ich hätte ja schon einen Kaiserschnitt gehabt, auf was wir warten wollten? Also 20 Stunden sollten wir dann nicht an dieser Geburt „herum machen". Sie war auch ziemlich grob. Während heftiger Wehen untersuchte sie mich erneut. Nein, das Köpfchen hat sich seit 9.00 Uhr nicht verändert, es sei noch nicht unten. Um ca. 11.00 Uhr, die Wehen waren inzwischen sehr heftig, fragte ich sie, ob ich noch stärkere Wehen bekommen würde. Sie meinte: „Nein, nein, das sind Geburtswehen." Von da her sei alles in Ordnung. Sie sagte im selben Atemzug, dass um 12.00 Uhr der OP frei wäre, wir könnten es doch nun holen. Das war mir zuviel. Zusammen mit Samuel sagten wir ihr, dass es uns zu schnell gehen würde und dass wir dem Baby und uns noch ein bisschen Zeit geben wollten. Ich hätte jetzt schon so lange Wehen, dass ich es aber auf jeden Fall noch etwas aushalten würde. Sie meinte nur kurz, dass ich dann bis zum Abend warten müsste, weil der OP bis dahin besetzt sei. Es war mir egal, ich brauchte einfach noch ein wenig Zeit. Wir vereinbarten bis etwa nachmittags zu warten, wenn sich dann nichts verändert hätte, müssten wir uns entscheiden.

Ich spürte wirklich intensiv, wie Emanuel kommen wollte und er, aus uns nicht erklärbaren und später aus vermutlichen Gründen, nicht kommen konnte. Gebannt warteten wir also auf die nächste Untersuchung der Hebamme kurz nach dem Mittagessen. Die Diagnose war dieselbe geblieben. Er war nicht im kleinen Becken. Diesen Moment werde ich zeitlebens nicht vergessen. Wir mussten uns schweren Herzens entscheiden, haben uns angesehen und ich realisierte, dass auch Samuel Tränen in den Augen standen. In diesem Moment war er mir gefühlsmässig ganz nah und hat ganz deutlich gespürt, wie es mir ging. Er hätte sich für mich auch eine Spontangeburt gewünscht und er wusste, wie es in mir aussah. Als der Entscheid gefallen war und die Hebamme mir dann ein Mittel gegen die Wehen gab, konnte ich den Schmerz plötzlich nicht mehr ertragen. Die Wehen waren mit einem mal unerträglich. Ich fühlte mich müde, hilflos und einfach unsagbar traurig. Nein, als Versagerin kam ich mir nicht vor, aber ich war einfach traurig. Ich habe geheult wie ein Schlosshund. Alles wurde vorbereitet und um 15.30 Uhr war ich bereits im OP. Das ganze Ärzteteam hatte sich um mich versammelt.

Dieses Mal empfand ich es nicht mehr ganz so positiv. Auch die Narkoseärztin war nicht mehr dieselbe, welche mir bei Joshua die Periduralspritze setzte. Damals – vor 4 Jahren – spürte ich nach 30 Sekunden nichts mehr und genau 40 Minuten nach der Operation spürte ich meine Beine schon wieder. Doch dieses Mal war wirklich alles anders. Ich wünschte mir einfach nur, dass wenigstens alles gut ging. Die nun folgende Operation empfand ich etwas hektisch, doch das stramme Kerlchen hatte es endlich geschafft. Da konnte ich unser kleines Wunder umarmen und küssen. Wir weinten beide vor Glück.

Meinen Wunsch, so schnell wie möglich nach Hause zu gehen, erfüllte mein Arzt. Er entliess mich schon am nächsten Tag. Er gab mir alle wichtigen Informationen für meine Hebamme im Wochenbett mit nach Hause und wünschte mir alles Gute. Ich war ihm sehr dankbar dafür. Wie schön war es zu Hause zu sein!

Die ersten zehn Tage zu Hause mit Kind waren wunderbar. Alles lief fast wie am Schnürchen. Das Stillen bereitete keine wesentlichen Probleme, das Einpendeln des Rhythmus mit Emanuel funktionierte recht gut, er war ein angenehmes Baby und die Betreuung durch die Hebamme war unterstützend und hilfreich. Nur meine Bauchnarbe wollte nicht ganz so gut heilen. Mein negatives Empfinden, dass bei der Operation etwas schief gelaufen war (trotz allen positiven Bemühungen), sollte sich bewahrheiten. Warum liess mich das Glück in so einem wichtigen Moment im Stich? Auf der einen Seite hatte sich die Narbe leicht entzündet. Wie so oft gibt es dann eine Kettenreaktion auf negative Erlebnisse.

Ich informierte den Arzt, welcher mir in der Praxis eine Salbe zum Abholen bereitstellte. Es wurde nicht besser, ich fühlte mich zunehmend sehr schlapp und so wie es aussah, hatte ich vermehrt Fieber in der Nacht. Es kam vor, dass ich schweissgebadet das Pyjama wechseln musste. Ich und Fieber, das gab es selten. „Dann bin ich wirklich krank", so sagte ich immer. Doch mein Arzt wollte es nicht Ernst nehmen, obwohl er fünf Wochen später bei der Abschlusskontrolle meinte, dass die Gebärmutter noch etwas vergrößert sei. Er verschrieb mir ein Rezept mit einem Mittel, welches helfen sollte, dass sich die Gebärmutter noch besser zurückbilden könnte. Sollten die Schmerzen stärker werden, könnte ich immer noch entscheiden, ob ich dieses Medikament nehmen wollte oder nicht. Zu meiner Narbe, die immer noch nicht 100%ig verheilt war, sagte er nichts. Auf der Beilagepackung las ich, dass die Muttermilch davon vorübergehend zurückgehen und sich eventuell der Blutdruck des Babys erhöhen könnte. Ich stand den Tränen nahe. Natürlich nahm ich dieses Medikament nicht ein. In der „Hebammensprechstunde" las ich einen Erfahrungsbericht einer Mutter, die dieses Mittel einnahm. Die Nebenwirkungen waren bei ihr wirklich wie im Prospekt beschrieben und fatal. Ich besorgte mir stattdessen ein homöopathisches Mittel, das mir ohne solche Nebenwirkungen für die Gebärmutterrückbildung erfolgreich half.

Trotzdem wurde ich schwächer und schwächer. Ich ass nicht mehr und war nur noch apathisch. Es musste etwas geschehen. Wir telefonierten meiner Hebamme aus dem Wochenbett. Sie war gemäss Anrufbeantworter die nächsten vier Tage an einem Kurs. Ich wartete und ersehnte ihre Kontaktaufnahme. Die Schmerzen wurden immer schlimmer, das Fieber kletterte mittlerweile auch tagsüber auf über 38,5 Grad. Endlich kam Brigitte aus dem Kurs zurück und kam sofort zu mir. Mein Zustand gefiel auch ihr nicht mehr, denn sie wollte sofort mit dem Arzt in der Praxis sprechen. Doch es war Mittwoch, sein freier Tag. Sie hielt mich an, sofort anderntags anzurufen und vorbeizugehen oder mich im Spital zu melden. Meine Signale deuteten auf eine Entzündung hin.
Ihre innere Unruhe liess mich irgendwie aufhorchen. Plötzlich hatte ich Angst vor Blutvergiftung und dergleichen. Auch mein Mann machte sich nun Sorgen. Am selben Abend rief er im Spital an, die uns baten, einiges einzupacken und sogleich los zu fahren.

Mit ein paar Sachen und den Kindern fuhren wir ins Spital. Dort nahmen sie mir sofort Blut ab und die Untersuchung im Labor ergab einen sehr hohen Entzündungswert. Sie informierten meinen Arzt. Sie flössten mir einiges an Antibiotikum ein. Im Ultraschallbild sah man dann, dass sich ein faustgrosses Hämatom (Bluterguss) gebildet hatte, welches auf Organe drückte und eine Entzündung ausgelöst hatte. Trotzdem konnte ich weiter stillen. Emanuel ging es während dieser Zeit sehr gut. Er trank nach wie vor und legte an Gewicht zu. Mir kam es so vor, als wenn dies das Gute an der ganzen Geschichte war, dass es ihm immerwährend gut ging und er trotz aller Widrigkeiten gut gedieh. Das war mir wichtig. Insofern konnte ich mit der ganzen Geschichte leben. Nach zehn Tagen ging es mir endlich besser. Ich konnte nun mein Kind wieder in vollen Zügen geniessen.

Was für Erfahrungen habe ich aus all dem gezogen?
Ich war immer ehrlich zu mir selbst, blieb mir treu, konnte meine Ängste und Sorgen mit nahen Menschen teilen, mich ausdrücken und hörte auf meine innere Stimme. Während dieser sechs Wochen hätte ich beim Arzt darauf bestehen müssen, dass etwas nicht in Ordnung sei. Ich wusste es innerlich, doch er nahm es zuwenig Ernst. Ich habe gelernt, dass ich eigentlich am besten weiss, wie es um mich steht. Ein nächstes Mal würde ich darauf bestehen, das Blut früher zu untersuchen. Ich bin noch mündiger und erwachsener geworden. Der Erfahrungsschatz nimmt in so vielen Belangen zu. Das ist bestimmt eine Bereicherung. Abschliessend möchte ich dazu sagen, dass ich keinen Kaiserschnitt mehr möchte, da es doch auch ein Schnitt an Bauch und Seele im wahrsten Sinne ist. Es verheilt zwar sehr gut, doch die Narben bleiben, auch an den inneren Schichten. Ich würde keiner Frau einen vorbereitenden, geplanten Kaiserschnitt ohne Geburtsarbeit empfehlen. Ich bin Brigitte sehr dankbar, dass sie mich ermutigt hat, die Geburt zu probieren, aber es auch anzunehmen, wenn es nicht gehen sollte. Mein Mann hat die Theorie, dass es deshalb nicht mit spontan gebären klappte, weil er sehr gross ist und ich sehr klein bin. Dass das eine ernste Schwierigkeit sein kann, wird oft bestätigt. Unsere Kinder waren bei der Geburt für meine Körpergrösse von 155cm doch recht gross. Zudem habe ich von meiner Rückenoperation eine Restverkrümmung und bei einer Geburt ist jeder Zentimeter beziehungsweise Millimeter wichtig. Hätten sich unsere Kinderlein einen Monat zu früh angemeldet, wären also kleiner gewesen, so wären sie unter Umständen normal zur Welt gekommen.

Aber all das „wäre, wenn und hätte“ ist auch nur Spekulation und so wie es jetzt ist, ist es gut! Wir sind glücklich und die Geburt ist nach 16 Monaten in den Hintergrund getreten. Ich habe viel erlebt, und auch gelernt, damit umzugehen. Ich habe auch Schönes erfahren und mich mit dem Kaiserschnitt inzwischen versöhnt. Ich habe alles versucht, keine Chance ausgelassen. Das ist wichtig. Ich kann darüber sprechen. Es ist gut so!

Gabriela

Geplanter Kaiserschnitt in Vollnarkose

Zufall oder Schicksal? Vor einem Jahr hat mir meine Frauenärztin bestätigt, dass ich schwanger bin. Und auf den Tag genau ein Jahr später hat mich Brigitte gefragt, ob ich meine Geburtsgeschichte für ihr neues Buch aufschreiben möchte. Das hat mich sehr gefreut. Nun versuche ich also, meine Erlebnisse für Aussenstehende einigermassen verständlich zu Papier zu bringen. Das ist gar nicht so einfach. Fiel es mir doch schon während der Schwangerschaft jeweils schwer, jemandem zu erklären, was in mir vorging und was ich fühlte.

Meine Schwangerschaft verlief nicht so, wie ich es mir erträumt hatte. Dass man in 40 Wochen so viele verschiedene kleine und grosse Wehwehchen haben kann, war mir vorher nicht bewusst. Im zweiten Monat bekam ich plötzlich Blutungen. Eine Angst, die ich bis dahin nicht kannte, riss mich in ihren Bann. Manchmal steigerte ich mich derart hinein, dass ich richtige Heulkrämpfe bekam. Zusätzlich hatte ich Angst vor der Angst. Vor dieser beklemmenden und mich vereinnahmenden Angst. Dauernd stellte ich mir vor, dass ich mein Bébé verlieren könnte. Mein Mann Oli musste mich immer und immer wieder trösten und mich in die Arme nehmen. Er musste mir zuhören, obwohl er alles bereits gestern, vorgestern und vorvorgestern schon gehört hatte. Manchmal war das mitten in der Nacht, da hatte ich ja Zeit zum Überlegen. Hinzu kam noch das schlechte Gewissen, das von Nacht zu Nacht grösser wurde, weil Oli ewig aufwachte wegen meinen Heulattacken. Eines Nachts tröstete er mich wieder und sagte, falls es nicht sein sollte, dass wir dieses Bébé bekommen, würden wir trotzdem bald wieder eines haben. Es klingt vielleicht seltsam, aber genau diese Aussage hat mich sehr getröstet, denn Oli hatte sich bis dahin noch nicht bereit gefühlt für ein Bébé. Schlagartig wurde mir noch mehr bewusst, wie sehr ich mir dieses Kind wünschte. Ich fühlte mich schon in diesem frühen Stadium sehr verbunden mit ihm und liebte es über alles.

Endlich versiegten die Blutungen und die Frauenärztin sagte mir, dass mit dem Kind alles in Ordnung sei. Aber ich müsse schon wissen, dass jede fünfte Schwangerschaft frühzeitig beendet werde. Das sei halt so; der Körper regle das selber. Sie sagte dies mit einer Gleichgültigkeit, die mich erschreckte. Dies sagte sie mir übrigens auch schon, als ich zu Beginn der Blutungen bei ihr war! Im Nachhinein fasse ich mir an den Kopf, wieso ich nicht sofort den Arzt gewechselt habe. Als sie mir dann erst im 4. Monat erklärte, dass sie keine Geburten im nahegelegenen Belegarztspital „mache" und mich deshalb ins Kantonsspital überweisen wollte (für einen Ultraschall mit Organ-Screening), platzte mir der Kragen. Wieso hatte sie mir das nicht bereits am Anfang der Schwangerschaft gesagt? Und wieso nahm sie einfach an, dass ich im Kantonsspital gebären wollte? Das fand ich eine Frechheit. Warum fragte sie mich nicht, was ich mir vorstellte oder wünschte in Bezug auf den Geburtsort? Unmissverständlich erklärte ich ihr, dass ich nicht freiwillig in diesem Spital gebären würde (Ich habe dort zu einem früheren Zeitpunkt anderweitig schlechte Erfahrungen gemacht). So hat sie mich für diesen speziellen Ultraschall an einen Arzt verwiesen, der über die nötigen Apparate verfügt und der auch Belegarzt in meiner Wunschklinik ist. Bereits beim ersten Termin fühlten Oli und ich uns bei ihm sehr wohl, ernst genommen und gut beraten.

Nach den Blutungen folgten drei Wochen Übelkeit. Aber nicht wie bei vielen Frauen am Morgen, nein, bei mir dauerte dieser Zustand den ganzen Tag an. Wenigstens musste ich in dieser Zeit nur zwei- oder dreimal erbrechen, aber diese konstante Übelkeit hat mich in vielen Aktivitäten eingeschränkt. Nach den Blutungen und der Verlustangst empfand ich dies aber nicht mehr als so schlimm. Die Blasenentzündung, die meine Frauenärztin zirka im fünften Monat diagnostizierte, beunruhigte mich schon mehr. Das heisst, eher die Tatsache, dass sie mir gleich Antibiotika verschrieb! Das Ganze wurde mir per Brief mit beigelegtem Rezept mitgeteilt. Ich glaubte nicht an diese Diagnose, zumal ich überhaupt keine Beschwerden spürte. Und Blasenentzündungen hatte ich früher wirklich schon zur Genüge. Gerne hätte ich Sitzbäder gemacht und homöopathische Mittel genommen, wie ich es normalerweise tue. Noch nie nahm ich deswegen Medikamente - trotzdem schluckte ich schliesslich das Antibiotikum. Ich überhörte meine eigene innere Stimme, dass es auch ohne gehen würde, so wie die vielen Male zuvor. Heute würde ich mich von einem zweiten Arzt untersuchen lassen. Aber im Nachhinein ist man ja immer gescheiter.

Die Auflockerung der Symphyse (Schambeinknochen) bereitete mir ziemliche Schmerzen, auf der Seite liegen wurde allmählich zur Qual und in Rückenlage bekam ich Atemnot. Wir stellten also das Kopfteil hoch, was für Oli nicht sehr angenehm war, da wir zwar zwei Bettgestelle haben, aber nur eine Matratze. Und weil sich gegen Ende der Schwangerschaft immer mehr Wasser in meinen Beinen ansammelte, musste auch das Fussteil hochgestellt werden. Wie eine Banane schlief ich also die letzten zwei, drei Monate der Schwangerschaft.

Die Geburt sehnte ich schon fast herbei, obwohl ich natürlich auch Angst und Respekt davor hatte. Zum guten Glück hatten wir „einen Fels in der Brandung", unsere Doula Claudia. *(Anmerkung der Herausgeberin: Doulas sind Frauen, die andere Frauen während der Geburt begleiten, mit ihnen ins Spital gehen und die ganze Zeit bis zur Geburt bei ihnen verbringen, ihnen also neben der Hebamme zusätzliche Unterstützung und Ermutigung geben.)* Ich kenne Claudia seit meiner Kindheit, wir waren viele Jahre Nachbarinnen. Und da sie Kurse für Geburtsvorbereitung, Rückbildung und Geburtsbegleitung gibt, war klar, dass ich sie gerne in Beschlag nehmen würde. Oli war sofort damit einverstanden, was mich sehr freute. Auch mein Belegsarzt respektierte unseren Wunsch, dass wir Claudia dabei haben wollten.

Am Ende der 31. Woche musste ich wieder zur Schwangerschaftskontrolle. Oli war auch dabei, denn es wurde ein Ultraschall gemacht. Der Arzt zeigte uns auf dem Bildschirm, dass sich unser Mädchen von der Kopflage zurück in die Beckenendlage gedreht hatte. Komischerweise beunruhigte mich diese Nachricht nicht sehr. Wahrscheinlich lag es daran, dass der Arzt ganz ruhig blieb und uns viele Tipps gab. Er sagte, wir sollten viel mit Zoë sprechen und ihr den Weg zeigen. Es gäbe überhaupt keinen Grund zur Besorgnis oder gar Panik. Beruhigt durch seine Worten begannen wir Zoë den Weg zu zeigen.

Täglich streichelten wir den Weg über den Bébébauch oder leuchteten ihn mit einer Taschenlampe ab. Claudia erzählte mir dann vom Moxen und gab mir die Adresse von einer Hebamme. Ich wartete aber noch ein paar Tage, bis ich mich bei Brigitte meldete. Aus einem Buch wusste ich, dass man beim Moxen mit einer Beifusszigarette den kleinen Zeh „erwärmt". Das stellte ich mir schmerzhaft vor. Hätte ich gewusst, wie das wirklich geht, hätte ich nicht so lange gewartet. Es war überhaupt nicht schmerzhaft und es gab mir die Gewissheit, Zoë bei ihrer Drehung in die Kopflage zu unterstützen. Dass es aber sein konnte, dass sich unsere Kleine trotzdem nicht dreht, wusste ich. Bei Brigitte fühlte ich mich vom ersten Telefongespräch an in den richtigen Händen. Sehr einfühlsam und verständlich erklärte sie mir all ihre Handlungen. Vier- oder fünfmal probierten wir, mit dem Moxen Zoë zur Drehung zu bewegen. Brigitte gab mir ausserdem noch den Tipp mit der „indischen Brücke". Sie gab mir eine Skizze mit und Oli und ich turnten mit unserer Zoë im Bauch.

Ein paar Mal dachten Oli und ich, dass sich unser Bébé gedreht habe. Wir meinten, es ertastet zu haben oder es bewegte sich so stark, dass ich annahm, es drehe sich. Bei den Arztkontrollen wurde uns aber jedesmal das Gegenteil gesagt, unsere Tochter blieb unverändert in Beckenendlage. Wir setzten uns immer mehr mit dem Thema Kaiserschnitt auseinander. Eine natürliche Geburt kam für mich nicht in Frage, obwohl ich wusste, dass dies möglich war. Zu gross war meine Angst, diese Verantwortung konnte und wollte ich nicht übernehmen. Ich hatte einfach zu wenig Vertrauen, dass es gut gehen würde mit einer natürlichen Steisslagengeburt. Ich war zu sehr geprägt von der generell verbreiteten Meinung eine natürliche Steisslage sei sehr risikoreich. Ich hätte mir nie verziehen, wenn etwas passiert wäre, nur weil ich normal gebären wollte. *(Anmerkung der Herausgeberin: Bitte lesen Sie dazu auch den Beitrag von Dr. Michael Krause vom Klinikum Süd in Nürnberg, zur natürlichen Geburt von Steisslagenkindern, auf Seite 152).* Und so wälzten wir Bücher und sprachen oft über den Kaiserschnitt. Die Hoffnung auf Zoës Purzelbaum gaben wir dennoch nie auf! Für mich war es sehr gut, dass der Geburtstermin erst in ein paar Wochen war. So konnte ich mich langsam an das neue Thema herantasten. Bin ich doch im zarten Alter von 14 Jahren im Biologieunterricht wegen eines

Plastiktorsos umgekippt. Alle medizinischen Handlungen bewirken einfach, dass mir innert kürzester Zeit sehr übel wird oder ich in Panik gerate. Wir machten es einfach so, dass Oli in den Büchern zuerst schaute, ob es „gruslige" Bilder hatte oder nicht. Wenn ja, las er mir die Texte vor, sonst las ich selber. So allmählich konnte ich mich mit dem Kaiserschnitt anfreunden. Hauptsache, unser Kind kommt gesund und munter zur Welt!

Das nächste Thema war dann die Narkose. Eine Bekannte, die ebenfalls einen Kaiserschnitt bekommen hatte, bot mir an, mir ihre Geschichte zu erzählen. Sie nahm sich extra einen Abend frei, um mit mir zu telefonieren. Es war irgendwie aufregend, jemandem alle Fragen stellen zu können, die einem auf der Zunge lagen und dabei diesen Menschen auch noch näher zu kennen. Sie erzählte mir ohne zu beschönigen und ohne Übertreibungen ganz ehrlich, wie sie es erlebte hatte. So erfuhr ich, was man alles mit bekommt bei einem Kaiserschnitt mit Lokalanästhesie (PDA-oder Spinalanästhesie). Dass man schräg auf dem OP-Tisch liegt, dass man hört, wie sie das Fruchtwasser absaugen, dass man jede Bewegung und das Ziehen und Zerren spürt, welches die Ärzte verursachen - einfach ohne Schmerzen. Schon bei diesen Schilderungen wurde mir fast übel, ich bin da einfach extrem empfindlich und habe diese Gefühle auch nicht unter Kontrolle. Ein Vorteil wäre, sagte sie, dass ich den ersten Schrei des Kindes mitbekäme, der erste Blickkontakt usw. Aber dann müsse der Mann mit dem Bébé raus gehen, weil es im Operationssaal zu kalt sei und die Frau warten müsse, bis alles vernäht sei.
Dies gab mir den Rest. Für mich war in diesem Moment klar, dass ich ganz weg sein wollte. Ich war überzeugt, dass es mir sonst während der ganzen Zeit speiübel sein würde. Und das Spüren ohne Schmerzen, das musste ich bereits einmal bei der Entfernung eines Muttermales miterleben. Das „Gezupfe" war für mich sehr schlimm gewesen, lieber hätte ich die Schmerzen gehabt. Und das, obwohl ich ein sehr schmerzempfindlicher Mensch bin. Viele verstehen jetzt wahrscheinlich trotzdem nicht, wie ich mich für eine Vollnarkose entscheiden konnte. Aber die oben genannten Gründe waren für mich entscheidend und ich bin dankbar, dass ich diese Bekannte hatte, die mir alles so genau schilderte. Mir war bewusst, dass vielleicht der

Zeitpunkt kommen würde, in dem ich diesen Schritt bereuen oder den ersten Schrei von Zoë vermissen würde. Aber für mich stimmte es so eher und so kalt es klingen mag: Die Vorteile überwogen die Nachteile. Mein Arzt, Oli und unsere Doula Claudia akzeptierten glücklicherweise meine Entscheidung.

Dies war also geklärt. Für mich war aber trotz immer wahrscheinlicher werdendem Kaiserschnitt sehr wichtig, dass Zoë selber entscheiden konnte, wann sie zur Welt kommen wollte. Ausserdem wollte ich wissen, wie es ist und wie es sich anfühlt, wenn es losgeht. Mein Arzt respektierte auch diesen Wunsch und war bereit, soweit wie möglich auf den Wehenbeginn zu warten mit dem Kaiserschnitt. In der Zwischenzeit hatte ich leichte Zeichen einer Präeklampsie entwickelt, einer sogenannten, Schwangerschaftsvergiftung, deren Zeichen und Verlauf vom Arzt genau beobachtet wurden.
(Anmerkung der Herausgeberin: Verschiedene Hinweise wie deutlich erhöhter Blutdruck, viele Ödeme und Veränderungen bei den Blutwerten gehen einher mit möglichen weiteren Beschwerden wie Kopfweh, Augenflimmern und Oberbauchschmerzen. Dies ist eine Situation in der Schwangerschaft, welche verschiedene Komplikationen für Mutter und Kind zur Folge haben kann und man strebt deshalb die baldige Geburt an.)

Am Abend vor dem errechneten Termin kam Claudia, meine Doula, zu Besuch. Sie versuchte mit Hilfe des Geburtsöls und Akupunktmassage Wehen zu stimulieren. Während zwei Stunden spürte ich dann auch tatsächlich ein Ziehen und leichte Schmerzen im Bauch. Mehr passierte aber leider nicht. Zwei Tage später war der nächste Arztbesuch geplant. Die Nachricht des Arztes nahm ich gefasst entgegen. Wir müssten Zoë jetzt auf die Welt holen, da die Gefahr einer akuten Präeklampsie bestehe. Er wollte mich gleich in die Klinik einweisen lassen, der OP war aber zum Glück den ganzen Morgen besetzt.

So musste ich erst am nächsten Morgen um acht Uhr in die Klinik einrücken. Wir räumten meine Sachen in den Schrank und kurz darauf kam bereits eine Hebamme, um mir die Infusion zu stecken und mich zu rasieren. Sie informierte mich, dass ich den Blasenkatheter erst bekäme, wenn ich schon in der Narkose sei. Das freute mich natürlich, denn ich wusste nicht, wie sich das anfühlt. Gegen 10.30 Uhr kam unsere Doula Claudia mit einer grossen Portion Vorfreude und Mutmacher im Gepäck. Es war schön, sie an unserer Seite zu haben. Mit der Hebamme haben wir dann den Ablauf besprochen: Oli und Claudia kämen beide mit in den OP. Wenn Zoë da wäre, ginge Oli mit ihr mit und übernähme an meiner Stelle das Bonding. Er würde die ganze Zeit bei ihr bleiben, was mir sehr am Herzen lag. Ich wollte unter keinen Umständen, dass Zoë alleine, das heisst ohne einen von uns beiden wäre. Claudia blieb die ganze Zeit bei mir, was mir viel Sicherheit und Geborgenheit gab, zumal wir uns ja sehr gut kannten.

Die Wartezeit bis zur Entbindung (ich nenne es ungern Operation) ging sehr rasch vorbei. Ich erinnere mich, dass ich sehr ruhig und gefasst war. Für mich war die Ankunft unseres Kindes nach den vielen Wochen der Hoffnung und auch des Leidens eine Erlösung. Kurz nach zwölf Uhr kam die Hebamme mit dem Katheter in der Hand ins Zimmer. Es müsse doch schon vorher sein, sagte sie. Wenn ich gewusst hätte, dass es überhaupt nicht schmerzt, wäre mir einiges Bauchweh erspart geblieben. Und dann hiess es: Ab in den OP mit meinem Kraftstein in der Hand, den mir meine Mutter geschenkt hatte.

Als ich vom unsterilen Bett auf die Bahre im sterilen OP-Bereich klettern musste, wurde mir der Ernst der Lage bewusst. Ich roch die OP-Gerüche und meine altbekannte Panik überrollte mich. Von diesem Moment an hatte ich keine Kontrolle mehr über meine Beine, sie zitterten so stark, die Schwestern mussten sie richtig auf die Bahre drücken. Sie schoben mich in den OP und zu meinem Erschrecken bekam ich noch ziemlich viel mit. Noch immer hellwach wurde mir der Bauch desinfiziert, die Instrumente wurden bereitgelegt (Ich habe sie natürlich NICHT angeschaut!) und die Sicht auf das Operationsfeld wurde abgedeckt. Als Oli und Claudia endlich ganz in Grün gekleidet bei mir standen und Händchen hielten, wurde ich ruhiger. Und als ich dann zwischen all den Leuten meinen Arzt entdeckte, der mir Mut zusprach, konnte es losgehen. Ich wurde müder und müder und ich erinnere mich an einen sehr schönen, warmen Traum.

Peng! Und plötzlich war ich wieder wach - und wie! Ich hatte Schmerzen, solche Schmerzen, die mich fast ohnmächtig werden liessen. So etwas hatte ich bisher noch nie in meinem Leben gespürt. Obendrein konnte ich alles nur ganz verschwommen wahrnehmen. Aber dann hörte ich sie, die Stimme von meiner, unserer Doula Claudia. Wieder war sie wie ein Fels in der Brandung für mich, einfach und vor allem für mich da. Langsam begriff ich, dass ich nun Mama war, wie lange hatte ich auf diesen Moment gewartet! Und dann, endlich kam Oli mit einem sonnengelben Bündel auf dem Arm in den Aufwachraum. Voll väterlichem Stolz legte er mir unsere Zoë auf die Brust. Wie wir es uns wünschten, war sie nackt, nur mit einer Windel bekleidet. Ich weinte vor lauter Glück und staunte über das kleine grosse Wunder. Das war der allerglücklichste Moment in meinem Leben und das Schönste war, dass ich mein Glück anfassen und knuddeln konnte!

Obwohl ich erst knapp zweieinhalb Stunden nach der Geburt mit dem Stillen begann, klappte es sehr gut. Zoë war verständlicherweise sehr hungrig und akzeptierte die neue Nahrungsquelle auf Anhieb. Am Tag darauf wurde der Katheter entfernt und ich musste das erste Mal wieder aufstehen. Das war ein ganz komisches Gefühl, ich war richtig schwach und konnte kaum stehen. Ein paar Stunden später konnte ich aber bereits zur Toilette gehen, was für mich ein grosser Fortschritt war. Am zweiten Tag haben sie mir die Infusion entfernt und ich verspürte langsam wieder Hunger. Tag für Tag erholte ich mich mehr, übte fleissig das Aufstehen und lief den Gang auf und ab. Und an jedem dieser Tage war Oli von morgens bis spät abends an meiner Seite. Er half mir, wo er nur konnte. So war auch er derjenige, welcher mir das Wickeln und die Nabelpflege zeigte. Ich bin ihm sehr dankbar für seine Geduld mit meiner (manchmal schwierigen) Person und für sein Verständnis während der Zeit des Baby-Blues.

Der Arzt war sehr zufrieden mit der Gebärmutter-Rückbildung. Es war für mich auch nicht so eine grosse Sache, das vermehrte Ziehen im Bauch während des Stillens auszuhalten. *(Anmerkung der Herausgeberin: Während dem Stillen werden Hormone ausgeschüttet, welche Kontraktionen auslösen, die die Gebärmutterrückbildung fördern.)*

Ich habe einfach immer gedacht, dass Zoë nun hilft, dass die Wunde gut verheilt. Ebenfalls ein grosses „Trösterli" war für mich, dass alle fanden, dass Zoë ein sehr schönes Bébé sei. Kein Wunder, sie musste sich ja auch nicht durch den engen Geburtskanal schieben. So blieb ihr eine Sturmfrisur erspart.

Auf die Heimkehr als Familie freute ich mich schon die ganze Woche über. Doch als wir dann ankamen, fand ich es gar nicht mehr so lustig. Ich musste mich erstmal daran gewöhnen, wie ich jetzt am besten vom Sofa aufstehen oder wie ich die Kleine möglichst schmerzfrei aus der Wiege nehmen konnte. Ich war oft am Rand der Verzweiflung, weil ich von meinem Körper regiert wurde. Wie hatte ich doch die Zeit nach der Geburt herbei gesehnt und mir ausgemalt, wie wunderschön alles sein würde! An die Schmerzen hatte ich dabei nie wirklich gedacht. Ebenso wenig daran, dass Oli die Kleine nachts eventuell gar nicht hören würde, wenn sie aufwacht und weint. Schlimm waren die Tage, als Oli wieder arbeiten musste. Oftmals fühlte ich mich schlichtweg überfordert mit Zoë, was damit endete, dass wir beide weinten. Aber es tat mir gut alles rauszulassen. Mit der Zeit wurde mir bewusst, dass ich auch seelische Schmerzen bezüglich des Kaiserschnitts hatte. Diese rührten aber nicht daher, dass ich mich als Versagerin fühlte. Es war eher die Tatsache, dass ich operiert wurde. Für mich war das wirklich die von Brigitte in ihrem Buch „Geburt – ein schwerer Anfang leichter gemacht" beschriebene Reise der Inanna. Alles musste ich hergeben, meine tiefsten Ängste in Bezug auf alle medizinischen Eingriffe überwinden und mich öffnen, um meine Tochter begrüssen zu können. Und dieser ganze Bewusstwerdungsprozess passierte so tief in mir drin, dass es zwar nicht dauernd, aber wenn, dann konzentriert aus mir raus musste. Ich hatte richtige Weinkrämpfe und konnte und wollte diese nicht abstellen. Es waren Hilfeschreie meiner Seele, das weiss ich heute. Aber ich konnte mich Oli nicht richtig mitteilen, ich konnte nicht in Worte fassen, was mir so weh tat...

Und so meldete ich mich bei Brigitte zur Geburtsverarbeitung an. Endlich war mal jemand nur für mich da und hörte mir richtig zu. Und wenn ich etwas nicht in Worte fassen konnte, stellte sie die richtigen Fragen. So konnte ich mich richtig mit der „Bauch-Geburt“ auseinander setzen. Zum Schluss gab sie mir noch Bachblütentropfen und eine Narbencreme mit. Die Tropfen nahm ich fleissig ein, das Einreiben mit der Creme haperte jedoch. Noch immer war ich nicht bereit, meine Narbe anzufassen. Der Gedanke, dass ich genau dort geöffnet worden war, ekelte mich. Diese Stelle konnte und wollte ich einfach nicht berühren. Zum guten Glück übernahm Oli auf Brigittes Vorschlag diese Aufgabe und ehrte auf diese Weise „Zoës Tor“. Ich meinerseits massierte dafür seine Bauchnarbe, die zwar schon älter ist, aber noch richtig vorbereitet werden musste für die Entstörung. So ging das eigentlich ziemlich gut und ich musste meine Narbe gar nie anfassen. Was natürlich auch keine Lösung war. Anschauen konnte ich sie anfangs nur aus zirka eineinhalb Meter Abstand vom Spiegel. Eines Tages, als ich wieder mal mit halbzugekniffenen Augen die Narbe betrachtete, sagte Oli etwas, das ich ihm nie vergessen werde. Er hatte Zoë auf dem Arm und zeigte auf meine Narbe und sagte zu ihr: “Schau Zoë, das ist dein Tor in diese Welt.“ Das war der langersehnte, heilende Balsam für meine Seele!

Das zweite Mal bei Brigitte machte sie mit mir eine Traumreise, die Reise der Inanna. Schritt für Schritt begleitete sie mich nochmals durch die Geburt. Der grösste Schritt war, dass ich meine Narbe berührte, geführt von Brigitte. Die Narbe pulsierte richtig dabei und ich ertastete sie wirklich das erste Mal. Ein aufregender Moment für mich, auf den ich sehr stolz bin. In den folgenden Wochen merkte ich, wie alle inneren Wunden langsam heilten und es mir immer besser ging. Immer leichter konnte ich mich bewegen und auch die Wassereinlagerungen verschwanden langsam. Knapp vier Monate nach der Geburt war ich wieder bei Brigitte. Diesmal für eine Craniosacral-Behandlung. Das war wie eine Massage ohne durchgeknetet zu werden oder sich auszuziehen. Sie berührte mich manchmal kaum, so fein waren die Bewegungen zum Teil, aber die Reaktionen in meinem Körper waren enorm. Es kribbelte ganz angenehm und mir wurde wohlig warm. Ich konnte richtig die Seele baumeln lassen und fühlte mich leicht wie eine Feder im Wind.

Seit diesem Tag kann ich ganz ehrlich sagen, dass es mir wirklich gut geht. Ich weiss, dass ich die Geburt verarbeitet und nicht verdrängt habe. Und das ist sehr wichtig für mich. Ich weiss nun, dass ich die nötige Kraft und Energie in mir habe und diese auch anzapfen kann. Und wenn ich es nicht alleine schaffe, dann hole ich mir Hilfe. Felsenfest bin ich inzwischen davon überzeugt, dass mir die Bachblüten sehr geholfen haben. Nach dieser schwierigen Anfangszeit geniesse ich das Leben mit meiner neuen kleinen Familie sehr. Gerne sage ich inzwischen während der Narbenmassage zu meiner kleinen süssen Tochter Zoë:

„Ein besonderer Weg, ein besonderes Tor
für einen ganz besonderen Menschen“

Claudia

Zweimal Kaiserschnitt – Geburtsverarbeitung nach neun Jahren

Die Entbindung meiner zwei Kinder durch Kaiserschnitt liegt nun schon viele Jahre zurück. Genauer genommen, zehn und sechs Jahre. Ich musste jedoch vor einiger Zeit merken, dass ich diesen Eingriff und die Art und Weise wie es zum Kaiserschnitt kam, immer noch nicht wirklich verarbeitet hatte, innerlich noch nicht im Frieden damit war. So kam es, dass ich mich nach so vielen Jahren nochmals intensiv damit beschäftigt habe. Kaiserschnitt, ein operativer Geburtsvorgang, dessen technischer Ablauf mir mehr oder weniger bekannt war. Kaiserschnitt, ein Thema, mit dem ich mich auch während der Schwangerschaft nie ernsthaft befasst hatte, witterte ich doch seit der Aussage meiner Frauenärztin, ich hätte ein ausgesprochen gebärfreudiges Becken, beim Gebären meine Sternstunde.

Geburt, ein Erlebnis, das ich mir absolut überwältigend vorstellte. Das Gebären eines Kindes als Vollendung meines Frauseins und unserer Liebe, verbunden mit etwas Urhaftem. Die Geburt unseres ersten Kindes war ein Ereignis, dem ich mit freudiger Spannung entgegensah.

Am 20. April 1993 war ich bei meiner Frauenärztin zum Kontrolltermin geladen. Ich hatte viele Ödeme, also Wasser, eingelagert, und arbeitete immer noch voll im eigenen Betrieb. Ich fühlte mich zwar rund, aber gut. Nachdem meine Ärztin eine Weile überlegt hatte, eröffnete sie mir, dass es für das Kind wohl das Beste wäre, wenn ich nun ins Krankenhaus gehen und man die Fruchtblase öffnen würde, um die Geburt einzuleiten. Ich wusste nicht, wozu dies gut sein sollte, da ich bis jetzt keinerlei Wehen hatte, vertraute aber meiner Ärztin. *(Anmerkung der Herausgeberin: In dieser Situation war es absolut unklar warum dies für das Kind gut sein sollte. Claudia erhielt keinerlei Begründung. Ihr hätte aber von der Ärztin erklärt werden müssen, warum dies notwenig sein sollte. Wichtig und aufschlussreich wäre es auch gewesen, wenn Claudia den Mut und die Geistesgegenwart gehabt hätte, nachzufragen).*

Mit der von der Ärztin zugesagten freudigen Aussicht vor Augen, noch am gleichen Tag Mutter zu werden, fuhr ich nach Hause, nahm die Wäsche von der Leine und packte die Bastelartikel für die Geburtsanzeigen sowie das Notwendige fürs Krankenhaus ein. Anschliessend wollte ich meinen Mann wie besprochen im Geschäft abholen. Wir haben ein Hotel mit Restaurant und der Mittagsservice war noch in vollem Gange. So wäre ich beinahe alleine ins Spital gefahren, wenn da nicht noch ein winkender, werdender Kindsvater in spe hinter dem Wagen hergerannt wäre. Er wollte also trotz der vielen Arbeit von Anfang an dabei sein.

Im Krankenhaus wurde mir mein Zimmer zugewiesen, wo ich mich vorerst einrichtete. Darauf wurde ich das erste Mal untersucht und die Fruchtblase wurde geöffnet. Danach geschah erst einmal stundenlang nichts, abgesehen davon, dass ich mich mit der ausgesprochen sympathischen Hebamme anfreundete - eine Freundschaft, die bis heute anhält und die mir bei der Verarbeitung meiner Geburtserlebnisse sehr hilfreich war. Mein Mann ging wieder ins Geschäft und die Hebamme und ich versuchten, das Ganze mittels Homöopathie noch etwas mehr anzuregen. Gegen Abend kehrte der werdende Vater zu-

rück und war erstaunt, dass noch nicht mehr los war. Tja, nun war der Trick mit der Badewanne angesagt, aber auch da passierte nichts, also wurden mir Wehenmittel gegeben und so langsam bekam ich das Gefühl, dass sich hier doch noch eine Geburt anbahnen könnte.
Plötzlich ging's dann von 0 auf 100 los, ich hatte alle drei Minuten Wehen, war jedoch immer noch top motiviert und wartete gespannt darauf, was weiter geschehen würde. Abgesehen von den Wehen leider nicht viel!

Gegen Mitternacht rief die Hebamme meine zu Hause auf Abruf stehende, inzwischen aber schlafende Frauenärztin an und meldete den Zwischenstand. Nur kurze Zeit später war diese vor Ort, untersuchte mich und teilte mir mit, dass sie einen Kaiserschnitt machen werde. Meine Antwort: „Das glaube ich ja nicht." Ihre Entgegnung war, dass unser Kind feststecke und es das Beste sei, wenn es nun per Kaiserschnitt zur Welt gebracht würde. Ich war eine Erstgebärende, hatte wenig Hintergrundwissen und wollte natürlich keinesfalls, dass mein Kind Schaden nimmt. Ausserdem war ich ja gar nicht gefragt worden, sondern es wurde mir mitgeteilt, was weiter geschehen würde.
Da es für uns bis dahin klar gewesen war, dass ich spontan gebären würde, hatten wir das Thema Kaiserschnitt nie besprochen und waren in der Situation zu wenig gewappnet, um uns Bedenkzeit auszubitten oder Widerstand zu leisten. Obwohl überrumpelt, war ich nicht unglücklich, als mir der Anästhesist die Spinalanästhesie setzte und ich von einem Moment auf den anderen schmerzfrei war. Die OP verlief problemlos und so wurde kurze Zeit später unser Sohn auf die Welt geholt.

Es gefiel ihm von Anfang an nicht sehr auf unserer Welt, er tat sich lange schwer, fühlte sich oft benachteiligt, überfordert und erst seit einigen Wochen habe ich das Gefühl, dass er (Kinesiologie sei dank?) mit sich und seiner Umgebung in Einklang lebt. Reto wird bald zehn Jahre alt! Als Folge meines Kaiserschnitts wurde ich einige Wochen nach der OP geröntgt - mit dem Resultat, zu enge innere Beckenmasse zu haben. Also gab's für mich keine Kompensation für meine etwas fülligen Körperaussenmasse in Form einer super Geburt. So hatte ich es mir in meinen Vorstellungen wenigstens erträumt.

Rund vier Jahre später wurde ich wieder schwanger und schon bald stellte sich die Frage nach der Geburtsart. Eigentlich stellte sich die Frage nur für mich, denn für meine Frauenärztin war von Anfang an klar, dass bei meinen inneren Beckenmassen nur ein Kaiserschnitt in Frage kommt. Ich versuchte zwar, sie zu einer spontanen Geburt zu überreden, richtigen Widerstand leistete ich jedoch nicht, waren wir zu der Zeit doch daran, unser Geschäft aufzulösen und ich wusste, dass mein Mann schon bald Teilzeit an seiner neuen Arbeitsstelle tätig sein würde. Kurz: Wir waren einfach darauf angewiesen, dass ich möglichst bald wieder einsatzfähig und „funktionstüchtig" war.

Oft führte ich Gespräche mit unserem zweiten Kind. Ich versuchte ihm zu erklären, dass ich es gerne spontan gebären würde, plante in meinen Gedanken oft erst im letzten Moment ins Spital zu fahren und dann gemeinsam mit der Hebamme eine natürliche Geburt „durchzuziehen". Es kam anders. Am 22. März 1998 rückte ich planmässig im Spital ein. Der OP-Termin war am darauffolgenden Tag um sieben Uhr. Es war recht hektisch, da vor mir noch ein notfallmässiger Kaiserschnitt eingeschoben wurde und es nach mir noch weitere Kaiserschnitte gab.

Mit der Frauenärztin hatte ich ausgemacht, dass sie die OP-Lampe so drehen würde, dass ich die Geburt darin wie in einem Spiegel mitverfolgen konnte. Und so sah ich, wie mir der Bauch aufgeschnitten wurde, war beeindruckt, wie gut geschützt so ein Kind doch ist und wie ausgesprochen liebevoll meine Frauenärztin unsere Tochter auf die Welt holte. Herzlichen Dank an dieser Stelle für ihr diesbezügliches Verständnis und Entgegenkommen.

Für meinen Mann war das zweite Geburtserlebnis weniger toll, da diesmal das ganze Fruchtwasser auch noch durch die Schläuche neben meinem Kopf ablief, was ziemlich eklig aussehen musste und weshalb er sich kurz nach dem ersten Willkommensschrei unserer Tochter ins Kaffeezimmer verabschieden musste. Christina, meine Tochter, hatte mit ihrer Geburt keine Probleme, was auch ihrem Charakter entspricht. Sie ist mit sich zufrieden und ich bin heute noch tief davon überzeugt, dass es für uns beide leichter war, da wir vorgängig die Möglichkeit hatten, miteinander über die Geburt zu sprechen. Ich habe das Gefühl, dass sie ihren Geburtsweg auf irgendeine Art mitbestimmen konnte.

Vielleicht fragt sich die Leserin oder der Leser, weshalb meine Geschichte in diesem Buch steht? Der Grund ist einfach, aber es dauerte lange, bis ich ihn erkannte.
In den folgenden Jahren bemerkte ich mit der Zeit, dass ich immer, wenn die Rede vom Gebären war, tief in mir drinnen wütend und traurig wurde und mich betrogen fühlte; betrogen um das Erlebnis des Gebärens. Denn bei meinen willensstarken Kindern war und bin ich der Überzeugung, dass ich sie mit deren Unterstützung trotz der engen inneren Beckenmasse spontan hätte gebären können.
Den Kaiserschnitt sah und sehe ich nach wie vor nicht als Geburt, sondern als Operation. Durch ein Bekannte wurde ich auf Brigittes Buch „Geburt – ein schwerer Anfang leichter gemacht" aufmerksam. Dank der darin beschriebenen Reise der Inanna, weiss ich den Kaiserschnitt jedoch mittlerweile anders zu werten.

Den definitiven Ausschlag zur tiefen Auseinandersetzung mit dem Thema gab eine Craniosacral-Behandlung im vergangenen Jahr, rund 9 Jahre nach der ersten Geburt, bei der verblüffenderweise die Wut und die negativen Gefühle wieder ganz klar und deutlich in den Vordergrund traten.

Die Lektüre von Brigittes Buch war für mich dann voller Aha-Erlebnisse und ich entschloss mich, mir den Besuch eines Kaiserschnittseminars bei Brigitte zu gönnen. Vor der Reise der Inanna (dies ist eine geführte Traumreise in Tiefenentspannung) grauste es mir anfänglich mich darauf gefühlsmässig einzulassen. Ich begann dort jedoch die Tiefe dieser Geschichte zu spüren und deren Kern und Aussage für uns Kaiserschnittmütter zu begreifen. Meinen Unterleib betrachte ich seit dem Seminar auch nicht mehr als verwaiste Mondlandschaft und habe rund 9 Jahre nach dem ersten Kaiserschnitt mit der Narbenpflege begonnen.

Kurzum: Ich habe Frieden mit mir und meinen Kaiserschnitten geschlossen und somit auch die eine oder andere Bürde, die ich mir selber auferlegt hatte, abwerfen können. Ich kann den Kaiserschnitt nun als Teil meines Lebens akzeptieren.

Mein Aufruf an euch Frauen ist: Befasst euch mit euch und euren Geburtserlebnissen. Gesteht euch ein, wenn sich etwas schlecht anfühlt, hört auf eure innere Stimme, holt Informationen ein und lasst euch beraten – Gespräche, Kinesiologie, Massagen, Craniosacral-Therapie usw. können Wunder wirken. Ihr seid es wert und ich kann aus eigener Erfahrung sagen: Es lohnt sich

Susan

Geburtsabbruch durch Kaiserschnitt beim Steisslagenkind

Vor knapp drei Jahren wurde im Spital die Geburt unserer ersten Tochter eingeleitet. Die Ärzte entschlossen sich dazu, weil sie einen kleinen Riss in der Fruchtblase festgestellt hatten und deswegen eine Infektionsgefahr bestand. Die Einleitung war ein sehr langwieriges und mühsames Prozedere, welches schliesslich zwei ganze Tage dauerte. Diese Zeit verbrachten mein Mann und ich wartend im Gebärsaal. Endlich, am Abend des zweiten Tages platzte die Fruchtblase vollständig und die Wehen setzten ein. Schon zu Beginn kamen sie sehr heftig und in relativ kurzen Abständen. Da ich eine grosse Unruhe verspürte, entschied ich mich nach einiger Zeit, in die Badewanne zu steigen, um dort vielleicht etwas Entspannung zu finden. Doch als schon bald die Presswehen begannen, verspürte ich einen starken Drang, mich zu bewegen. So gingen wir zurück in den Gebärsaal und ich versuchte, eine geeignete Position zu finden. Schliesslich stand ich seitlich am Bettrand und legte den Oberkörper auf das Bett. Mein Mann sass auf dem Bett und hielt meine Hand. Wenn ich den Kopf hob, konnte ich ihn sehen. Aus dieser Position war ich nicht mehr wegzubringen. Ich weigerte mich standhaft, mich auch nur für einen kurzen Moment hinzulegen, da ich liegend nicht in der Lage war, mit den Wehen umzugehen und ich mich somit dem Schmerz total ausgeliefert fühlte. An einen ganz kurzen, aber speziellen Moment zwischen diesen grossen Schmerzen und der riesigen Anstrengung kann ich mich noch genau erinnern: Als ich während einer kurzen Wehenpause das Gefühl hatte, keine weitere mehr zu überstehen, hob ich den Kopf und schaute meinen Mann an und da sah ich, dass er weinte. So komisch das klingt, sein Mitgefühl hat mir in diesem Moment sehr geholfen. Ich spürte, er fühlte mit, was ich durchmachte und könnte er, würde er mir helfen. Das gab mir wieder Kraft, weiter zu pressen.

Wenig später hörte ich, wie die Hebamme sagte, dass der Kopf gleich draussen wäre. Ich hielt mir die Ohren zu, schloss die Augen und presste und presste mit aller Kraft, bis ich spürte, wie das Baby herauskam. Sogleich legten mich die Ärztin und mein Mann auf einen Sitzsack auf den Boden und die Hebamme gab mir das Baby in den Arm. Und genau diesen Moment werde ich nie mehr vergessen. Ich sass da, mit meinem kleinen Baby im Arm. Wir beide, wir hatten es geschafft. Nun konnte ich das Baby, welches ich neun Monate lang in mir getragen, mit welchem ich mich tief verbunden gefühlt und welches ich nun unter riesiger Anstrengung und grossen Schmerzen, aber mit eigener Kraft zur Welt gebracht hatte, endlich Willkommen heissen. Wir beide hatten es geschafft! Und ich konnte es in den Armen halten und ihm die Wärme geben, die Geborgenheit aus der es so unsanft gerissen wurde und ihm zu spüren geben, dass ich auch weiterhin immer für es da sein würde. Dass es nun zwar nicht mehr körperlich, aber dafür ganz stark mit dem Herzen mit mir verbunden sein wird. Ich sass da und sagte immer wieder: „Hoi mis Baby!“ Und ich spürte einen riesigen Schwall von Liebe für dieses kleine Wesen.

Die Geburt hatte nur knappe drei Stunden gedauert, diese kamen mir aber wie eine Ewigkeit vor. Danach wurde Aline, inzwischen hatten wir festgestellt, dass es ein Mädchen war, von meinem Mann gebadet und er hielt sie auch im Arm, während ich mich duschen ging. Als ich zurück war, brachten sie uns auf unser Zimmer. Von diesem Moment an gab ich Aline nicht mehr aus meinen Armen. Sie weinte viel in der ersten Nacht, doch es störte mich nicht. Ich war alleine im Zimmer und hörte mit ihr Musik und trug sie herum, bis sie sich beruhigte. Ich fühlte einen grossen Frieden und massenweise Liebe.

Zwei Jahre später war ich wieder schwanger. Da das Wochenbett im Spital nach der ersten Geburt alles andere als erholsam gewesen war, hatten wir uns diesmal für eine ambulante Geburt entschieden. So hatte mein Mann vom Geburtstermin an drei Wochen Ferien eingegeben, meine Mutter hatte Ferien und die Spitexhilfe war informiert. Auch eine Hebamme für das Wochenbett zu Hause hatte ich organisiert, doch da diese zwei Tage vor dem errechneten Geburtstermin in die Ferien fahren wollte, gab sie mir die Nummer ihrer Vertretung. Es war also alles geplant und die Schwangerschaft verlief soweit problemlos. Bei der Kontrolluntersuchung in der 30. Schwangerschaftswoche sagte mir der Arzt, dass sich das Baby noch in Beckenendlage (BEL), also mit den Füssen nach unten befände. Dies sei aber nicht weiter schlimm, da es noch genug Zeit habe, sich zu drehen. Ich dachte mir nichts weiter dabei, denn für mich bedeutete das nur, dass es ansonsten einfach andersrum zur Welt kommen würde. Ich fand den Gedanken nicht weiter schlimm.

In der 35. Schwangerschaftswoche entschloss ich mich, doch noch einen Geburtsvorbereitungskurs zu besuchen, da mir das die Gelegenheit geben würde, mich für ein paar Stunden nur auf das werdende Leben in mir zu konzentrieren. So meldete ich mich in dem Spital an, wo ich auch für die Geburt angemeldet war. In der zweiten Stunde zeigte die Hebamme an einem Model, wie sich das Baby mit dem Köpfchen den Weg durch das Becken bahnen würde. Ich fragte sie darauf, wie das denn bei einer BEL sei. Die Hebamme demonstrierte nun eine Steissgeburt, meinte aber, dass eine solche in diesem Spital nicht mehr praktiziert werde, sondern dass diese Babys dort nur per Kaiserschnitt auf die Welt gebracht würden. Ich war regelrecht geschockt und verstand die Welt nicht mehr.
Ich und ein Kaiserschnitt – niemals! Auf die Frage, warum das denn so sei, erklärte sie, dass sich das Spital dazu entschlossen habe, da eine BEL zu den Risikogeburten gehöre und man das Risiko so gering wie möglich halten wolle. Ausserdem gäbe es auch fast keine Ärzte mehr,

die eine solche Geburt begleiten könnten, da dies immer weniger durchgeführt werde. Das waren also die Fakten.
(Anmerkung der Herausgeberin: Diese Haltung wird von verschiedenen Ärzten oder Spitälern aufgrund einer im Jahre 2000 veröffentlichten Studie eingenommen, welche behauptet hatte, dass Kaiserschnitt bei Steisslage die sicherere Geburtsvariante sei. Inzwischen wird rund um die Welt Kritik an dieser Aussage laut und immer mehr organisatorische und verfahrenstechnische Mängel dieser Studie kommen ans Tageslicht. Lesen Sie dazu auch den Beitrag über Steisslagengeburten von Dr. Michael Krause vom Klinikum Nürnberg in Deutschland, Seite 152.)

Völlig aufgelöst kam ich nach Hause. Mein Mann und ich beschlossen daraufhin, nach einem Spital oder Geburtshaus zu suchen, in dem das Baby und ich wenigstens die Chance bekommen würden, die Geburt auf natürlichem Weg zu probieren. Als erstes redeten wir mit meinem Arzt, der auch Belegarzt in einer Privatklinik ist. Doch er lehnte bei dieser Lage des Kindes eine Spontangeburt ab, da er über zu wenig Übung mit Steisslagengeburten verfügte. Er hatte mich vorher aber nie auch nur mit einem Wort darauf vorbereitet, dass ich möglicherweise per Kaiserschnitt entbinden müsste. Von einem Geburtshaus erfuhr ich die Adresse von Therese, welche mit Moxa und Akupressur gute Erfahrungen gemacht hatte. Kurz nach meinem Anruf kam sie zu mir nach Hause und wir hielten eine Sitzung ab. Ich spürte, wie das Baby darauf reagierte. Einmal strampelte es wie wild, ein andermal wurde es ganz ruhig. Obwohl die Behandlung schliesslich nicht dazu geführt hat, dass das Kind seine Lage wechselte, war es dennoch eine sehr schöne und für mich auch neue Erfahrung. Ich habe den „heissen Draht" zu meinem Baby entdeckt. Es war mir vorher nicht in diesem Ausmass bewusst, dass das Kind im Bauch auch an Gedanken und Gefühlen der Mutter teilhaben und so eine Kommunikation entstehen kann. Ich bin Therese auch sehr dankbar für die Zeit, die sie sich für uns genommen hat und auch dass sie jemand war, der unsere Beweggründe verstand und uns unterstützte.

Einen Tag danach versuchte ich die Hebamme zu erreichen, welche wir für das Wochenbett organisiert hatten. Doch alle Versuche misslangen und ich wurde immer verzweifelter, da uns die Zeit davonlief. So rief ich dann einfach bei ihrer Ferienvertretung an, das war Brigitte. Und ich hatte Glück. Auch sie bestärkte mich in meinem Bestreben nach einer Spontangeburt und riet mir, sofort im Kantonsspital Aarau einen Termin zu vereinbaren, denn da würden Steisslagen-Spontangeburten gemacht und kompetent begleitet. Die Frauen würden auch umsichtig informiert und verantwortungsvoll medizinisch für eine mögliche Spontangeburt abgeklärt.

So ging ich in der 37. Schwangerschaftswoche zum ersten Mal ins Kantonsspital Aarau. Dort machten sie eine normale Kontrolluntersuchung und schätzten anhand des Ultraschalls das momentane Gewicht des Kindes ab. Denn auch in diesem Spital will man kein Risiko eingehen und macht sorgfältige Abklärungen. Die generelle geburtshilfliche Faustregel ist, dass eine Spontangeburt bis zu einem Gewicht von 3500 Gramm durchgeführt wird. Zudem sollte es, wenn möglich eine zweitgebärende Frau sein und die erste Geburt gut und schnell verlaufen sein. Ich erfüllte alle Punkte, bloss war unser Baby bereits jetzt schon 3200 Gramm schwer. Wir vereinbarten eine weitere Untersuchung nach Ablauf einer Woche. Falls das Baby dann über der Gewichtsgrenze wäre, würde der Kaiserschnitt innerhalb der nächsten zwei Tage durchgeführt, also eine Woche vor Geburtstermin.
Wieder zuhause telefonierte ich mit Brigitte. Sie riet mir, in Ruhe ein Bad in Rosmarinöl (wehenwirksames Öl) zu nehmen. Dabei sollte ich dem Baby erzählen, wie der Sachverhalt aussähe und dass ich mir wünschen würde, es käme spontan zur Welt. Ich solle ihm die Gründe dafür nennen und ihm auch erklären, dass es sonst per Kaiserschnitt auf die Welt geholt würde und was das für mich und für es bedeuten würde. Zudem nannte mir die Hebamme noch die Adresse einer Craniosacral-Therapeutin, die auch Akupressur macht und dem Baby gegebenenfalls einen Impuls geben könnte, damit die Wehen ausgelöst würden. Die Hoffnung, dass es sich noch dreht, hatte ich zu diesem Zeitpunkt bereits begraben, da es mit dem Platz im Bauch langsam knapp wurde. Also vereinbarte ich einen Termin bei dieser Craniosacral-Therapeutin und stiess auch hier auf offene und verständnisvolle Ohren für mein Anliegen. Sie gab mir gleich Bachblüten mit für das erste Bad des Babys, falls dennoch ein Kaiserschnitt gemacht werden müsste.

Am Abend nahm ich besagtes Bad und ging darauf schlafen, immer mit der leisen Hoffnung, dass es vielleicht in dieser Nacht doch klappen würde. Aber ich erwachte erst wieder am nächsten Morgen und spürte nicht das leiseste Ziehen. Die Tage vergingen und ich fühlte mich immer mehr unter Druck. Mein Mann und ich machten weiter mit dem Moxen, ich trank literweise Wehentee und badete beinahe jeden Tag. Obwohl ich die Hoffnung noch nicht aufgegeben hatte, habe ich mir das Buch „Geburt – ein schwerer Anfang leichter gemacht“ von Brigitte gekauft, damit ich, falls es doch zu einem Kaiserschnitt kommen würde, so gut wie möglich vorbereitet wäre. So habe ich auch gesehen, dass ein Kaiserschnitt nicht das Ende der Welt bedeutet und es auch so gelingt, dem Kind einen guten Start ins Leben zu ermöglichen. Dies wirkte sehr beruhigend auf mich.

Am Vorabend des Kontrolltermins im Spital rannte ich mit dem Bauch voran in das spitze Ende der Türfalle, genau an dem Punkt, wo das Köpfchen des Babys lag. Ich erschrak sehr und zudem schmerzte mein ganzer Bauch und der Rücken. Ich rief im Spital an und sie wollten mich noch am selben Abend sehen. Sie beschlossen, gleich die geplanten Messungen durchzuführen, damit wir am nächsten Tag nicht noch einmal zu kommen brauchten. Die Kontrolle ergab, dass dem Baby glücklicherweise nichts passiert war, aber die Messungen zeigten diesmal bereits ein Gewicht zwischen 3500 und 3800 Gramm. Ich war, obwohl ich so ein Resultat erwartet hatte, dennoch sehr enttäuscht. Als der Arzt ins Zimmer kam, stellte ich mich bereits auf eine negative Botschaft ein. Doch diesmal war es ein anderer Arzt, der leitende Arzt, mit einer etwas anderen Einstellung und auch mehr Erfahrung. Er meinte, da ich das erste Mal ein relativ grosses Kind innerhalb so kurzer Zeit und ohne Dammschnitt geboren habe und ich auch eine eher grosse Frau sei, dürfe ich auch ein etwas grösseres Kind haben. Wenn es also wirklich mein ausgesprochener Wunsch sei, spontan zu gebären und auch mein Mann voll und ganz dahinter stünde, würde er dem Baby noch bis zum Geburtstermin Zeit lassen, um den normalen Geburtsweg zu wählen. Falls es bis dann noch nicht auf der Welt wäre, müsste ich am folgenden Tag ins Spital einrücken und tags darauf würde der Kaiserschnitt gemacht. Er meinte, wir sollten uns das in Ruhe überlegen und am nächsten Morgen Bescheid geben, welchen Weg wir wählen wollten.

Als wir wieder im Auto sassen, wusste ich nicht, ob ich mich jetzt freuen sollte oder nicht. Auf der einen Seite war ich froh, dass uns diese Woche noch zugestanden wurde, auf der anderen Seite wünschte ich mir doch, dass dieses ewige Hin und Her endlich ein Ende hätte, denn es strapazierte meine Nerven inzwischen sehr und schlug mir langsam aufs Gemüt. Ausserdem hatte auch mein Mann im Geschäft schon gemeldet, dass er ab nächster Woche nicht mehr anwesend sein würde, da dann das Kind – so oder so – auf der Welt wäre. Nun musste auch er wieder alles neu organisieren. Aber schliesslich entschlossen wir uns doch, diese Woche noch zu warten. Wir wollten wirklich einfach warten, also keine Termine mehr, kein Baden und auch sonst kein grosses Aufsehen darum machen.
Ich teilte dies auch der Wochenbett-Hebamme mit und sie gab mir darauf noch ein Rezept für einen Wehen-Cocktail, sozusagen als letzte Starthilfe. Die Woche verging schnell und in meinem Bauch tat sich immer noch nichts.

Am Freitag beschloss ich, es mit dem Wehen-Cocktail zu versuchen, da am Montag der Termin für den Kaiserschnitt war. Abends um 21.00 Uhr nahm ich ihn ein und ging darauf zu Bett. Um 24.00 Uhr erwachte ich mit starken Wehen. Sie waren sehr heftig und in kurzen, unregelmässigen Abständen. Mir war ziemlich elend und am liebsten hätte ich alles wieder rückgängig gemacht, die Geburt hatte doch noch begonnen! Da sie mir im Spital gesagt hatten, ich solle mich bei Wehen umgehend melden, rief ich in der Gebärabteilung an und sagte, wir kämen gleich. Dann rief ich meinen Mann an, der noch mit Freunden unterwegs war und begann, meine Tasche zu packen. Die Wehen wurden langsam etwas weniger heftig und die Abstände wieder länger. Kurz nach meiner Mutter, sie passte auf Aline auf, traf auch mein Mann ein und wir fuhren los.

Im Spital angekommen waren die Wehen zwar ziemlich regelmässig, aber die Untersuchung ergab, dass der Muttermund noch beinahe ganz zu war und es noch dauern könnte. Mein Mann und ich wollten, gegen den Rat des Arztes, wieder nach Hause, da ich nicht wieder stundenlang im Spital liegen wollte, ohne dass etwas geschah. Wir sollten noch eine Stunde warten und dann wieder beraten. Die Hebamme empfahl mir ein wehenhemmendes Mittel um herauszufinden, ob es nun „echte" oder einfach durch den Cocktail ausgelöste Wehen wären. Letztere würden darauf aufhören und wir könnten dann nach Hause gehen. Ich wollte erst noch mal auf die Toilette und dort hatte ich dann einen Blasensprung. Somit war entschieden, dass wir nicht mehr heimgingen. Der Arzt kam noch einmal, um mit uns den Verlauf der Geburt zu besprechen. Die Geburt sollte möglichst fliessend verlaufen, also keine langen Pausen oder Unterbrechungen aufweisen. Gegen Ende würde dann noch eine zweite Hebamme hinzukommen sowie ein Narkoseteam und ein Kinderarzt. Sollten während der Geburt Probleme auftauchen, würde diese nach gemeinsamer Beratung abgebrochen und ein Kaiserschnitt durchgeführt. Wir waren einverstanden und fühlten uns wohl und gut aufgehoben.

Unterdessen war es drei Uhr und die Wehen kamen immer heftiger, aber der Muttermund ging nicht auf. Die Grafik der Herztöne (CTG-Kontrolle) des Kindes zeigte eine sehr niedrige und stets gleichmässige Linie. Der Arzt war darüber nicht sehr erfreut und beschloss, noch bis um vier Uhr zu warten. In dieser Stunde sollten die Herztöne mindestens einmal wesentlich höher werden, was bedeuten würde, dass das Kind wach war und sich bewegte und somit auch seinen Beitrag zur Geburt leisten könnte. Die Wehen kamen und gingen und ich stand wieder über das Bett gebeugt und versuchte, sie so gut wie möglich zu „verschnaufen". Ich war ganz in mich versunken und merkte nicht, wie die Zeit verging. Um vier kam der Arzt wieder und ich musste mich für eine weitere Kontrolle hinlegen. Fazit: Das Baby war nie aufgewacht und der Muttermund erst etwa bei 4 cm eröffnet. Der Arzt holte tief Luft und ich wusste schon, was jetzt kommen würde. Er meinte, man solle jetzt nicht mehr länger warten, da es sehr suspekt sei, dass die Herztöne immer so weit unten blieben und während einigen Wehen sogar tiefer wurden. All das deute darauf hin, dass das Kind nicht mehr genügend Reserven für die Austreibungsphase haben würde, was bei einer BEL ja die entscheidende Phase der Geburt ist, da die Nabelschnur kurz abgeklemmt wird und somit die

Sauerstoffzufuhr für kurze Zeit unterbrochen ist. Da ich zudem das Fruchtwasser schon verloren hatte, würde diese Geburtshilfe auch noch fehlen. Ausserdem würde er auch bei einer normalen Lage bei einem solchen CTG nicht mehr lange zuwarten. Zum Schluss meinte er, er hoffe, wir würden uns seiner Meinung anschliessen. Ja, was blieb uns anderes übrig? Wir hatten von Anfang an gesagt, wir würden uns nicht gegen die Meinung des Arztes stellen. Das wollten und konnten wir nicht verantworten. So würgte ich irgendwie ein O.K. heraus. Ich war so enttäuscht! Es würde also nicht gehen. Alles war umsonst gewesen, die ganze Hoffnung, die ich hatte, die Freude, als es doch noch so aussah, dass es spontan gehen würde - alles umsonst. Nun würde also ein Arzt mein Baby zur Welt bringen. Er würde es rausholen und dann würde es weggetragen werden. Ich würde mein Baby nicht begrüssen können. Mein Mann und ich schauten uns an und wir weinten beide.

Sie liessen uns etwa fünf Minuten Zeit, das Gehörte zu verarbeiten und dann ging es los. Die Assistenzärztin versuchte uns zu erklären, wie der Kaiserschnitt gemacht werden würde, usw. Ich fing am ganzen Körper an zu zittern, meine Nerven waren ziemlich am Ende. Da schaltete ich einfach ab, seelisch und geistig. Ich starrte auf einen Punkt an der Decke und stellte mir vor, ich sei gar nicht da, das alles gehe mich nichts an. Mein Mann meinte darauf, sie solle mir einfach den Schreiber für die Unterschrift geben, anscheinend interessiere es mich nicht. Es kamen noch viele andere Leute, die sich mir vorstellten und irgendetwas sagten. Ich hörte nicht hin. Dann schoben sie mich in den OP. Ich sollte nun ein „Buckeli" machen, damit die Spritze in den Rücken gesetzt werden konnte. Das war ziemlich schwierig, zumal ich immer noch Wehen hatte, die einfach nicht aufhören wollten.

Die Anästhesistin rief nach der Hebamme, um zu fragen, ob sie mir nun Wehenhemmer gegeben hätte oder nicht, aber die Hebamme war verschwunden. So mussten sie immer wieder unterbrechen, da sie während den Wehen nicht stechen wollten. Ich fragte nach meinem Mann. Ich hätte ihn jetzt gerne bei mir gehabt. Es wäre sehr beruhigend gewesen, wenn ich wenigstens seine Hand hätte halten können.

Er sei noch am Umziehen, wurde mir gesagt. Später erzählte mir mein Mann, er hätte draussen warten müssen.

Als es endlich geklappt hatte, drehten sie mich wieder auf den Rücken. Ich kam mir vor wie auf dem Mars. Eine Menge Personen schwirrten um mich herum, alle verpackt in grüne Gewänder und mit Masken vor dem Mund. Zwischendurch wurden mir wieder ein paar Leute vorgestellt oder erklärt, wer wofür zuständig war. Das war an sich nett und respektvoll, aber es interessierte mich alles nicht mehr. Dann kam das nächste Problem. Die Narkose wollte nicht steigen. Immer wieder kam die Anästhesistin und machte den Kältetest und immer spürte ich die Kälte noch, wo ich sie nicht mehr hätte spüren sollen. Sie stellten den OP-Tisch immer schräger, dass mein Kopf möglichst tief zum liegen kam und ich merkte, wie alle immer nervöser wurden und es machte mich wütend. Ich lag angeschnallt auf diesem Bett, konnte mich nicht mehr rühren, war völlig ausgeliefert und musste einfach warten auf etwas, was ich gar nicht wollte und nun ging es nicht einmal vorwärts. Dann kam der Arzt und meinte, er müsse jetzt langsam anfangen. Ich spürte nun die Kälte fast nicht mehr und mir wurde gesagt, ich solle einfach sofort sagen, falls ich irgendetwas spüren sollte. Wie beruhigend! Nun war auch mein Mann da und sie fingen an. Als ich merkte, dass es los ging, nahm ich meinem Mann noch einmal das Versprechen ab, dass er – und nur er – das Baby halten würde und ihm die Wärme und Geborgenheit des Bauches ersetzen sollte. Ich wollte nicht, dass es von Fremden herumgetragen würde und er hätte dafür zu sorgen, da mir das nicht möglich war. Er versprach es mir und ich musste wieder weinen.

Die Anästhesistin gab mir eine Spritze und meinte, ich müsste keine Angst haben. Hatte ich auch nicht. Dann hörte ich plötzlich ein kurzes Weinen. Mein Mann ging hinter das Tuch und kam mit einem Bündel auf dem Arm wieder hervor. Es wurde mir gesagt, es sei ein Mädchen und er hielt es mir aus ziemlicher Entfernung hin. Da ich stark kurzsichtig bin und mir die Brille abgenommen worden war, habe ich überhaupt nichts gesehen. Und da waren sie auch schon weg.

Das war es nun also. Mein Kind ist auf die Welt gebracht worden und nun wird es schon davon getragen. Ich hab es nicht einmal sehen, geschweige denn begrüssen können. Es tat mir so furchtbar weh. Ich weinte und schluchzte und die Anästhesistin spritzte wieder, bis ich alles nur noch durch einen Nebel wahr nahm.

An das Nächste, woran ich mich erinnern kann, ist das Telefonat mit meiner Mutter, welches ich so gegen Mittag geführt habe. Jasmin lag in ihrem Bettchen neben meinem Bett und schlief ruhig. Ich schaute sie immer wieder an, und versuchte, meine Gefühle für sie zu definieren. Doch ich weiss noch genau, dass ich erst am darauf folgenden Abend, als ich sie (nicht das erste Mal) erneut in den Armen hielt, richtig fassen konnte, dass sie wirklich mein Kind war. Ich konnte sie nun doch noch halten und mit der Liebe begrüssen, die ihr auch zustand. Ich konnte ihr von ganzem Herzen sagen: „Hallo mis Baby, schön dass du da bisch!" Und von da an war sie dann auch mein kleines Baby. Sie lag Tag und Nacht bei mir im Bett, da ich sie ja nicht herumtragen konnte und ich war so froh, dass sie so zufrieden war, denn ich hätte es nicht ertragen können, wenn ich sie ins Säuglingszimmer hätte geben müssen oder eine Schwester sie zur Beruhigung herumgetragen hätte.

Das Traurige an der Geschichte ist, dass ich mich nicht mehr erinnern kann, wie ich aus dem OP kam, wohin ich gebracht wurde, ja nicht einmal mehr daran, wann ich mein Kind das erste Mal in den Armen hatte und es das erste Mal stillte. All das weiss ich nicht mehr. Ich hatte so viel Beruhigungsmittel bekommen, dass ich ganz weggetreten war. Ich hätte wohl weniger Probleme mit der Verarbeitung des Geschehenen, wenn ich bewusst für mein Baby hätte da sein können, sobald es mir möglich gewesen wäre. Aber durch die vielen Spritzen habe ich alles verpasst. Dabei habe ich doch nur geweint.

Aber wie mir mein Mann nachher versicherte, hatte er unsere Jasmin in Empfang genommen, sie getragen und gebadet und ihr auch die homöopathischen Mittel zur Unterstützung für einen guten Start gegeben. Danach hätte ich sie gehalten und auch gestillt.

Nach vier Tagen, als sie die Klammern entfernt hatten, konnte ich dann endlich wieder heim. Durch die gute Wochenbettbetreuung von Brigitte, der Hebamme zuhause, konnte ich dann das Erlebte aufarbeiten und auch die negativen Gefühle, die Trauer und die Wut auf das Schicksal herauslassen. Ich fühlte mich verstanden und musste mich meiner Gefühle nicht schämen. Ich bin sehr froh, dass es die Umstände ergeben haben, dass ich Brigitte kennen lernte, die mit diesem Thema vertraut ist und auch weiss, was ein Kaiserschnitt für eine Frau bedeuten kann und somit die „seelische Wundpflege" übernehmen konnte.

In einer der darauffolgenden Nächte, als ich am Stillen war, fühlte ich, dass der Zeitpunkt da war, um gemäss Brigittes Empfehlung, meiner Jasmin unsere gemeinsame Geburts-Geschichte zu erzählen. Ich habe sie fest in die Arme genommen und ihr gesagt, dass ich sehr traurig darüber bin, dass ich sie nicht gleich habe zu mir nehmen können, ich es lieber anders gemacht hätte, aber es einfach nicht möglich gewesen war. Ich sagte ihr, wie glücklich ich sei, dass alles so gut gegangen sei und uns beiden nichts passiert war. Ich habe lange mit ihr geredet und viel geweint, aber dieses Gespräch hat mich, obwohl es sehr aufwühlend und anstrengend war, auch sehr erleichtert. Ich konnte mich dort entschuldigen, wo ich das Gefühl hatte, versagt zu haben.

Dass ich aufgeschnitten wurde, hat mir nichts ausgemacht. Ich hatte auch nie das Gefühl, körperlich versagt zu haben oder ein Schwächling zu sein, weil es mir nicht möglich war, auf natürlichem Weg zu gebären. Der einzige Punkt, bei dem ich mich als Versagerin fühlte, war der, dass ich glaubte, nicht für sie da gewesen zu sein, als sie mich brauchte. Denn für mich als Mutter ist es das Schlimmste, was mir passieren konnte. Ich sehe es als meine Hauptaufgabe an, immer für meine Kinder da zu sein, wenn sie mich brauchen. Egal in welcher Situation oder in welchem Alter. So war und ist es für mich immer noch sehr schwierig zu akzeptieren, dass die Umstände es mir gerade bei Jasmins Start ins Leben einfach nicht ermöglicht hatten, sie zu mir zu nehmen und ihr die Gewissheit zu geben, dass sie auch ausserhalb meines Bauches bei mir immer die Geborgenheit und die Liebe finden würde, die sie braucht. Ich bin meinem Mann sehr dankbar, dass

er meine Wünsche so ernst genommen hat und ich mich voll und ganz auf ihn verlassen konnte, so dass Jasmin dennoch in vertraute und liebende Hände genommen worden ist.
So bin ich mir sicher, dass wir in unserer Situation das Bestmögliche für Jasmine gemacht haben und diese Sicherheit gibt mir die Gewissheit, dass die negativen Gefühle mit der Zeit wohl noch mehr verblassen werden und ich ohne Schuldgefühle auf ihre Geburt zurückblicken kann.

Marion

Einmal Spontangeburt und ein Kaiserschnitt mit Zwillingen

„Ich will einmal drei Jungs", das soll ich schon in der Schule gesagt haben, ich wünschte mir immer eine Grossfamilie. Vielleicht auch einfach, weil ich ein Einzelkind bin. Ende März 2000 kommt unser ältester Bub, Nico, auf die Welt. Als Kleinfamilie machen wir unsere ersten Erfahrungen, doch eigentlich läuft, wie auch in der Schwangerschaft, alles glatt. Keine Probleme, immer noch alles sehr flexibel und völlig unkompliziert. Die Geburt ist eines der schönsten Erlebnisse meines Lebens. Trotz Dammschnitt und Wehenschmerzen geniesse ich eine eindrückliche Geburt mit einem wunderbaren Gefühl. Nico gedeiht prächtig, ist kein Schreibaby und auch sonst kein anspruchsvolles Kind.

Im Mai 2001 erfahre ich, dass ich wieder schwanger bin und wir freuen uns natürlich riesig. Als Witz sage ich: „Es wäre praktisch, wenn es Zwillinge wären, dann könnte ich mir eine dritte Schwangerschaft sparen." Mein Mann ist aber nicht begeistert von meiner Idee und sagt, dass zwei Kinder absolut genug seien. Beim ersten Ultraschall sieht der Arzt nur einen Embryo, doch da ist schon die 2. Fruchtblase. Er meint, ich würde dann einmal eine Schmierblutung haben und dann würde sie verschwinden. Eigentlich völlig uninteressiert und auch ahnungslos habe ich diese Worte nicht wirklich verstanden und auch nicht aufgenommen. Als wir bei der zweiten Ultraschalluntersuchung sind, sagt mir seine Frau, die auch Ärztin ist: „Das sind ja zwei!"

„Juhui, die Natur hat entschieden", denke ich im ersten Augenblick. Jürg, mein Mann, muss sich setzen und sagt zu mir, ob ich wisse, was das heisse. Nein, natürlich weiss ich das nicht und auch er nicht. Man ist ja flexibel und spontan, die Schlagwörter der heutigen Generation, also was soll da schon so kompliziert sein. Als wir mit dem Auto nach Hause fahren, kommen uns immer wieder Sachen in den Sinn, die wir ändern oder neu anschaffen müssen. Ein grösserer Küchentisch muss her. Dann die Frage, wo wir alle schlafen sollen in unserer 4 1/2 Wohnung? Schon bald rennt Jürg mit verschiedenen Autoprospekten herum und hat endlich die Berechtigung erhalten, einen Van zu kaufen. Als wir unseren Freunden und Verwandten vom doppelten Wunder erzählen, ist das, als ob wir noch einmal unsere Schwangerschaft ankündigen, nur sind die Reaktionen doppelt so intensiv. Am Anfang der Schwangerschaft bin ich todmüde, mir ist viel schlecht und am wohlsten ist es mir im Bett, doch da ist noch Nico, der auch seine Spielzeiten braucht und dies natürlich zu Recht. Ich erinnere mich viel an die problemlose Schwangerschaft mit Nico, wieviel mehr Energie ich damals hatte. Wie oft ich noch Sport getrieben habe und was ich sonst noch alles unternahm. Und nun, absolut phlegmatisch liege ich Mittag für Mittag im Bett und lasse viel liegen und stehen. Ans Weggehen mag ich gar nicht mehr denken und das Kochen macht mir Mühe. Jedesmal wenn ich nur ein Paket Aufschnitt öffne, muss ich mich sofort übergeben.

Die Zeit vergeht, doch sehr langsam. Es wird September, Oktober und schliesslich sehe ich schon aus, als würde mein Termin kurz bevorstehen. Leider ist dem nicht so. Wenigstens hat die Übelkeit nachgelassen, aber das ist auch gleich alles an positiven Veränderungen. Der Dezember kommt und der erste Zwilling hat immer noch Steisslage, die Hoffnung auf eine normale Geburt ist gering. *(Anmerkung der Herausgeberin: Wenn der vorangehende Zwilling in Steisslage liegt, kann keine vaginale Geburt gewagt werden, da die Gefahr besteht, dass sich die beiden Köpfe der Kinder gegenseitig ineinander verkeilen. Das vorangehende Kind muss deshalb immer in Kopflage liegen, um eine Spontangeburt zu erreichen).* Eigentlich hätte ich ja mit der Möglichkeit rechnen müssen, doch habe ich es schlicht und einfach verdrängt. Ich wollte mich nicht mit einem Kaiserschnitt auseinander setzen. Ich wollte eine normale Geburt und alles andere konnte und wollte ich nicht akzeptieren.

Doch erstens kommt es anders und zweitens als man denkt. Am 25. Dezember, am Weihnachtsmorgen, erwache ich mit Seitenstechen und kann fast nicht mehr gehen. Obwohl ich ja schon eine Geburt hinter mir habe, bin ich irgendwie wieder auf Neuland getreten, weiss nicht so recht, wie das ist mit Zwillingen und fühle mich natürlich sehr unsicher. Schliesslich rufe ich im Spital an. Als ich sage, dass ich Zwillinge erwarte, meinen sie, ich solle sofort vorbei kommen. Ich zögere keinen Augenblick und denke, dass ich schnell vorbei schaue und am Abend wieder zuhause bin. Doch diesmal kommt es anders, ich muss dort bleiben, mit einer Infusion und wehenhemmenden Mitteln. Die Nebenwirkungen sind enorm. Mit einem Puls von über 120 liege ich im Bett. Sportler wissen, dass ein Puls in dieser Höhe im Fettverbrennungsbereich liegt. Enttäuscht und natürlich auch verletzt lasse ich mich in den Händen der Fachpersonen völlig gehen. Jeden Tag kommt meine Familie und gibt mir Kraft. Doch jeden Tag weine ich viele Tränen. Auf der einen Seite ist es die Wut, dass der natürliche Ablauf gestört wird, auf der anderen Seite die Enttäuschung, die Feiertage nicht mit meinen Liebsten verbringen zu können.

Ich bin nun in der 35. Schwangerschaftswoche, doch es zählen nur die Kinder, meine Psyche hat anscheinend keine Bedeutung und auch keine Beachtung verdient. Je länger ich dort liege, desto grösser wird die Wut auf die Ärzte. Es kommt mir vor, als würde man die Geburt verzögern wollen, denn die Besetzung des Personals ist auf Sparflamme. Es sind Feiertage, der Chefarzt, der meinen Kaiserschnitt plant, weilt in den Ferien. Im Innersten weiss ich, dass meine Kleinen bereit sind. Ich habe auch einen Terminkonflikt. Laut meinen eigenen Berechnungen bin ich Ende 36. Woche, laut derjenigen der Ärzte in der 35. Am 3. Januar verlange ich, dass die wehenhemmenden Mittel abgesetzt werden, damit ich wieder auf meinen Körper hören kann. Alle Ärzte raten mir ab, die Kinder würden Frühgeburten und dies sei mit verschiedenen Risiken verbunden. Völlig hin- und hergerissen entscheiden wir uns trotzdem fürs Absetzen. Schliesslich kommen die Wehen. Am Morgen des 4. Januars habe ich eine Nacht mit Wehen hinter mir und da es sowieso einen Kaiserschnitt gibt wegen der Steisslage des ersten Zwillings, entscheiden wir uns für einen Eingriff noch an diesem Tag. Auch hier ist die Antwort sehr unpsychologisch: Wir würden uns damit gegen die Kinder entscheiden und müssten das volle Risiko tragen. Wer trägt denn sonst das Risiko mit all den Enthaftungserklärungen, die man vor dem Kaiserschnitt unterschreibt? Ich war nicht dieser Ansicht. Ich habe eine Familie, einen kleinen Jungen, der nie auf meinem Bett sitzen will, weil er Angst vor der Infusion hat. Mein Mann fährt täglich ins Spital, es ist ein Hin und Her und ich bin absolut depressiv, die Wehenmittel machen mich verrückt und ich kann nicht mehr. Also ist dieser Entscheid für uns das einzig Richtige. Ich bin schliesslich doch auch laut Ärzterechnung Anfang 36. Schwangerschaftswoche. Nach einer nochmaligen Untersuchung, bei der das Gewicht jedes Zwillings auf 2200 Gramm geschätzt wird, geht alles sehr schnell.

Nachdem ich zwei Enthaftungsformulare unterschrieben habe, komme ich schon in den OP. Ich heule die ganze Zeit, hin- und hergerissen von verschiedenen Gefühlen und wegen der Angst, ob der Entscheid richtig war. Ich mache mir Gedanken, ob die Lungen der Kinder auch genug gereift sind, ob sie schlucken können und und und... Das Personal ist sehr lieb und tröstet mich, die Schwestern und Hebammen meinen, dass ich richtig entschieden habe. Es werde schon alles gut gehen.

Jürg, mein Mann, ist endlich da, der Schnitt, ein Schreien und weg ist das erste Baby, nochmals Schreien und das zweite ist auch weg, somit auch mein Mann. Mir fällt der erste Stein vom Herzen. Mit dem Geschrei weiss ich, dass die Lungen gut funktionieren. Nun kommt die erste Information, Lars, der Erstgeborene, ist über 2950 Gramm schwer, Yves, der zweite, 2390 Gramm. Zur Beobachtung kommen sie für 24 Stunden in die Neonatologie (Neugeborenenintensivabteilung), aber ich kann sie davor noch kurz sehen. Die ganze Zeit bin ich am Heulen. Ich bin völlig durcheinander und fühle mich elend. Froh

auf der einen Seite, wohl doch richtig entschieden zu haben, traurig, dass ich sie nicht wie Nico in meinen Arm schliessen kann.
Die Kleinen wurden mir einfach entrissen. Am Abend kommt die ganze Familie und ein paar gute Freunde. Sie geben mir sehr viel Kraft. Ich bin durch die Trennung am Boden zerstört, irgendwie zweigeteilt und habe Schmerzen. Wenn ich etwas erzählen möchte, beginnt gleich mein ganzer Körper zu zittern, ich will meine zwei kleinen Engel mit einem Rollstuhl in der Neonatologie besuchen, doch ich falle gleich um, verliere das Bewusstsein. Also kein Besuch für heute. Am anderen Tag muss ich aufstehen, dabei möchte ich lieber liegen bleiben und mich im Selbstmitleid suhlen. Meine beiden Babys sind noch nicht zurückgekommen und man sagt mir, dass sie so gegen Mittag da sein werden. Ich freue mich eigentlich gar nicht so, wie man dies von einer doppelt-frischgebackenen Mutter erwarten sollte. Ich bin erschöpft, müde und emotional ausgepowert.

Als ich dann die zwei Kleinen in meinem Zimmer begrüssen kann, finde ich sie natürlich schon süss, doch irgendwie sind sie mir sehr fremd, man hätte mir irgendwelche Babys ins Zimmer stellen können, ich hätte sie nicht erkannt. Mit dem Stillen klappte es nicht so wie ich es will. Ich habe bereits nach 24 Stunden so wunde Brustwarzen, dass ich schon beim blossen Anschauen eines Babymundes weit weg laufen möchte. Schliesslich pumpe ich ab und gebe den Schoppen. Nachts dasselbe, da kann ich wenigstens schlafen bis zum Abpumpen und die Schwestern geben den Schoppen. Am Tag, an dem wir vom Spital nach Hause kommen, stirbt der Pate von Yves. Ich bin am Boden zerstört und mache mir zusätzlich grausame Gedanken, was wenn meinem Mann so etwas passieren würde, dann wäre ich mit drei Kindern alleine. Zuviel ist passiert, ich bin so hilflos und ohne Kraft. Irgendwie habe ich einfach Startschwierigkeiten. Dazu kommt die Angst, etwas falsch zu machen bei so kleinen Geschöpfen. Schliesslich bekomme ich wohl wegen der allgemeinen Überforderung noch eine Brustentzündung, mit hohem Fieber liege ich flach im Bett. Zum Glück hat mein Mann Urlaub und meine Mutter kommt zu uns, so kann ich mich dem Stillen widmen. Irgendwie und irgendwann finde ich doch den Weg.

Trotz all der Hilfe, die ich angeboten bekam, musste ich selber zu mir und der Familie finden. Durch das verpasste Geburtserlebnis habe ich die Beziehung zu den Kleinen erst aufbauen müssen. Heute, wenn ich zurückdenke, war eigentlich alles halb so schlimm. Ich bin wieder fit und Energie geladen und erfreue mich täglich an unseren drei Jungs. Ich habe viel über die Zeit nachgedacht, es war einfach zuviel auf einmal. Die Zeit im Spital über die Festtage, der zuerst hinausgeschobene und dann abrupte Kaiserschnitt, die für mich unnötige Trennung von den Kleinen und der Todesfall vom Paten von Yves.

Ich war in einem Teufelskreis gefangen, ich ärgerte mich über mich selber, dass ich die zwei Kleinen nicht von Anfang an so lieben konnte, dass ich die neue Situation nicht einfach so mit Links gemeistert habe und ich nicht die „Bilderbuch-Mami“ war, die ich gerne gewesen wäre. Das alles zog mich immer wieder in die Tiefe. Heute bin ich stolz darauf, alles unter einen Hut zu packen und würde keinen der drei zurückgeben, obwohl ich am Anfang unsicher war, ob ich zu den Zwillingen je eine so gute Beziehung würde aufbauen können wie zu unserem Älteren. Heute zweifle ich keinen Moment mehr daran. In diesem Sinne wünsche ich allen frischen Zwillingsmüttern viel Kraft für die erste Zeit. Es ist noch kein Meister vom Himmel gefallen und wo ein Wille ist, ist auch ein Weg.

Corinne

Grosse Hoffnungen – zweimal Kaiserschnitt

Wir mussten lange auf Elias warten. Der Termin war schon 14 Tage überschritten und ich hatte, so glaube ich heute, sehr romantische Vorstellungen rund um eine Schwangerschaft und die Geburt. Es sollte alles schön und harmonisch ablaufen. Dass schwanger sein auch anstrengend sein kann, habe ich die letzten Monate, vor allem aber die letzten Wochen, gemerkt. Nur dass auch die Geburt nicht „nach Plan“ ablaufen würde, wusste ich bis dahin noch nicht. Für mich war immer klar gewesen, dass ich eine Spontangeburt, eine so natürlich wie möglich ablaufende Geburt mit meinem Baby erleben würde, am liebsten eine Wassergeburt. Mit der Möglichkeit eines Kaiserschnitts habe ich mich sehr wenig beschäftigt.

Trotz allem Hoffen und vieler Tricks, die wir ausprobierten, bekam ich einfach keine Wehen. Ich musste also an einem Montag, dem 8. September, ins Spital einrücken, um einzuleiten. Ich bezog mein Zimmer, wo schon eine Wöchnerin lag. Meinem Mann Angelo haben die Schwestern gesagt, dass er ruhig arbeiten gehen könne, das dauere noch lange. Ich erhielt zur Einleitung ein Vaginalzäpfchen eingelegt, welches den Muttermund weich machen und Wehen auslösen sollte. Nach der Mittagszeit haben die Kontraktionen angefangen. Sie kamen etwa alle fünf Minuten, waren aber noch zum Aushalten. Ich ging in den Park spazieren und habe mich mit Musik etwas zu entspannen versucht. Ich habe mich da schon sehr alleine gefühlt. Keine Hebamme, kein Ehemann an meiner Seite. Nur alle zwei bis drei Stunden eine Schwester, die mich ans CTG anschloss, um die kindlichen Herztöne zu überwachen. Gegen Abend wurden die Wehen immer heftiger. Etwa um 21 Uhr ging Fruchtwasser ab. Der Muttermund war immer noch nur ein Zentimeter offen. Meinen Mann haben sie wieder nach Hause geschickt, bis es „wirklich" losgehe. Mir wollten sie noch etwas für die Nacht zum besser schlafen geben. Aber irgendwie hat das nicht geklappt, das Medikament verhalf mir nicht zum Schlaf und ich fühlte mich immer einsamer.

Um etwa 7.00 Uhr am nächsten Morgen erhielt ich das nächste Zäpfchen eingelegt. Die Kontraktionen waren immer noch da und zehrten an meiner Substanz. Gegen Mittag wurden sie sehr heftig und fühlten sich sehr giftig und schmerzhaft an. Ich fühlte mich so ausgeliefert. Niemand war da, der mich unterstützte, ich lag inzwischen alleine in meinem Zimmer. Ich konnte einfach nicht verbal äussern oder mich dafür einsetzen, dass ich meinen Partner an meiner Seite brauchte. Mir war inzwischen schlecht und ich hatte grosse Schwierigkeiten, diese giftigen Wehen wegzuatmen. Ich konnte nur noch auf dem Bett liegen, weil mir der ganz Körper weh tat. Mutlosigkeit durchflutete mich. Immer wieder wurde ich untersucht und musste dann erneut hören, dass der Muttermund immer noch nur einen Zentimeter offen war. Am späten Nachmittag kam Angelo wieder. Er versuchte mir Mut zu machen und wir gingen zusammen an die frische Luft. Inzwischen hatte ich sehr starke Wehen und musste immer wieder erbrechen. Bei der nächsten Untersuchung am Abend dann endlich eine ermutigende und tolle Neuigkeit: Der Muttermund war drei Zentimeter offen! Ich könne nun in die Gebärabteilung wechseln. Mir war zwar schlecht und ich hatte Wehen, aber meine Stimmung war trotzdem euphorisch: „Endlich - jetzt geht's vorwärts! Mein Baby kommt. Ich kann das also doch!"

Nachdem ich geduscht hatte, ging ich in das Vorbereitungszimmer. Die Ärztin und die Hebamme diskutierten dort und waren sich nicht einig, ob sie mich noch eine Nacht schlafen lassen sollten oder nicht. Inzwischen war es 23 Uhr und mein Mann und ich sind mit dem Brechnapf auf dem Korridor auf und ab gegangen. Mit diesen „richtigen" Wehen kann man viel besser umgehen als mit den „eingeleiteten Wehen." Obwohl ich natürlich auch mehr als einmal dachte: „Oh, nein, nicht schon wieder eine." Ich war in dieser Zeit sehr konzentriert, war ganz mit mir beschäftigt. Ich habe geatmet und habe mich schon sehr zusammengenommen. Nicht dass ich das Bedürfnis gehabt hätte zu schreien, aber trotzdem war ich ein wenig verkrampft. Die Hebamme hatte leider nicht viel Zeit für mich. Etwa bei einer Muttermundsöffnung von 6 cm hat sie die Fruchtblase geöffnet. Es kam eine enorme Menge Fruchtwasser und es war grün. Die Hebamme erschrak und meinte, das Kind müsse jetzt kommen. Wir sind dann ins Gebärzimmer umgezogen. Ich sollte unbedingt auf das Bett liegen. Warum weiss ich nicht. Mir wurde keine Begründung genannt. Ich wollte dies aber nicht, da es mir im Stehen wohler war, ich konnte mich in dieser Position auch festhalten und das ging im Bett nicht.

Die Hebamme und die Ärztin, welche auch ab und zu vorbeischauten wollten mir unbedingt eine PDA aufdrängen, um mir noch Wehenmittel geben zu können, damit die Geburt schneller vorwärts gehe. Ich wollte das aber nicht, ich habe immer gesagt, dass ich noch Kraft habe und keine PDA will. In dieser Situation hat man mich und meine Bedürfnisse einfach übergangen und ist nicht auf meine Gefühle eingegangen. Etwa um 3.00 Uhr, nachdem die Geburt gar nicht mehr vorwärts ging, entschieden sie sich, einen Kaiserschnitt zu machen. Das Köpfchen unseres Babys war immer noch hoch oben im Geburtskanal und auch das Herzlein schlug nicht mehr so einwandfrei. Einen ganz kleinen Augenblick lang war ich, glaube ich, einfach erleichtert. Einfach froh, dass es jetzt weiter ging. Erst später war ich enttäuscht. Ein grosser Teil der Geburt wurde mir ganz abrupt und plötzlich genommen. Ich hätte so gerne erlebt, wie ich mein Kind aus eigener Kraft auf die Welt bringe.

Dann ging alles sehr schnell. Ich wurde vorbereitet für die Operation und in den OP gebracht. Zitternd lag ich da und wartete auf mein Kind. Mein Mann sass an meinem Kopf. Den ersten Schrei werde ich nie vergessen. Ich hatte dabei ein unbeschreibliches Glücksgefühl. Der kleine Elias wurde mir kurz darauf auf die Brust gelegt und er saugte gleich wie wild an meinem Kinn! Die Hebamme nahm ihn und meinen Mann Angelo auf die Station und gab Elias etwas zu trinken. Nach etwa einer Stunde kam ich in den Aufwachraum und Elias wurde mir ganz nackt auf die Brust gelegt. Das war schön. Wir konnten diese Zeit zu dritt so richtig geniessen. Elias hat sofort getrunken. Im Wochenbett und auch zu Hause klappte das Stillen leider nicht mehr. Ich hatte immer zu wenig Milch. Das hat mich sehr traurig gemacht. Im Spital fühlte ich mich nicht gut. Ich fühlte mich schlecht betreut und hatte wenig oder gar keine Hilfe, obwohl ich doch nach dem Kaiserschnitt sehr behindert war mit all den Schläuchen und Kanülen.

Der Start zu Hause ging etwa im selben Stil so weiter. Der Kleine schrie viel und ich war überhaupt nicht glücklich. Obwohl ich mir doch das Muttersein so sehr gewünscht und diese Zeit mit meinem Kind herbeigesehnt hatte. Ich hatte mir doch alles wunderschön vorgestellt. Ich hatte auch sehr grosse Mühe, mich mit diesem Kaiserschnitt abzufinden. Leider konnte ich mit niemandem reden, der meine Gefühle verstand oder nachvollziehen konnte. Was die Situation für mich noch erschwerte, ich kannte in meiner näheren Umgebung nur Frauen, welche glückliche Kaiserschnittfrauen waren. Ich war zeitweise sehr sehr traurig, fühlte mich wieder alleine und vor allem auch unfähig Leben zu schenken. Dazu kam noch, dass ich nun nicht mal mein Kind ernähren konnte! Ich hatte also das Gefühl, auf der ganzen Linie versagt zu haben. Meine Muttergefühle kamen erst viel später. Erst nach etwa fünf oder sechs Monaten und mit viel Einsatz kam ich aus meinem seelischen Tief wieder heraus. Ich bekam endlich mein Leben mit Kind in den Griff. Von da an hatte ich immer mehr Freude an meinem süssen Lockenkopf. Er ist inzwischen fünf Jahre alt. Wir haben heute eine sehr gute Beziehung und er wird immer sehr speziell für mich bleiben. Ich bin stolz auf meinen Sohn, er ist ein toller Junge.

Ein paar Jahre später und um viele Erfahrungen reicher wurde ich zum zweiten Mal schwanger. Es war eine ganz andere Schwangerschaft. Mir war fast von Anfang an immer furchtbar schlecht und gegen Ende konnte ich wegen starker Bänderbeschwerden fast nicht mehr laufen. Ich war aber trotzdem unendlich glücklich und freute mich sehr auf unser zweites Kind. Nach der ersten Geburt wurde das Becken geröntgt und es wurde mir mitgeteilt, dass es ein wenig verengt sei. Ich weiss nicht, ob dies der Grund für den Kaiserschnitt war. Mein Gefühl sagte mir, dass ich einfach nicht mehr bei mir gewesen war, meine Mitte verloren hatte. Ich hätte eine starke Hebamme an meiner Seite gebraucht, die mich auf diesem Weg ein wenig mehr geführt hätte. Ich hatte auch den Eindruck, dass ich nicht losgelassen hatte. Und vielleicht war unser Sohn auch nicht in idealer Position gewesen. Ich weiss es ganz einfach nicht, aber es war vorbei. Es ging jetzt um die zweite Geburt. Ich habe während der zweiten Schwangerschaft einen anderen Frauenarzt gefunden. Bei diesem fühlte ich mich sehr wohl und gut aufgehoben. Ich habe ihn mir deshalb ausgesucht, weil er Belegarzt war und bei einem eventuell wieder anstehenden Kaiserschnitt mein Arzt sein würde. Somit würde ich mich nicht wieder mit verschiedenen Ärzten herumstreiten müssen, würde mich also nur mit ihm absprechen müssen. Ich hatte noch nie einen so sanften Arzt kennen gelernt. Nur bei einer Sache blieb er leider stur. Er riet mir ziemlich deutlich auch beim zweiten Kind wieder zu einem Kaiserschnitt. Ich verstand dies überhaupt nicht. Ich wollte es doch einfach nochmals versuchen. Ich wollte ja nicht irgendwelche Risiken eingehen, aber ich wollte meine zweite Chance für eine natürliche Geburt wahrnehmen. Nach zweimal Kaiserschnitt würde wohl kaum ein Arzt je wieder mit mir eine Spontangeburt probieren. Ich war hin- und hergerissen. Wem sollte ich glauben und folgen? Mir selbst, meinen Wünschen und Bedürfnissen sowie der Ermutigung einer befreundeten Hebamme oder dem Arzt? Wenn man schwanger ist, sieht alles immer ganz anders aus. Man ist viel emotionaler und sowohl beeindruckbarer als auch beeinflussbarer. Es geht dann aber nicht nur um mich selbst, sondern auch um das Baby. Habe ich das Recht etwas zu erzwingen? Täuscht mich mein Gefühl? Bin ich stark genug, um mich durchzusetzen? Nein, ich war es nicht. Ich habe nachgegeben, ich war zu feige oder war ich klug?

Wenigstens konnte ich mich mit meinem Arzt soweit einigen, dass wir solange wie möglich warten würden und einen sehr späten Zeitpunkt für den Kaiserschnitt festlegten. So würde mein Kind wenigstens nicht vor seinem Termin auf die Welt geholt. Ich wollte zuerst auch richtige Wehen abwarten und dachte, dass dies für mich und das Kleine gut sein würde. Es lag schon brav in Kopflage. Einen Tag vor dem Termin ging's dann los. Zuerst dachte ich nicht, dass dies Wehen sein könnten. Sie waren so anders als die eingeleiteten Wehen. Wir mussten zur Besprechung der Anästhesieart an diesem Tag in die Klinik. Die Hebamme wollte mich zuerst gleich dort behalten. Aber ich dachte bei mir, dass die mir sowieso nur die Wehen abstellen würden, damit der Kaiserschnitt am nächsten Tag gemacht werden könnte. Ich fuhr also nochmals nach Hause. Schon im Auto war mir etwas mulmig zumute. Die Wehen kamen zu diesem Zeitpunkt in zwei bis drei minütlichen Abständen. Und ich spürte innerlich, dass der Muttermund weiter aufging. Zu Hause legte ich mich in die Badewanne und da rumpelte es ziemlich stark im Bauch. Die Wehen liessen nach, ich spürte nur noch ein Ziehen. Ich glaube, das Baby hat sich in diesem Moment noch in die Steisslage gedreht.

Am Morgen sind wir dann sehr aufgeregt in die Klinik gefahren. Als ich anschliessend auf dem Operationstisch lag, wieder mit Wehen, dem Blasenkatheter und mit Übelkeit, da wäre ich am liebsten davongerannt. Die PDA wurde leicht und schnell gemacht, bloss wurde mir während dem Setzen der PDA immer schlechter. Sie haben getan, was sie konnten, um mir zu helfen, aber ich war fast nicht mehr in der

Lage zu atmen. Ich probierte, so gut es ging, für mein Kleines zu atmen. Aber ich sah am Ende nur noch Sterne, es war mir weiter übel und ich wurde fast ohnmächtig. Dann endlich hatten sie den kleinen Justin aus dem Bauch gehoben. Gleich danach konnte ich wieder besser atmen. Ich hatte Recht gehabt, er hatte sich noch in die Steisslage gedreht. Nur ging es dem Kleinen nicht sehr gut. Er hatte Schwierigkeiten zu atmen. Nachdem sie mir mein Kind kurz gezeigt hatten, sind sie sofort weg mit ihm. Ich habe daraufhin meinen Mann gebeten mitzugehen und ihn nicht alleine zu lassen. Ich wusste, dass es ganz wichtig ist, dass wenigstens der Papi immer bei ihm und für ihn da ist. Ich fühlte mich stark genug, alleine zu sein.
Als ich anschliessend im Aufwachraum lag, kam nach und nach das ganze OP-Team und fragte nach, wie es mir ginge. Sie erzählten mir in regelmässigen Abständen, wie es Justin ging. Auch deshalb habe ich mich in diesem kleinen Spital sehr wohl und aufgehoben gefühlt. Als ich wieder etwas Gefühl im Körper hatte, sagte ich, dass ich nun zu meinem Kind wolle. Ich bin den ganzen Tag auf dem Flur gelegen und habe meinen kleinen Sohn, der in der Isolette lag, durch das Schaufenster immerzu angesehen. Obwohl ich mich schon ein wenig um ihn sorgte, hatte ich dennoch ein unwahrscheinlich starkes Glücksgefühl, Mami von diesem kleinen Geschöpf zu sein. Es ging Justin glücklicherweise schon am selben Tag besser und ich erholte mich sehr schnell von der Operation. Es war kein Vergleich zum ersten Kaiserschnitt. Die ganzen Umstände und das freundliche Personal haben wohl viel dazu beigetragen. Schon nach fünf Tagen gingen wir nach Hause. Trotz Stillschwierigkeiten und sehr langen Weinphasen von Justin, war ich sehr glücklich. Mit dieser zweiten Mutterschaft war innerlich etwas mit mir geschehen. Ich konnte mich endlich nur auf mein Gefühl verlassen und aus dem Bauch heraus und von ganzem Herzen Mami sein. Justin ist ein süsser kleiner Fratz und ich habe eine sehr tiefe Bindung zu ihm. Ich bin sehr froh und dankbar, Mutter meiner Söhne zu sein.

Nur manchmal holt mich der Kaiserschnitt noch ein und dann spüre ich einen kleinen Stich im Herz. Wenn eine Freundin eine gute, natürliche Geburt hatte und problemlos stillen kann. Natürlich gönne ich das jeder Frau, aber ich spüre dann auch Wehmut um das, was ich verpasst habe mit meinen Kindern. Ich glaube, dieses Stück Schmerz bleibt ein Leben lang. Aber es tut lange nicht mehr so weh wie am Anfang. Es war ein weiter Heilungsweg bis hier hin. Ich habe mich sehr oft, auch in Weiterbildungsseminaren verschiedenster Art, immer wieder mit meiner ersten Geburt auseinander gesetzt. Ich habe viele Male nochmals alles „durchgespielt" und auch anders erlebt. Ich habe in meinen Träumen „normal" geboren. Ausserdem habe ich oft mit mir selbst gerungen, warum ich nicht stark genug war, mich in der zweiten Schwangerschaft durchzusetzen. Doch nun habe ich Frieden gefunden. Auch durch die Hilfe des „Kaiserschnittfrauen-Seminars" von Brigitte. Nach der zweiten Geburt hörte ich, dass es so etwas gibt. Obwohl mein Schmerz schon lange nicht mehr so gross war, empfand ich es als eine wunderbare Erfahrung. In einer Gruppe mit Kaiserschnitt-Frauen zu sein, die verschiedenen Geschichten zu hören, die sehr betroffen machten, aber auch das Alleinsein mit dem eigenen Geburtserlebnis auflösten. Diese Frauen treffen, miteinander nochmals das Geschehene beweinen, verstehen ohne Worte und Trost finden – einfach wunderbare Frauen kennen lernen, die ähnliches erlebt hatten wie ich. Das tat gut. Vielen Dank Brigitte, dass wir durch dich diese Möglichkeit bekamen. Nachträglich kann ich sagen, dass meine Geburten in meinen Lebensweg gepasst haben. Ich musste tief fallen, krank sein, gesund werden, dadurch an mir arbeiten und so auf meinem Weg weitergehen. Ich bin dankbar für meine Familie und liebe euch sehr.

Elisabeth

Notfallkaiserschnitt und bewusste Geburtsverarbeitung

Meine beiden Kinder sind heute 2,5 Jahre und 8 Monate alt, sie heissen Johanna und Nils. Es sind zwei gesunde, aufgeweckte und liebe Kinder. Es sind zwei Kaiserschnittkinder mit einem erprobten Kaiserschnittpapi und ich bin eine Kaiserschnittmutter!

Ich erlebte eine sehr schwierige erste Schwangerschaft. Der Grund war, dass Manuela, meine Mutter, zum zweiten Mal sehr schwer krank wurde und es keine Chance mehr auf eine Heilung gab. Ich muss dazu erklären, dass Manuela und ich ein ganz inniges Verhältnis zueinander hatten und sie die beste Mutter und gleichzeitig Freundin für mich war.

Ich freute mich riesig, als ich von meiner Schwangerschaft erfuhr, doch gleichzeitig wusste ich, dass Mami jeden Tag sterben könnte. Manchmal fragte ich mich, ob ich das Leben meines ungeborenen Kindes nicht gegen das von Manuela tauschen könnte! Es war wirklich eine grauenhaft belastende Zeit. Immer wieder hatte ich die Hoffnung, dass sie bis zu der Geburt meines ersten Kindes durchhält. Ich hätte ihr so gerne mein Kind, ihr Grosskind, gezeigt und die Freude mit ihr darüber geteilt. Sie erlebte es nicht mehr. Sie starb im Mai 99 an meinem Geburtstag! Zu diesem Zeitpunkt war es eine grosse Erlösung für sie und uns alle auch. Ich hatte genügend Zeit mich zu verabschieden. Die letzten 4 Monate der Schwangerschaft erlebte ich zum Teil wie in einem Nebel. Ich freute mich auf mein Kind und doch war mein Herz schwer und voller Trauer. Ich konnte meine Mami ja nicht mehr sehen, mit ihr telefonieren, sie spüren oder ihr meinen Bauch zeigen. Noch heute weiss ich nicht, wie ich es schaffte. Ein sehr grosser Halt für mich waren meine Besuche beim Cranisosakral-Therapeuten, zu dem ich heute noch hingehe.

Zehn Tage vor Termin fühlte ich mich sehr elend. Ich hatte alle Anzeichen (Übelkeit, Durchfall etc.) für eine Geburt, doch es passierte nichts. Am selben Tag hatte ich einen Kontrolltermin bei den Hebammen in der Klinik. Mein Arzt, der zufälligerweise auch anwesend war, entschied die Geburt einzuleiten, da mein Allgemeinzustand nicht mehr so gut und der Muttermund schon zwei Zentimeter offen war. Die Hebammen fanden jedoch, wir könnten noch ein paar Tage bis zum wirklichen Termin warten. Nach längerem Streit zwischen Hebamme und Arzt wurde dann doch eingeleitet.
Nach zehn Stunden harter Arbeit sagte mein Arzt zu mir: „Es tut mir sehr leid, wir müssen einen Kaiserschnitt vornehmen, das Kind hängt fest, es kommt nicht runter. Der Muttermund ist offen, die Wehentä-

tigkeit da, aber es passiert nichts weiter." Nun ja, zu diesem Zeitpunkt war mir eh alles egal. Ich hatte inzwischen eine PDA bekommen, welche zuerst nichts nützte, die Schmerzen waren weiterhin sehr stark. Also erhöhten sie die Dosis innert kurzer Zeit einige Male. Anschliessend war ich ziemlich verladen und lallte vor mich hin. Der Arzt sagte mir, es dauere nun etwa eine Stunde, bis der OP und das Team bereit seien, ich solle versuchen, mich ein wenig zu erholen.

Während ich so dalag und sich der Arzt wieder mit der Hebamme stritt (sie wollte es doch noch mit der Saugglocke versuchen, denn sie wusste, dass ich gerne vaginal entbunden hätte), sagte mein Arzt plötzlich: „Wo sind die Herztöne des Kindes?" Und jetzt ging's los und die grosse Panik brach aus. Ich bekam sofort Sauerstoff, wurde von einem Bett auf das andere gehievt und zwischendurch immer wieder diese Panikfrage: „Wo sind die Herztöne des Kindes?" Im Eiltempo wurde ich also viel schneller als geplant in den OP gefahren. Da lag ich nun ganz einsam im OP und wusste nicht wie es um mein Kind stand. Endlich tauchte mein Arzt auf und schrie nach dem Rest des OP-Personals, aber die waren nicht da, es war nämlich Sonntagabend, 23.45 Uhr im Privatspital, wo das Notfallteam zuerst angepiept wird. Dies steht natürlich in den Hochglanz-Prospekten des Spitals nicht, wenn man sich informiert!

Ich fragte meinen Arzt, ob er die Herztöne höre, er verneinte. Nach einer für mich unglaublich langen Zeit, war das Team endlich bereit und die Geburt begann. Zu diesem Zeitpunkt zitterte ich am ganzen Körper und dachte, mein Kind stirbt. In dieser schlimmen Situation bekam ich Hilfe von meiner verstorbenen Mutter. Ich merkte, wie ich plötzlich aus dem Körper rutschte und neben den OP-Tisch trat, die Sprache der Leute nicht mehr verstand und wie mich die Wärme meiner Mutter umgab. Sie war da, hielt mich ganz fest und sagte: „Keine Angst, es geht gut, ich bin für dich da." Dieser Moment war so schön und beruhigend. Ich weiss nicht wie lange dieser Zustand dauerte, plötzlich war ich zurück in meinem Körper und man gratulierte mir zu meiner Tochter. Sie war gesund und nur dies zählte. Von dort an heulte ich wie verrückt, es war alles einfach zu viel gewesen. Da ich dermassen viel Medikamente bekommen hatte, war ich vom Hals hinunter taub und konnte mein Baby nicht halten. Doch mein Mann übernahm perfekt diese Rolle und hielt unsere Tochter bis in die frühen Morgenstunden in den Armen. Noch heute spricht er von diesen ersten Stunden mit einem unglaublichen schönen Glänzen in den Augen.

Der Anfang in der Wochenbettabteilung im Spital war sehr schwer für mich. Nicht Stillprobleme und andere Schmerzen fand ich schlimm, sondern ich hatte enorm grosse Mühe, meine Tochter und mein neues Leben als Mutter anzunehmen. Ich konnte das Glück einfach nicht geniessen. Da ich vor der Geburt sehr viel gelesen hatte, wusste ich, dass es eine Frage der Zeit war, bis ich einen Weg zu meinem Kind finden würde. Und so war es dann auch. Ich brauchte sicher vier Monate, bis sich bei mir alle tiefen Muttergefühle eingestellt hatten. Die Liebe zu Johanna kam ganz leise und wurde (und wird immer noch) mit jedem Tag grösser.
Wenn ich nach der Geburt auf meinen Kaiserschnitt angesprochen wurde, stellte sich immer einen Anflug von Traurigkeit ein. Ich hinterfragte jedoch diese Traurigkeit nicht und war fest davon überzeugt, alles sei verarbeitet und in Ordnung.

Als ich mit Nils schwanger wurde, kamen sehr viele negative und traurige Gefühle von der ersten Schwangerschaft in mir hoch. Zusätzlich belastete mich die Aussicht auf einen weiteren Kaiserschnitt.
In dieser Zeit stiess ich via Internet auf Brigittes Webseite. Was für ein Glück. Brigitte, ich danke dir von ganzem Herzen für deine grosse Hilfe und Liebe. Es gibt sie also doch noch, die Engel auf Erden. In mehreren Sitzungen bei ihr konnte ich die erste Schwangerschaft und den Notfallkaiserschnitt verarbeiten. So fand ich auch den Mut, die Kraft und Zuversicht für eine zweite Geburt.

Je näher der Geburtstermin rückte, umso mehr wünschte ich mir eine spontane Geburt. Mein Arzt ermutigte mich in keinster Weise darin. Im Gegenteil. Ich holte daraufhin, ermutigt durch die Hebamme, Zweitmeinungen ein. Die Chancen standen zwar nicht speziell gut für eine natürliche Geburt, schon auf Grund des Geburtsverlaufes von Johanna, aber ich fand einen freundlichen Arzt, der mir sagte, ich könne es ja versuchen. Ich stand also kurz vor einem Arztwechsel, welchen ich jedoch schlussendlich doch nicht vollzog. Ich hatte meinen Entschluss zum Wechsel meinem „alten" Arzt mitgeteilt und dieser hatte sich sehr um ein Gespräch bemüht und mir dabei endlich die Unterstützung für einen erneuten Geburtsversuch zugesagt. Am Schluss der Schwangerschaft kam heraus, dass bei mir ein Beckenmissverhältnis vorliegt und somit war der geplante Kaiserschnitt unumgänglich geworden. Die Auseinandersetzungen mit meinem Arzt waren sehr belastend. Trotzdem entschied ich mich zu bleiben, einfach weil er meine Geschichte schon kannte und ich nicht mehr die Kraft zu einem Wechsel hatte. Ich habe dann aber nach der Geburt den Arzt gewechselt.

Zusammen mit meinem ungeborenen Kind habe ich mich sehr intensiv auf den geplanten Kaiserschnitt vorbereitet. Jede Woche ging ich in die Craniosakral-Therapie. Ich führte sehr viele Gespräche mit meinem Baby und habe ihm immer wieder gesagt, dass es für uns zwei keine andere Wahl gibt. Auch las ich als Vorbereitung mehre Male das Buch von Brigitte „Geburt ein schwerer Anfang leichter gemacht", was mir sehr half.

Am Tag der Geburt weckte ich mein Kind früh morgens und sprach nochmals sehr intensiv mit ihm. Ich sagte ihm, wie sehr wir uns auf es freuen, und dass alles gut gehen wird. Als ich von den Schwestern im Zimmer abgeholt wurde, war ich wie in Brigittes Buch beschrieben, die Frau auf den Wegen der Göttin Inanna. Ich war sie wirklich! Ganz wichtig war mir, dass Nils wach geboren würde. Noch auf dem OP-Tisch habe ich meinen Bauch ein paar Mal stark hin und her geschoben, um ihn vorzubereiten. Die OP-Schwester war ganz perplex und verstand nicht, was diese Sache sollte. Und so erlebte ich eine schöne Geburt und mein kleiner Nils kam auf die Welt.

Wie war ich doch eine glückliche Mutter, als ich meinen Spatz das erste Mal in den Armen hielt. Ich hatte auch wieder unglaubliche Schmerzen nach der Geburt und zusätzlich Probleme mit dem Kreislauf und andere Beschwerden. Das Wichtigste war für mich jedoch, dass ich Nils von der ersten Sekunde an klar wahrnehmen und annehmen konnte. Wow, es haute mich fast um. Somit wurde ich für vieles entschädigt, was bei der ersten Geburt schief lief. Kaum war ich zu Hause, ging ich mit Nils zu meinem Craniosakral-Therapeuten. Es war ein so schönes Erlebnis, weil Nils absolut nicht wie ein typisches Kaiserschnitt-Baby reagierte. Er war so gelassen und ruhig, so als ob man über das Wetter spricht und nicht über die eigene Geburt. Mein kleiner Engel, er hatte es hingenommen, er wusste, dass dies unser gemeinsamer Weg war.

Ich möchte an dieser Stelle meinem Mann Tim ganz herzlich für alles danken. Für die unglaubliche Stütze und Hilfe während den Schwangerschaften und Geburten, ich liebe dich von ganzem Herzen. Tim hat mich während der ganzen Zeit in allem immer unterstützt, auch wenn er zeitweise überfordert mit mir und meinen Gefühlen war. Aber er stand mir zur Seite, sei dies beim Arzt, bei unseren enorm langen und tiefen Gesprächen oder wenn ich wieder einmal ein Tief hatte. Ich bin sehr glücklich mit Tim. Auch meinen beiden Kindern danke ich, dass sie den Weg zu mir gefunden haben, ihr seid grossartig, ich liebe euch. Und ich gedenke meiner Mami (Manuela), die ich nie vergessen werde. Du wirst immer einen sehr grossen Platz in meinem Herzen haben, du fehlst mir so.

Wohin hat mich die Auseinandersetzung mit meinen Geburten gebracht? Zum Teil sehr an mein persönliches Limit. Gerade nach der ersten Geburt fragte ich mich immer wieder, wieso musste Johanna so auf die Welt kommen? Wieso konnte ich sie so schwer annehmen? Hätte ich das Wissen über Kaiserschnitt-Babys sowie das Buch mit den vielen Tipps von Brigitte bereits bei der ersten Geburt gehabt, wäre mir und Johanna sehr viel Schweres erspart geblieben. Ich habe auch schon mit beiden Kindern das darin beschriebene Heilungs-Ritual gemacht und gestaunt, was es alles bewirken kann. Auch die Auseinandersetzung mit den Ärzten hat sehr viel Kraft und Mut gekostet.

Wo stehe ich heute? Ich habe für mich bemerkt, dass sich ein spirituelles Fenster in meinem Leben geöffnet hat. Dies ist sehr interessant, beunruhigt mich zeitweise aber auch. Manchmal, wenn eine junge

Mutter von einer schönen spontanen Geburt erzählt, werde ich ein wenig neidisch, dies wird wohl immer so sein, aber so schnell dieses Gefühl auftritt, so schnell verschwindet es wieder. Ich fühle mich sehr wohl und gut, wo ich heute stehe und bin sehr glücklich in meiner Familie. Ich habe meinen Platz gefunden!

Monika

Die Geburt von unserem Zwillingspaar Frauke und Frederik

Als ich bei der ersten Arztkontrolle in der 8. oder 9. Schwangerschaftswoche vom Arzt hörte, dass wir Zwillinge bekommen würden, habe ich mich sehr gefreut. Ich hatte mir schon immer Zwillinge gewünscht und war irgendwie auch gar nicht so überrascht. Mein erster Gedanke, nachdem mir der Arzt die beiden im Ultraschall gezeigt hatte, war: „Oh Gott, das wird ein Riesenbauch!"

Nach einer traumhaften und komplett Beschwerde freien Schwangerschaft hatte ich in der 33. Schwangerschaftswoche sehr überraschend nachts um halb vier einen Blasensprung. Ich konnte und wollte es zunächst kaum glauben, aber nach ein paar Minuten habe ich schliesslich schon die erste Wehe gespürt, meinen Mann geweckt und im Krankenhaus angerufen. Dort sagten sie, wir sollten umgehend kommen. Also habe ich die Kliniktasche gepackt, mich angezogen und bin ins Auto gestiegen. Auf der Fahrt zum Krankenhaus hatte ich bereits eine zweite Wehe. Auf der Geburtsstation angekommen, nahm mich gleich die Hebamme in Empfang, die ich glücklicherweise aus dem Geburtsvorbereitungskurs schon kannte. Bei der ersten Untersuchung war der Muttermund 5 cm geöffnet. Die Wehen wurden stärker, aber richtige Schmerzen hatte ich eigentlich nicht.
Die Ärztin machte einen Ultraschall und teilte mir mit, dass sich der führende Zwilling in Schädellage, der obere Zwilling jedoch in Steisslage befand. Das Gewicht der beiden wurde auf je 1500g geschätzt. Die Lage des zweiten Zwillings machte in diesem Spital einen Kaiser-

schnitt erforderlich, weil die Ärzte hier keine Steisslagengeburten mehr betreuen können und wollen. Die Aufregung und Überraschung machten sich bei mir inzwischen durch heftigen Schüttelfrost bemerkbar, der mich sehr störte und durch den ich mich sehr unwohl fühlte. Ich bekam zwischenzeitlich eine Wärmedecke, was mir in der Situation auch seelisch sehr geholfen hat. Es war der 20.11.2001 und wir wussten nun eindeutig, dass die Kinder heute auf die Welt kommen würden.

Da sich der Muttermund weiter unaufhaltsam öffnete und die Wehentätigkeit trotz Wehenhemmungsmittel nicht zu stoppen waren, ging schliesslich alles recht schnell: Mit einer Spinalanästhesie kam um 7:29 Uhr Frauke zur Welt, drei Minuten später hatte man auch endlich Frederik geholt. Beiden ging es gut, Frauke durfte ich für einen kurzen Moment auf der Brust spüren, bis sie ihrem Bruder in den Brutkasten auf die Neonatologie folgte. Daraufhin wurde ich zugenäht und meine Hebamme begleitete mich in mein Zimmer, wo ich versuchte, alles zu begreifen und zu mir zu kommen.
Die erste Nacht nach dem Kaiserschnitt war deprimierend, schmerzvoll und einsam. Ich war völlig überrascht von den starken Schmerzen im Bauch, fühlte mich schrecklich unwohl in meinem Körper und nicht besonders mütterlich. Obwohl ich während der gesamten Geburt ein gutes Gefühl und eine gute Beziehung zu meinen Kindern hatte, war ich von der Situation trotzdem komplett überfordert. Es ging alles so schnell!

Dass ich einen Kaiserschnitt bekommen würde, hatte sich aufgrund der Lage der beiden Kinder schon angedeutet, deshalb war die Tatsache an sich nicht vollkommen neu für meine Gefühlswelt. Ich habe mich im Kantonsspital auch sehr gut aufgehoben gefühlt, kann also nicht sagen, dass ich den Kaiserschnitt an sich negativ erlebt habe.
Mich macht traurig, dass ich mich auf eine Spontangeburt gefreut hatte, und dass diese Vorfreude ein ernüchterndes Ende gefunden hat. Dazu kommt, dass ich eigentlich keine weiteren Kinder mehr haben möchte, eine „zweite Chance" wird es also nicht geben. Das bedaure ich wirklich sehr. Traurig ist für mich auch die Tatsache, dass mein Mann mein Verlustgefühl nicht wirklich teilen oder nachvollzie-

hen kann, selbst wenn er es versucht. Für ihn stehen die Kinder in diesem Fall eindeutig im Vordergrund.
Mit anderen Kaiserschnitt-Frauen zu reden und auszutauschen hat mich erleichtert. Auf einmal fühlte ich mich nicht mehr so isoliert in einer Welt voller Traumgeburten; dazu hatte die Sendung „Schnulleralarm" von RTL leider auch einen grossen Teil beigetragen.

Laura

Zweimal Geburtsversuch – beides Mal Kaiserschnitt

Alles in meinem Leben verlief wie in einem Bilderbuch. Ich erlebte eine Traumhochzeit in Weiss und konnte es danach kaum erwarten endlich Kinder zu haben; Schwangerschaft und Geburt waren meiner Meinung nach die wundervollste Zeitspanne im Leben einer Frau. Neun Monate lang zu fühlen und zu erleben wie ein kleines Geschöpf in einem heranwächst, es zur Welt zu bringen, direkt in die Arme schliessen zu dürfen und es mit Liebe zu überschütten.

Ich wurde sofort schwanger und schwebte vor Freude über allen Wolken. Es war wunderschön und faszinierend meinen Bauch wachsen zu sehen und das Kind in mir zu spüren.
Ich bereitete mich in dieser Zeit auf eine natürliche Geburt vor. Ich las Bücher und besuchte einen Vorbereitungskurs. Mir ist es nie in den Sinn gekommen, dass etwas schief laufen könnte und ich einen Kaiserschnitt bekommen würde. Das war vielleicht ein Fehler, denn so trafen mich die Ereignisse total unvorbereitet. Als der Termin näher rückte, platzte ich regelrecht vor Neugierde und konnte es kaum erwarten, mein Baby endlich in die Arme zu schließen. Ich achtete unentwegt auf irgendwelche Anzeichen von Veränderung. Ich freute mich auf die Geburt. Natürlich wusste ich, dass es nicht leicht sein würde und die Geburt auch mit sehr starken Schmerzen verbunden ist, doch ich wollte diesen Weg gehen. Das war für mich ganz selbstverständlich und natürlich.

In der 37. Schwangerschaftswoche kamen schon die ersten Zweifel meines Arztes. Er erklärte mir, dass mein Baby sehr groß sei und es deswegen eventuell einen Kaiserschnitt geben würde. Diese Mitteilung machte mich völlig fertig, aber ich gab die Hoffnung nicht auf und blieb optimistisch. Am Geburtstermin angelangt, waren weit und breit keine Wehen in Sicht. Mein Baby hatte sich zudem noch nicht tiefer ins Becken gesenkt und auch sonst gab es keinerlei Anzeichen auf eine baldige Geburt. Es tat sich einfach nichts! Ich war in dieser Zeit so unglücklich und wahnsinnig ungeduldig.

Eine Woche später sollte ich zur Einleitung erscheinen, doch dazu kam es erst gar nicht. Einen Tag zuvor machten sich schon erste ganz leichte Wehen auf dem CTG bemerkbar, die ich allerdings nicht fühlen konnte. Gegen Abend platzte die Fruchtblase und spätestens da wusste ich, jetzt geht es wirklich los! Endlich tat sich was. Ich war aufgeregt und konnte es kaum erwarten in die Klinik zu fahren.
In der Klinik angekommen wurden mein Mann und ich zunächst enttäuscht. Man konnte nicht sicher feststellen, ob es wirklich ein Blasensprung war und Wehen verspürte ich leider auch keine. Mein Mann wurde nach Hause geschickt mit dem Hinweis, erst am nächsten Morgen wieder zu kommen und sich Zeit zu lassen. Ich sollte über Nacht zur Kontrolle und genaueren Abklärung im Spital bleiben.

In jener Nacht konnte ich kein Auge zu tun. Ich war viel zu aufgewühlt. Der Gedanke bald Mama zu sein hielt mich wach und so wurde für mich die Nacht unendlich lang. Ich war erleichtert, als es anfing zu dämmern und ich endlich von einer Hebamme in den Kreissaal gebracht wurde. Dort wurde ich an das CTG angeschlossen. Ein Arzt untersuchte mich nicht sonderlich sanft. Er sagte mir, dass sie einen Kaiserschnitt machen würden, denn das Kind wäre zu groß für mein Becken. Ich wurde einfach vor vollendete Tatsachen gestellt. Der Entschluss stand somit fest und ich wusste nicht wie ich damit umgehen sollte. Ich wollte das nicht, aber ich konnte mich nicht wehren und ließ es geschehen. Ich fing an zu zittern und hörte nicht mehr auf damit. Ich kann mir nachträglich nicht erklären, ob es die Aufregung oder die Angst war. Vielleicht auch beides. Aber als mir eine Schwester sagte: „Sehr bald sind Sie Mama!“, hielt ich mich an diesem wundervollen Gedanken fest, trotzdem bekam ich das Zittern einfach nicht mehr in den Griff. Der Kaiserschnitt wurde zunächst auf den Nachmittag verlegt, doch dann wurde der OP plötzlich früher frei. Sie wollten mich so schnell wie möglich operieren, unter anderem, weil tatsächlich die Fruchtblase offen war und das langfristig schädlich für das Kind wäre. Also bereiteten sie mich auf die Operation vor, was ich nicht als angenehm empfand. Ich musste ein spezielles Formular durchlesen und unterschreiben. Darin standen die Risiken und die Gefahren einer solchen Operation und ich bekam es noch mehr mit der Angst zu tun. Plötzlich wollten sie nicht mehr länger warten und ich wurde weggebracht. Noch in letzter Sekunde kam mein Mann und ich konnte ihm nur schnell alles erklären und mich verabschieden.

Im OP wurde mein Zittern noch schlimmer. Ich kam mir vor wie auf dem Seziertisch. So viele Leute um mich, die alle an mir herumwerkelten. Der Tisch war so unbequem und ich hatte starke Rückenschmerzen. Irgendwann gab mir der Narkosearzt die Sauerstoffmaske und bald darauf schlief ich ein. Ich bekam also eine Vollnarkose! Heute bin ich sehr wütend und traurig, weil ich nicht über die Narkoseart aufgeklärt und mir so nicht die Möglichkeit gegeben wurde selbst zu entscheiden, was ich wollte. Bei einer Entscheidung für eine PDA hätte nämlich mein Mann gleich mit in den OP gedurft. Ich hätte ihn unheimlich gerne bei mir gehabt und das vermisse ich heute sehr.

Ganz unvermittelt wurde ich wieder wach und musste schwer husten. Ich befand mich noch im OP. Sie sagten mir, es wäre alles in Ordnung und dem Baby im Bauch ginge es gut. Sie konnten mich aus irgendeinem unerfindlichen Grund nicht intubieren, somit war es ihnen nicht möglich die Vollnarkose, wie sie es geplant hatten, durchzuziehen. Also bekam ich doch eine Spinalanästhesie (Teilnarkose). Ich war erst noch sehr benommen von den vorher verabreichten Medikamenten, wurde jedoch allmählich immer wacher. Ich habe die ganze Operation bei vollem Bewusstsein miterlebt und heute bin ich sehr froh darüber. Sie erklärten mir jeden Schritt, den sie machten. Dann sagten sie mir, sie würden das Baby sehen und es nun herausheben. Ich konnte fühlen, wie sie mein Baby aus dem Bauch zogen und schon schrie es und hörte nicht mehr auf damit. Mir kamen vor Freude die Tränen. Wir hatten ein Mädchen bekommen!

Sie hüllten sie in ein grosses, weisses Tuch und zeigten sie mir. Viel konnte ich leider nicht erkennen. Aus einer Unmenge Stoff waren nur das Köpfchen und die Arme erkennbar. Sie fragten mich noch, wie sie heissen soll und dann drückten sie mir mein Baby an die Backe. Auf einmal war sie ganz still. Das war der schönste Moment in meinem Leben. Sie war noch ganz nass und so schön warm. Ich merkte, wie alle um mich ganz gerührt waren. Leider konnte ich das nicht länger geniessen, denn sie brachten sie ins Nebenzimmer. Sie schrie sofort weiter. Kurz danach brachten sie mir nochmals meine Tochter. Ich gab ihr einen kleinen Kuss und schon kam sie weg zu meinem Mann, der oben im Kreisssaal sicher schon ganz ungeduldig wartete. Ich wurde zugenäht und kam in den Aufwachraum, was ich seltsam fand. Insgesamt musste ich zwei sehr lange Stunden warten, bis ich mein Kind wieder sehen durfte.
Endlich wieder im Kreisssaal brachte mir mein Mann unser Kind. Ich war schon sehr überwältigt und glücklich, doch ich war auch traurig, weil ich auf dem Rücken lag und mich nicht bewegen konnte. Ich wollte meine Tochter richtig in die Arme nehmen, sie betrachten und sie liebkosen, doch das konnte ich nicht.

Der Grund für den Kaiserschnitt war ein relatives Missverhältnis zwischen Kopfgrösse des Babys und mütterlichem Becken. Das ist auch kein Wunder, denn meine Tochter wog bei der Geburt 4,2 kg, war 54 cm lang und hatte einen Kopfumfang von 37 cm. Und ich bin relativ klein. In erster Linie war ich schon einfach nur glücklich endlich Mama zu sein. Allerdings bereitete mir der Kaiserschnitt körperlich grosse Beschwerden. Ich hatte sehr starke Schmerzen und brauchte etwa zwei Monate, um mich einigermassen zu erholen und fit zu werden.
Zum Glück klappte das Stillen bis auf ein paar kleine Schwierigkeiten sehr gut und ich hatte von Anfang an eine tolle Beziehung zu meinem Kind. Doch irgendwann merkte ich, dass mir etwas fehlte. Da gab es die erlebte Schwangerschaft und ein wunderbares, süsses Kind, doch dazwischen war eine grosse Leere. Mir fehlte die Geburt, eine natürliche Geburt. Ich hatte mein Kind nicht selbst geboren und das stimm-

te mich sehr traurig. Als ich meine Gefühle und Gedanken in meinem Umfeld äusserte, stiess ich fast überall auf Unverständnis. Niemand konnte mich verstehen und immer mehr fühlte ich mich mit meinen Gefühlen der Enttäuschung und des Verlustes alleine. Ich redete mir daraufhin ein, dass meine Probleme völlig banal wären.

Es liess mir aber keine Ruhe und eines Tages machte ich mich im Internet auf speziellen Babyseiten auf die Suche. Ich traf auf andere Mütter, denen es genauso ergangen war wie mir, die so fühlten wie ich und mich verstanden. Ich war glücklich zu wissen, dass meine Gefühle durchaus angebracht und ernst zu nehmen waren.
Es gab zu der Zeit zwar einige Informationen im Netz zum Thema Kaiserschnitt, aber für mich nicht genug. Daraufhin erstellte ich mit Hilfe einiger anderer Mütter einen Fragebogen zu diesem Thema. Ich erhoffte mir dadurch viel mehr über den Kaiserschnitt zu erfahren. Mich interessierte weniger die medizinische sondern viel mehr die menschliche Seite. Dabei war mir aber eine ganz besondere Frage wichtig. Ich wollte wissen, wie die Frauen mit dem Kaiserschnitt zurecht kamen. Das Ergebnis erschütterte mich. Die „Umfrage" veröffentlichte ich auf eine eigens dafür erstellte Homepage. So entstand www.der-kaiserschnitt.de.

Diese Seite habe ich unter anderem allen Müttern gewidmet, die seelisch nicht über ihren Kaiserschnitt hinweggekommen sind. Inzwischen bietet die Seite neben Erfahrungsberichten, Fotos, Umfragen und vielem mehr auch die Möglichkeit sich in zwei Foren auszutauschen und Fragen zu stellen.

Der Austausch mit anderen Müttern hat mir bei der Verarbeitung meines eigenen Erlebnisses sehr geholfen, aber ich wusste, ich könnte erst meinen Frieden finden, wenn ich eine zweite Chance bekäme. Wir wollten schon immer zwei Kinder und als es an der Zeit war, wurde ich auch dieses Mal sofort schwanger. Zu jener Zeit waren wir wieder in unsere alte Heimatstadt umgezogen. Das würde auch bedeuten, dass ich in einer anderen Klinik entbinden würde. Darüber war ich sehr froh.

Wie schon das erste Mal, fieberte ich auch dieses Mal dem Entbindungstermin entgegen. Der Kaiserschnitt spukte mir allerdings in dieser Zeit ganz besonders im Kopf herum. Ständig machte ich mir Gedanken und es wurde von Tag zu Tag schlimmer. Immer wieder stellte ich mir die Frage, ob ich es dieses Mal schaffen würde. Es war wirklich fast nicht zum Aushalten. Der Termin rückte näher und zu meiner sehr großen Freude wurde festgestellt, dass mein Baby sich dieses Mal völlig normal entwickelte und nicht ganz so groß werden würde wie seine Schwester, was bis zum Schluss so blieb. Das machte mir Mut und Hoffnung. Mein Frauenarzt war auch ganz zuversichtlich. Die neue Klinik, in der mein Frauenarzt Belegarzt ist, machte zudem einen sehr guten Eindruck auf mich, denn sie befürworteten und unterstützten eindeutig die natürliche Geburt. Würde doch ein Kaiserschnitt nötig sein, könnte dies sogar mein eigener Arzt durchführen. Ich fühlte mich also in guten Händen.

Am errechneten Termin angelangt, hielten mich seltsame „Rückenschmerzen" zwei Nächte lang wach. Ich hatte vorher noch nie Wehen verspürt und zu diesem Zeitpunkt konnte ich es noch nicht glauben, dass es wirklich erste kleine Kontraktionen waren. Ich wollte aber trotzdem wissen, ob sich irgendetwas verändert hatte und beschloss zum Arzt zu gehen, der mich direkt in die Klinik bestellte. Dort angelangt, waren die Kontraktionen natürlich weg und auch das CTG zeigte nichts an. Selbst der Muttermund war komplett zu. Es lagen keinerlei körperliche Anzeichen für eine beginnende Geburt vor. Vermutlich waren die Wehen in der Nacht eher Senk- oder Übungswehen. So wurde ich wieder heim geschickt mit den Worten geduldig zu sein. Das war leichter gesagt als getan. Enttäuscht ging ich wieder nach Hause.

Gegen Mittag kamen die Wehen wieder. Sie waren schon stärker als in der Nacht zuvor, aber noch sehr unregelmäßig. Manche Wehe musste ich schon richtig veratmen, trotzdem dachte ich mir nichts dabei. Ich konnte es noch nicht fassen, dass die Geburt begonnen hatte. Der Nestbautrieb packte mich, doch die stärker werdenden Wehen, die ich ganz besonders im Rücken verspürte, hinderten mich daran, irgendetwas zu tun. Gegen späten Nachmittag nahm ich ein

Bad und die Wehen blieben. Sie waren trotzdem immer noch unregelmässig und unterschiedlich stark. Es ließ mir keine Ruhe und gegen Abend rief ich meine Vorsorgehebamme an. Sie riet mir ins Krankenhaus zu fahren, um endlich Gewissheit zu bekommen. Mein Mann und ich fuhren also in die Klinik. Während der Fahrt hatte ich ein paar heftige Wehen und war mir trotzdem sicher, dass sie mich wieder nach Hause schicken würden. Wir wurden von einer sehr netten Hebamme empfangen. Ich wurde an das CTG angeschlossen, welches auch tatsächlich Wehen anzeigte. Sie kamen nun regelmässig alle 10 Minuten und ließen sich relativ gut veratmen. Dann untersuchte mich die Hebamme. Der Muttermund war komplett verstrichen und 1 cm offen. Die Wehen waren tatsächlich schon effektiv! Sie überliess mir den weiteren Verlauf und ich entschied mich im Krankenhaus zu bleiben. Wir bekamen ein eigenes Zimmer und warteten erst mal eine weitere Stunde ab. Wenn die Wehen nicht wesentlich schlimmer geworden wären, wäre mein Mann heim gefahren. Doch die Wehen wurden immer heftiger und eine Stunde später gingen wir zurück in den Kreisssaal, wo wir auch blieben.

Das CTG bestätigte die stärker werdenden Wehen. Mein Mann stand mir immer zu Seite und hielt meine Hand. Auch die Hebamme kümmerte sich toll um mich. Ich bekam ein Entspannungsbad, welches ich einerseits schön fand, mir aber unter den Wehen doch unbequem wurde, so dass ich die Wanne wieder verliess. Da ich die Schmerzen stark im Rücken spürte, wurde ich in den Wehenpausen von meinem Mann mit einem wohlriechenden Öl massiert. Das tat mir wirklich gut und ich fühlte mich rundum wohl. Gegen Morgen liessen die Wehen nach und ich konnte endlich ein ganz kleines bisschen schlafen, allerdings nur eine halbe Stunde. Mein Mann nutzte ebenfalls die Zeit, um sich etwas auszuruhen. Wir waren beide sehr erschöpft. Für mich war es bereits die dritte schlaflose Nacht. Als das Frühstück kam, rührte ich es kaum an. Die Hebamme untersuchte mich. Der Muttermund war nun bei 3 cm. Das Ergebnis war sehr frustrierend nach so vielen Stunden. Am Vormittag waren die Wehen nicht so stark, also gingen wir etwas im Hof spazieren. Später kam mein Arzt zur Visite und ich musste mich leider von meiner Nachthebamme verabschieden. Eine andere Hebamme kam und blieb nur über den Mittag. Ich bekam sie kaum zu Gesicht, denn in der Zwischenzeit brachten zwei Zimmernachbarinnen ihre Babys zur Welt. Währenddessen sass ich da, musste mir alles anhören und wartete weiter auf mein Baby. Das fand ich ganz schön gemein!

Am Nachmittag kam die sehr nette Hebamme, die ich bereits vom Vortag her kannte, zu uns. Sie war überrascht, mich immer noch hier zu sehen. Die Wehen wurden nun wieder stärker. Dann endlich bekamen mein Mann und ich Mittagessen und dieses Mal überkam mich ein Heisshunger, so dass ich soviel ass, wie ich konnte. Zwischendurch natürlich mit Wehen und das war für mich eine ganz neue Esserfahrung. Gut gestärkt gingen wir auf die Dachterrasse, um Luft zu schnappen. Es war herrlich. Die Sonne schien, es ging eine leichte Brise. Ich kam mir vor wie im Urlaub und gar nicht wie in einer Klinik. So blieben wir ein Weilchen und ich veratmete meine Wehen am Geländer. Das war sicher ein toller Anblick für die anderen Patienten, aber mir war es egal. Zurück im Kreisssaal, wurde ich wieder untersucht. Der Muttermund war weiterhin gute 3 cm offen, auch dieses Ergebnis war wieder sehr frustrierend. Die Hebamme zeigte mir eine Übung auf dem Pezziball, die das Baby dazu bringen sollte, ins Becken zu rutschen. Sie machte mir Mut und sagte, dass ich noch am gleichen Tag entbinden werde. Das freute mich und spornte mich an.

Die Kreuzschmerzen unter den Wehen wurden langsam schlimmer. Die Hebamme war eine tolle Stütze und verwöhnte mich mit einer tollen Rückenmassage. Es war eine Wohltat. Später veratmete ich die Wehen wieder auf dem Ball, kam damit aber nicht wirklich zurecht. Am Nachmittag wurde es schon langsam unerträglich und gegen Abend wurde es so richtig schlimm. Ich kann heute nicht mehr sagen, wie oft ich noch ein CTG bekam. Ich weiss nur, dass es immer stärkere Wehen anzeigte. Plötzlich war es soweit. Ich konnte vor lauter Schmerzen nicht mehr. Ich war völlig weggetreten und die Wehen konnte ich kaum noch veratmen. Die Hebamme gab mir daraufhin eine Schmerz lindernde Spritze. Diese tat mir jedoch so weh, dass ich wohl etwas laut wurde. Sie öffnete mir anschliessend noch die Fruchtblase. Der Muttermund war bei 5 cm. Ich krümmte mich vor Schmerzen. Mit beiden Händen hielt ich mich an meinem Mann fest, der mir ganz tapfer zur Seite stand. Die Hebamme hatte noch eine Stunde Dienst und war sehr zuversichtlich, dass das Baby noch in dieser Stunde auf die Welt käme. Ich geriet etwas ausser Kontrolle. Zwischendurch bekam ich einen Heulkrampf. Doch nicht wegen der Schmerzen, sondern seltsamerweise mehr aus Freude, weil ich jetzt wirklich dachte, dass ich mein Baby gebären würde. Doch weit gefehlt. Es kamen nur noch schmerzhaftere Wehen und in sehr kurzen Abständen.

Ich bekam das Geschehen um mich herum nicht mehr so ganz mit. Ich durfte nur noch auf der rechten Seite liegen, denn nur so ging es dem Baby, laut CTG gut. Leider war diese Position für mich am schlimmsten zu ertragen. Die Wehen kamen oft zwei- bis dreimal ohne Pause hintereinander. Ich war so damit beschäftigt, dass ich immer weniger mitbekam, was um mich herum ablief. Ich weiss nur noch, dass die Hebamme auf einmal sagte, dass bei schlechten Herztönen des Kindes ein Kaiserschnitt gemacht würde. Ich habe mich da sehr gewundert und bekam es mit der Angst zu tun. Mein Mann erzählte mir später, dass die Herztöne ein paar Mal ganz schön schlecht waren und sie beinahe einen Notkaiserschnitt gemacht hätten. Dann war die Nachthebamme wieder da. Die Wehen blieben weiter schlimm. Mein Arzt kam erneut und untersuchte mich. Der Muttermund war immer noch bei 5 cm. Es hatte sich einfach nichts mehr getan und es sah danach aus, als würde es auch nicht mehr weiter gehen. Das Köpfchen vom Baby sass noch nicht richtig fest und half nicht mit. Mein Arzt machte ein Ultraschall, dann erklärte er mir die Lage und schlug mir einen Kaiserschnitt vor. Ich brach in Tränen aus. Die Entscheidung überliess er trotzdem mir, denn dem Kind ging es jetzt ja gut. Ich wollte es einfach nicht wahrhaben.

Nicht schon wieder ein Kaiserschnitt! Ich entschied mich es noch weiter zu versuchen. Eine PDA war leider zu dem Zeitpunkt nicht möglich, also hielt ich noch eine weitere Stunde durch. Ich war so erschöpft, dass ich trotz der sehr starken Wehen und den sehr kurzen Abständen zwischendurch einschlief und sofort träumte. Die Wehen konnte ich schon lange nicht mehr gut veratmen. Ich jammerte schon ziemlich laut und atmete total unkontrolliert. Nichts half mehr. Die

Schmerzen, vor allem im Rücken, waren so stark, dass auch keine Massage mehr half. Ich wollte nicht mehr, dass mich jemand anfasste, weil es nur noch weh tat. Ich weinte natürlich, aber mir war klar, dass es einfach nicht mehr weiter ging. 37 Stunden waren vergangen, als die Hebamme mir schliesslich den Tropf mit Wehenhemmer setzte. Mein Mann ging irgendwann schlafen, denn der Kaiserschnitt wurde erst für fünf Stunden später am Morgen angesetzt. Die Wehen blieben hartnäckig, obwohl sie viel schwächer waren und weniger häufig kamen. So lag ich bis kurz vor dem Kaiserschnitt im Kreisssaal am Tropf. Und immer wenn ich dachte, dass endlich keine Wehen mehr kämen, überrollte mich noch mal eine starke Wehe. Aber die schlimmsten Schmerzen waren vorüber, ich konnte endlich etwas entspannen und auch ein bisschen dösen. Jetzt fand ich alles nicht mehr so schlimm. Ich wusste zwar, was auf mich zukam worüber ich nicht sehr froh war, aber ich wollte endlich mein Baby haben. Die Nacht war sehr ruhig. Ich war die einzige Gebärende im Kreisssaal und genoss es, die Hebamme ganz für mich alleine zu haben. Sie bereitete mich für die OP vor. Ich sagte ihr gleich, dass ich etwas zur Beruhigung bräuchte, denn allmählich wurde ich aufgeregter und musste schon leicht zittern. Mein Mann kam hinzu, aber er war so erschöpft, dass er erst ein Frühstück bekam. So würde er wieder zu Kräften kommen, um unsere zweite Tochter willkommen zu heissen.

Da ich in einem sehr kleinen Regionalkrankenhaus war, schlug man mir eine Vollnarkose vor, da noch Blutwerte in einem Labor auswärts hätten gemacht werden müssen, um eine PDA oder Spinalanästhesie machen zu können. Ich bedauerte dies sehr, stimmte dann aber der Vollnarkose zu. Wohl auch bedingt durch meine grosse Müdigkeit nach der langen Geburtsarbeit, denn eigentlich hätten wir ja sehr lange Zeit gehabt in der Nacht die Blutwerte abzunehmen und ins Labor zu bringen. Da ich jedoch mit meinem Kind viele Stunden durch die Geburt gegangen war und mein Möglichstes gegeben hatte, machte mir dieser Umstand bei dieser Geburt auch nachträglich kaum etwas aus. Ich wurde also ins OP-Zimmer geschoben und war ganz schön aufgeregt. Trotz Beruhigungsmittel konnte ich nicht aufhören zu zittern. Ich war heilfroh, als endlich das Schlafmittel wirkte.

Ich wachte noch im Gang auf, als ich in mein Zimmer gebracht wurde. Kaum angekommen, kam auch schon die Hebamme und brachte mir mein Baby, meine zweite Tochter. ENDLICH! Mein Mann war bereits da. Ich bekam sie auf meinen Bauch gelegt. Ich habe dabei halb gesessen und konnte sie sogleich in die Arme schliessen und sie ausgiebig anschauen und liebkosen. So ein wunderhübsches Baby und so friedlich. Ich war völlig hin und weg und total gerührt. Ich hatte keinerlei Schmerzen und keine Angst mich zu bewegen. Recht bald habe ich sie gestillt. Keine sechs Stunden später stand ich das erste Mal ohne Hilfe auf. Ich verspürte immer noch keine Schmerzen, darüber war ich selber sehr erstaunt. Ich machte mich schnell frisch, ging wieder ins Bett und legte mir mein Baby wieder auf den Bauch. So kuschelte ich ausgiebig den ganzen Tag mit ihr und schwebte auf Wolke sieben. Trotz Kaiserschnitt hatte ich das Gefühl, dass diese Geburt und dieses Erlebnis mir einiges wieder gut machte. Es blieb weiterhin dabei, dass ich keinerlei Schmerzen hatte und ich mich ganz selbstständig um mein Baby kümmern konnte. Selbst die Ärzte, Schwestern und Hebammen waren erstaunt und ich war ganz stolz auf mich. Auch meine zweite Tochter konnte ich stillen und auch zu ihr baute ich eine tolle Beziehung auf. Vielleicht sogar eine ganz besondere durch das, was wir gemeinsam erlebt hatten.

Wieder war der Grund für den Kaiserschnitt ein relatives Missverhältnis, obwohl mein zweites Kind kleiner war (3800 g, 50 cm, 35 cm Kopfumfang). Zu Hause und einige Zeit später überredete mich meine Nachsorgehebamme mich untersuchen zu lassen, um die Gründe für die Kaiserschnitte herauszufinden. Es wurde eine Durchleuchtung meines Beckens veranlasst. Selbst ein nicht geschultes Auge konnte gleich erkennen, dass da etwas nicht stimmte. Aufgrund einer Anomalie des Rückens werde ich niemals ein Kind normal entbinden können. Ich war froh über das Ergebnis, denn so konnte ich die Gefühle des Versagens sofort loslassen.
Wenn ich heute den Leuten von meiner langen schmerzhaften Geburt erzähle, sagen die meisten ganz entsetzt: „Die ganzen Schmerzen waren ja umsonst!“ Dann antworte ich: „NEIN!“ Ich bin froh um dieses Erlebnis, vielleicht weil es so schlimm war, weil ich bis zu meiner Grenze gehen konnte und alles dafür gegeben habe. Meine Ge-

burtshebamme sagte damals zu mir im Krankenhaus: „Auch Sie haben eine Geburt erlebt und die schlimmsten Schmerzen durchgestanden!“ Das macht mich heute stolz und froh. Natürlich hätte ich mir gewünscht es zu Ende zu bringen, doch ich habe heute dieses Kapitel abgeschlossen, auch wenn immer ein kleines bisschen Traurigkeit bleiben wird.

Manuela

Notfallmässige Entscheidung für Kaiserschnitt unter der Geburt

Die Schwangerschaft war geplant und kam doch sehr unerwartet. Ich fühlte mich die ganze Zeit etwas schlapp und müde, was ich zuerst jedoch auf unsere Hochzeit zurückführte. Als ich dann bei der Arztkontrolle dieses kleine Wesen (bereits mit Köpfchen, Ärmchen, Bäuchlein und Beinchen) bei der Ultraschalluntersuchung betrachten durfte, konnte ich es kaum glauben, dass sich mein Kind, unbemerkt in meinem Bauch, bis zur 12. Woche schon so weit entwickelt hatte. Der Termin wurde auf Ende Dezember, Anfang Januar berechnet. Unzählige Gedanken schossen mir durch den Kopf. Was würde aus unserer Hochzeitsreise nach Kuba und Florida werden, was mit meiner neuen Stelle als Lehrerin (50%) nach den Sommerferien! All diese Fragen waren eigentlich unbegründet, denn die Schwangerschaft verlief ganz problemlos und ich fühlte mich sehr fit. Das Baby in meinem Bauch machte alles gut mit und liebte es geschaukelt zu werden, wenn ich den Tag hindurch aktiv war. Ich bekam sogar den Eindruck, dass es einmal ein ganz ruhiges, stilles Kind werden würde – was sich nun aber als Gegenteil herausstellte! Für mich gehörten die Abende im Geburtsvorbereitungskurs mit meinem Partner zu den schönsten Abenden im Advent. In diesen Momenten spürte ich eine innige Verbundenheit mit dem Baby und die ruhige Atmosphäre tat mir sehr gut, mitten in meiner Geschäftigkeit. Da ich noch einiges zu erledigen hatte, war ich mir meiner sicher, dass mein Kind im Januar zur Welt kommen würde. Dann bekam ich kurz vor dem Termin eine Blasenentzündung, die ich homöopathisch in den Griff bekommen wollte. Um den Erfolg bzw. Misserfolg der Behandlung zu kontrollieren, begab ich mich zu einer Routinekontrolle mit eingeplanter Urinkontrolle ins Spital. Ausserdem sollte dort gleich noch eine CTG-Überwachung gemacht werden.

Geburt

Es war der 24. Dezember und meine Gedanken kreisten bereits um die Weihnachtsfeier und die letzten Vorbereitungen. Dann, während der CTG-Untersuchung setzten die Herztöne des Kindes aus. Ich wusste nicht, wie mir geschah. Hektik brach aus, Ärztin und Oberärztin erschienen und diskutierten heftig. Doch die Herztöne hatten sich inzwischen erholt. Etwas verwirrt lauschten ich und mein Mann, der zum Glück unterdessen eingetroffen war, den Ausführungen der Ärzte. Sie rieten uns zum Bleiben und baten uns, einem Stresstest zuzustimmen. Ich hatte grosses Vertrauen zu ihnen, denn sie waren schliesslich die Experten. Mein Mann holte meine Sachen von zu Hause und sagte alle Feiern ab. Doch der Test ergab kein eindeutiges Ergebnis. Wieder wurde ausführlich informiert und beraten. Am Ende entschieden wir uns, die Geburt einzuleiten. Die Wehen waren schwach und wir spazierten gegen Abend im Spital herum, schauten in die erleuchteten Fenster und sangen für uns einige Weihnachtslieder. Wir waren sehr entspannt und zum Scherzen aufgelegt. Mir ging es gut, ich spürte kaum Kontraktionen. Wir fühlten uns wie im Hotel, als wir auch noch ein Menü aussuchen durften.

Die Nacht verlief dann etwas unruhig, an Schlaf konnte ich kaum denken. Mein Mann hingegen fand, er müsse nun etwas vorschlafen, um dann fit für die Geburt zu sein. Da sich weiterhin nichts Wesentliches veränderte, gab man mir ein Zäpfchen, um den Muttermund weich zu machen. Der Wechsel der Hebammen belastete mich am meisten. Hatten wir nun eine Person kennen gelernt, der wir sehr vertrauten, so wurde sie über Nacht und diese andere wiederum am nächsten Morgen bereits erneut abgelöst. Gegen Mittag wurde ich etwas frustrierter. Kein Öffnen des Muttermundes, kein Vorwärtsgehen der Geburt, rein gar nichts. Noch ein Zäpfchen, dann wieder warten, CTG beobachten, warten. Mein Baby wollte nicht jetzt zur

Welt kommen, da war ich mir sicher. Am Nachmittag nahm ich ein Bad, was mir total gut tat. Die Wehen wurde stärker und ich konzentrierte mich auf's Atmen und ruhig bleiben. Mein Mann war ganz locker und unterhielt sich angeregt mit der Hebamme. Das fand ich gar nicht nett, da ja ich die Hauptperson sein sollte! Als ich aus der Wanne kletterte, da man das Abendessen servieren wollte, wurde es mir plötzlich schlecht. Auf der Toilette sitzend fühlte ich mich erbärmlich und der Geschmack und Geruch des Essens im Zimmer war mir unerträglich. Die Wehen kamen nun schnell hintereinander und die ständige Herztonüberwachung schränkte mich sehr ein. Mein Mann verhielt sich vorbildlich, er machte mir Mut, hielt meine Hand und doch fühlte ich mich sehr allein. Gegen 20 Uhr konnte ich nicht mehr. Die Muttermundöffnung betrug immer noch nicht mehr als acht Zentimeter und ich war am Ende meiner Kräfte. Ich wollte eine Periduralanästhesie, die auch für mich organisiert wurde und welche meine Schmerzen augenblicklich linderte. Man versicherte mir immer wieder, dass nun einer Spontangeburt nichts im Wege stünde. Ich fragte mich nur: „Wie lange noch? Sechs oder acht Stunden?" Dann ging alles sehr schnell. Die Herztöne wurden wieder kritisch und man fragte uns, ob wir einem Kaiserschnitt zustimmen würden. Ich war froh und erleichtert, als die Entscheidung gefallen war.

Es ging nun ganz schnell und ich war plötzlich so entsetzlich müde, dass mir in diesem Moment alles egal war. Im Operationssaal fielen mir fast die Augen zu. Und im Nachhinein weiss ich nicht einmal mehr, ob ich meinen Mann neben mir überhaupt erkannte und mitbekam, dass er anwesend war! Hingegen hatte ich innerlich die Stimme der Frau des Geburtsvorbereitungskurses im Ohr, die uns einmal geschildert hatte, wie ein Baby manchmal versucht, sich vor den grossen Arzthänden im Bauch der Mutter zu verstecken. Und genau dies geschah nun meinem Kind! Ganz schnell durfte ich dem kleinen Jungen noch ein Küsschen geben, bevor er für verschiedene Tests weggetragen wurde. Er musste anschliessend vier Stunden überwacht werden. Obwohl mir mein Mann versicherte, dass alles in Ordnung sei, fühlte ich nur eine Leere. Das war also meine Geburt! Ich war nur müde, fühlte mich unfähig, mich um mein Kind zu kümmern. Als ich später erwachte, konnte ich mich nicht bewegen. Ich hatte also einen kleinen Sohn. Ein kleines Christkind, doch er war ganz allein. Ich fühlte mich schrecklich. Die Geborgenheit, die mir so wichtig ist in einer Mutter-Kind-Beziehung, konnte ich ihm gerade in der ersten Zeit nicht geben. Ich stellte mir vor, wie verwirrt er sein musste, als er plötzlich aus meinem Bauch geholt wurde. Wie er einfach gepackt und untersucht wurde, ihn grelles Licht blendete und er nun weit weg von uns in einem ihm so fremden Bettchen lag. Mein Mann konnte zwar zu ihm, doch auch als er mir sagte, dass alles gut sei, so war es doch nicht so für mich.

Am nächsten Morgen wurde ich mit dem Rollstuhl zu ihm gefahren. Die vielen Schläuche erschreckten mich, ich versuchte, die verpasste Nähe bei der Geburt nachzuholen. Dieses Gefühl liess mich später lange nicht mehr los, ich meinte ihm etwas nicht gegeben zu haben, was er so nötig gebraucht hätte. Er hätte mich gebraucht und ich war nicht bei ihm gewesen. Und das schon zu Beginn seines Lebens. Unser kleiner Janis Jerome erschrak bei jedem Geräusch und war total unruhig. Er schlief schlecht und liess sich nur durch Herumtragen beruhigen. Ich nahm die ganze Schuld auf mich. Ich machte mich für alles verantwortlich, was schief gelaufen war. Mein Mann nahm sich viel Zeit für uns. Das Familienzimmer bot uns einen schönen Rahmen für die erste Zeit als Familie. Ich konnte meinem Mann alle meine Gedanken anvertrauen. Doch er konnte meinen Erholungsprozess nicht beschleunigen.

Ich fühlte mich körperlich gar nicht fit, was mein Gefühl, nicht richtig für mein Kind sorgen zu können, noch verstärkte. Zu Hause versuchte ich meinem Kind all die Geborgenheit, Sicherheit und Liebe zu geben, die ich ihm bei seiner Geburt nicht hatte geben können. Oft fühlte ich mich leer und überfordert. Janis war zu Hause aufgeweckt und neugierig. Doch den Schlaf fand er nur schwer. Das ist auch heute eineinhalb Jahre nach seiner Geburt nicht anders.
Ich merkte, dass mich die Art seiner Geburt nach langer Zeit immer noch beschäftigte. So besuchte ich den von Brigitte angebotenen Kurs „Kaiserschnitt - wo ist da mein Geburtserlebnis?“, der mir half, mich mit meinem Schicksal und unserem Geburtserlebnis zu versöhnen. Heute weiss ich, dass auch Janis sich die Art und Weise wie er

zur Welt kam mit ausgesucht oder zumindest mitbestimmt hat. Mein Kind hat seinen eigenen Kopf und Charakter und ich habe gelernt, ihm auch schon jetzt ein gewisses Mass an Eigenverantwortung für sein Leben und Verhalten abzugeben. Der Gedanke an eine erneute Geburt hat seinen Schrecken nun weitgehend verloren und doch merke ich immer wieder, wie meine Gefühle diesbezüglich doch sehr zwiespältig sind. Es ist schwierig, ein solches Erlebnis in Worte zu fassen, es ist so tief, was geschah.

Christina

Ungewünschter Kaiserschnitt bei den Zwillingen

Die Überraschung war gross: Wir würden Zwillinge bekommen! Nie hätte ich damit gerechnet. Ich machte mir grosse Sorgen über die Schwangerschaft, weiss ich doch als Hebamme (fast zuviel) über alle möglichen Risiken einer Mehrlingsschwangerschaft. Elias, unser erstes Kind, kam schon zwei Wochen vor dem errechneten Termin zur Welt, wie früh würden da wohl die Zwillinge geboren? Bei Elias hatte ich einen Bauchumfang von nur 95 cm und bekam trotzdem Schwangerschaftsstreifen. Wie viele würde es wohl diesmal geben? Viele Fragen stellten sich mir. Zum grossen Glück freute sich mein Mann sehr über die Zwillingsschwangerschaft. Das hat mir enorm geholfen. Vor allem aber in den ersten vier Monaten, in denen es mir hundeelend war. Während der ersten 14 Wochen trug ich noch Jeans, 10 Wochen später sah ich aus wie eine Schwangere am Termin! Die Zwillinge entwickelten sich ohne Komplikationen und wuchsen wie bei einer normalen Schwangerschaft. Bis zur 34. Schwangerschaftswoche konnte ich sogar noch arbeiten.

Mein Bauch wurde also immer riesiger und die Schwangerschaft wurde langsam anstrengend. Die Kinder füllten meinen ganzen Bauch aus, ich hatte Mühe zu atmen und jede Lageveränderung während der Nacht im Bett war eine Anstrengung. Und natürlich, ich hatte es ja geahnt: Die Schwangerschaftsstreifen wurden immer länger und breiter und taten auch weh. Aber ich hoffte trotzdem, dass die Kinder möglichst nahe am Termin geboren werden würden.

Leider lag der untere Zwilling seit der 22. Schwangerschaftswoche in Steisslage, auch Beckenendlage genannt, und machte keine Anstalten sich zu drehen. Alles Zureden und Hoffen nützte nichts.
(Anmerkung der Herausgeberin: Geburtshilflich ist es sehr wohl möglich Zwillinge natürlich zu gebären, aber dazu gelten zur Risikominimierung die Auflagen, dass entweder beide Kinder Kopflage haben sollten oder sich zumindest das erste Kind in Kopflage befinden sollte. Das zweite kann dann in Steisslage oder Kopflage liegen. Wenn aber das erste Kind, wie bei Christina Steisslage hat, dann besteht eine höhere Gefahr, dass unter der Geburt Komplikationen entstehen, weil sich die Köpfe der Kinder gegenseitig beim Herausgleiten behindern.)

In dem Spital, wo ich arbeite und auch gebären wollte, werden nur Zwillingsgeburten gemacht, wenn beide Kinder in Kopflage sind oder das zweite in Steisslage. Keine Spontangeburt ist möglich, wenn der erste Zwilling in Steisslage liegt. Es war sehr schwer für mich, von einer Spontangeburt Abschied zu nehmen, denn die erste Geburt habe ich sehr positiv erlebt. Klar hat es sehr wehgetan, aber es war eine problemlose Spontangeburt ohne Dammverletzungen. Nach sechs Stunden fuhren wir wieder heim und genossen das Wochenbett zu dritt gemeinsam zu Hause.

Mit der Ärztin und den Hebammen, welche mich schon während der ersten Schwangerschaft und Geburt begleiteten, hatte ich viele Gespräche über die bevorstehende Geburt. Ich hatte grosse Mühe mit der Vorstellung, einen Kaiserschnitt haben zu müssen. Vor allem, weil ich in mir die Gewissheit verspürte, dass alles gut laufen würde, trotz der erschwerten Lage unserer Kinder. Aber wenn die um mich herum, welche mich bei der Geburt unterstützen würden, mehr Angst hatten als ich selber? Ich fühlte mich in dieser Entscheidungsphase oft sehr alleine, obwohl mich ja alle sehr gut unterstützten und ein offenes Ohr für meine Fragen und Anliegen hatten. Aber schlussendlich musste ich mich entscheiden. Ich entschied mich dann wegen der erschwerten Lage meiner Kinder doch zu einem Kaiserschnitt, aber mit der Bedingung, warten zu dürfen, bis ich selber Wehen bekam.

Am 27.3.98, elf Tage vor dem Termin, bekam ich gegen Mittag leichte Wehen. Um 13.00 Uhr rief ich der Ärztin und der Hebamme an, um mit ihnen das weitere Vorgehen zu besprechen. Zum Glück war die Gebärabteilung leer und beide hatten wunderbar Zeit für uns. Kaum hatte ich den Telefonhörer abgelegt, wurden die Wehen immer stärker und kamen alle drei Minuten. Es war, als hätte mein Körper verstanden, dass die Kinder nun geholt würden. Um 14.45 Uhr waren wir im Spital. Der Muttermund war schon fünf Zentimeter offen. Deshalb ging nun alles sehr schnell. Zum Glück waren mir alle Abläufe bekannt, so konnte ich mich ganz auf mich selbst konzentrieren. Trotz wehenhemmender Mittel war der Muttermund schon eine halbe Stunde später bereits neun Zentimeter eröffnet. Die Anästhesistin hatte etwas Mühe die Periduralanästhesie (PDA) zu legen, so musste ich mit den starken Wehen lange still liegen. Das war unangenehm. Ich spürte, dass das erste Kind bald kommen würde.

Als die PDA endlich richtig lag und wirkte, vergingen nur ein paar Minuten und die Ärztin hob Marialena aus dem Bauch und eine Minute später war auch Sebastian geboren. Endlich konnte ich wieder richtig durchatmen, ich fühlte mich federleicht. Noch während der Operation, gleich nach der Geburt, wurden mir die Zwillinge gebracht und ich durfte sie die ganze Zeit bei mir behalten. Weil der Kaiserschnitt so spät gemacht wurde, fühlte ich mich, als hätte ich selber geboren, es fehlten ja nur noch die Presswehen. Marialena und Sebastian waren zum Glück kerngesund und wogen 2700 Gramm und 2800 Gramm. Die nächsten Stunden und Tage waren nicht sehr angenehm. Sobald die Teilnarkose nachliess, begannen die Schmerzen. Das waren aber ganz andere Schmerzen als Geburtswehen. Es fühlte sich an, als würde der untere Teil meines Körpers nicht mehr zu mir gehören. Jedes leichte Husten, Lachen, aufstehen und drehen tat weh. Ich hatte das Gefühl, jedes Organ müsse wieder seinen Platz finden.

Keine Probleme machten die Kinder. Ich konnte sie voll stillen und genoss sie in vollen Zügen. Ich war stolz auf unsere Zwillinge und unendlich froh, dass sie keine Frühgeburten waren. Nach einer Woche ging ich nach Hause und der Alltag begann. Noch lange spürte ich den Schnitt und noch heute empfinde ich die Narbe irgendwie als störend, aber sie gehört halt zu unserer Geschichte. Heute sind unsere Zwillinge fünf Jahre alt und viel ausgeglichener als unser „spontan geborener" Elias.

Ich habe Marialena mal gefragt, warum sie sich nicht gedreht habe. Ihre Antwort war, dass sie sonst nicht mit Sebastian hätte spielen können. Wir haben alle herzlich gelacht und ich habe innerlich Frieden mit ihr geschlossen. Meine Ärztin und meine Hebamme haben in der Zwischenzeit selber je zwei Kinder geboren. Erst jetzt können sie mich wirklich verstehen und meine damaligen Gefühle und Wünsche nachvollziehen, warum mir eine Spontangeburt so wichtig war und auch warum ich Bedenken hatte, die erste Zeit mit Zwillingen überhaupt zu schaffen. Meine Ärztin hat das erste Kind auch per Kaiserschnitt geboren, das zweite jedoch mit einer Spontangeburt. Meine Hebamme hatte zweimal eine Hausgeburt.
Ich betrachte unseren Kaiserschnitt nun als ein Stück Lebenserfahrung, die mich vor allem auch in meinem Beruf als Hebamme weitergebracht hat. Ich kann jetzt betroffene Frauen noch besser verstehen und begleiten.

Geraldine

Kaiserschnitt ist keine Geburt für mich

Als Schwangere fühlte ich mich sehr wohl. So wohl, dass ich auch gegen Ende der Schwangerschaft nicht ungeduldig wurde und den Geburtstermin nicht herbeisehnte, wie es viele andere Frauen tun... Ich erinnere mich sogar, dass ich dieses Gefühl, das Kind bei mir im Bauch zu tragen, genoss und mich davon nicht so schnell trennen wollte. Die Tage verstrichen, der Geburtstermin war schon eine Woche vorbei, doch ich war noch immer nicht beunruhigt. Dennoch, fast zehn Tagen über dem Geburtstermin, beschloss ich gemeinsam mit meinem Partner, die Geburt sanft einleiten zu lassen. Ausserdem wollte meine Mutter für längere Zeit ins Ausland verreisen und ich hätte sie sehr gerne noch in der Nähe gehabt, wenn das Kind zur Welt kam.

Am Tag der Einleitung fühlte ich mich ziemlich schlecht. Zu wissen, was ab einem definierten Zeitpunkt alles bevorsteht, durch diesen Prozess hindurch zu müssen, dies war schon eine sehr unangenehme und befremdende Vorstellung. Viele Gedanken gingen mir durch den Kopf, das Ganze hat mich sehr beschäftigt und mir Angst gemacht. Die Betreuung in der Klinik anschliessend war optimal, die diensthabende Hebamme schaffte es sogar, mir für einen Moment meine Angst zu nehmen. Mein Partner war vom ersten Moment an dabei und dieser Rückhalt war für mich das allerwichtigste. Der Tag verstrich, mir wurde inzwischen schon das zweite vaginale Zäpfchen verabreicht, doch in meinem Bauch tat sich gar nichts. Irgendwie war es eine Bestätigung: Unser Kind und wahrscheinlich auch ich waren gar noch nicht bereit zur Entbindung. Spät abends beschlossen wir die Klinik wieder zu verlassen und unserem gewohnten Tagesablauf nach zu gehen. Der folgende Tag verlief wie gewohnt, am Abend besuchten wir noch eine Party und die bevorstehende Geburt war schon wieder etwas vergessen. Doch plötzlich ein kleines Zeichen, etwas Schleim hatte sich gelöst - fühlte ich mich nun erlöst oder nervös? Ich weiss es nicht mehr.

In aller früh am nächsten Morgen, es war etwa fünf Uhr, wurde ich durch plötzliche Schmerzen im Unterbauch geweckt. Ich kann nicht behaupten, dass ich sofort wusste, worum es ging. Ich hatte aber kaum Zeit, mir viele Gedanken zu machen, da diese Schmerzen schon so stark waren, dass mein Partner gleich in der Klinik anrief. Die Hebamme forderte uns auf, umgehend in die Klinik zu kommen. Diese Fahrt am frühen Samstagmorgen werde ich wohl nie vergessen. Der psychische Druck, mich nun in eine Situation zu geben, die ich wenig beeinflussen konnte, an einem Ort, den ich nicht kannte und zu Menschen, die ich nicht kannte, hatte mich schon sehr beschäftigt. Inte-

ressanterweise hatte ich kurz vor der Geburt ein grosses Bedürfnis nach einer Hausgeburt, ich wollte meine eigenen vier Wände nicht verlassen. Hier fühlte ich mich am wohlsten. Um dies wirklich durchzuziehen und umzusetzen, fehlte mir aber irgendwie die Entschlossenheit. So wusste ich, es bleibt mir nur ein Weg: Positiv zu denken, mich auf meinen Partner und die hoffentlich freundliche und gute Hebamme zu verlassen.
In der Klinik wurden wir von der Hebamme Brigitte freundlich in Empfang genommen und in das Gebärzimmer geführt. Brigitte hatte auf mich eine sehr beruhigende Wirkung, ich vergass meine Ängste für einen Moment vollständig und konnte mich voll auf meinen Körper konzentrieren. Die Schmerzen waren sehr stark und kurze Zeit später bot mir Brigitte an, in die Badewanne zu steigen. Dieser Vorschlag kam zu meiner grossen Erleichterung. Es war schon immer ein heimlicher Wunsch von mir gewesen, in der Badewanne zu gebären. Die grosse Wanne und das schützende, tragende Wasser um mich schenkten mir in diesem Moment Geborgenheit und meinen Raum. Trotz aller Schmerzen fühlte ich mich sehr wohl. Während den Wehen half mir mein Partner mit seiner ruhigen Art, die Schmerzen zu überwinden. Ich war sehr rastlos, da ich ständig von heissem zu kaltem Wasser wechseln wollte, dann hatte ich wieder unbändigen Hunger und kurz danach war es mir speiübel. Etwas, das mich aber sehr beschäftigte, war diese tickende Uhr an der Wand. Immer wieder musste ich sie ansehen. Wie magisch davon angezogen fiel mein Blick immer und immer wieder auf das Zifferblatt. Ich hatte den Eindruck, ich sei schon seit Ewigkeiten am Warten, doch die Stunden schienen nicht zu vergehen.

Trotz aller Anspannungen und Schmerzen schien es mir aber zu gelingen, die Wehen zu veratmen. Im Vorfeld hatte ich mir immer wieder selbst den Druck auferlegt, ich würde womöglich nicht im Stande sein, die Schmerzen richtig zu veratmen. Gleichzeitig lehnte ich mich im Geburtsvorbereitungskurs richtig gegen dementsprechende Übungen auf und dachte mir, ich lasse es auf mich zukommen. Mein Vorteil ist, dass ich auch sonst recht gut loslassen kann und dieses Loslassen hat mich wahrscheinlich gerettet. Ich konnte jede Wehe, auch wenn sie noch so schmerzhaft war, veratmen. Ich vergass alles um mich herum. Ebenfalls erstaunte mich das Bedürfnis, meinen Partner immer in der Nähe zu haben und ihn zu halten. Seine Präsenz gab mir Vertrauen, Liebe und er war mein Vermittler und Helfer. Ohne ihn hätte ich es nicht geschafft. Die Zeit verstrich, die Schmerzen kamen immer noch regelmässig, wurden sogar stärker, doch der Muttermund schien sich nicht zu öffnen. Brigitte konsultierte in der Zwischenzeit meinen Gynäkologen. Trotz der zunehmenden Schmerzen während der Wehen war deren Wirksamkeit auf den Muttermund nicht wirklich optimal. So entschieden Brigitte und mein Arzt mir ein Schmerzmittel zu spritzen, um eine Entspannung bei mir zu bewirken. Ich lag immer noch in der Badewanne und versuchte, mich nach wie vor so gut wie möglich zu entspannen. Ich kann nicht sagen, ob mir das Schmerzmittel wirklich half, jedenfalls waren die Schmerzen immer noch da. Was die Zeit anging kann ich mich überhaupt nicht erinnern, ob es schon 11.00 Uhr war oder erst 9.00 Uhr.

Deutlich erinnere ich mich, dass ich während des gesamten Prozesses mit den Gedanken nicht wirklich beim Geburtsakt war. Ich war einfach da. Ich wartete, aber nicht erwartungsvoll, dass endlich ein Kind aus mir raus kommen würde. Ich versuchte lediglich, die Situation zu überstehen. Das scheint jetzt sehr kalt und herzlos zu tönen, doch in diesem Moment vergass ich das Kind und war mit meiner momentanen Situation beschäftigt. Kurz darauf bat mich Brigitte, aus der Wanne zu steigen. Ich glaube, in der Zwischenzeit kam mein Arzt vorbei, um nach mir zu sehen. Mein Partner bemerkte da zum ersten Mal, dass Hebamme und Arzt sich besprachen, er spürte, dass etwas nicht ganz stimmen konnte. Ich versuchte nach wie vor, meine Wehen zu veratmen und die Uhr nicht zu beachten. Auf meinen Wunsch wurde sie schliesslich mit einem Tuch abgedeckt.
Ich lag nun wieder auf dem Bett und da die Kontraktionen weiterhin schmerzhaft waren und sich der Muttermund nicht öffnen wollte, wurde mir mittels einer Infusion Wehenmittel verabreicht, um damit wirksame Wehen zu produzieren. Zwischendurch sehe ich in meiner Erinnerung, wie mir immer wieder neu die Spritze an der Venenkanüle angesetzt wurde, weil mir die Hebamme erneut etwas Schmerzmittel nachspritzte. Vielleicht war es auch nicht so, doch ich denke, ich habe ziemlich viele Mittel bekommen.

(Anmerkung der Herausgeberin: Da ich selbst die begleitende Hebamme war, weiss ich, dass Geraldine nicht sehr viele Schmerzmittel erhielt, sondern von demselben Mittel mehrere Male eine kleine Dosis bekam. Grundsätzlich finde ich aber ihre Wahrnehmung sehr wichtig und wir haben sie deshalb in dem Beitrag beibehalten. Solche Eindrücke sind ernst zu nehmen. Denn viele Frauen haben unter einer strapazierenden Geburt Momente, während derer sich bestimmte Wahrnehmungen in den Vordergrund drängen (wie auch die vorher erwähnte, stark störende Uhr), die dann auch in der Erinnerung sehr präsent bleiben. Wenn dies geschieht, ist es gut, wenn die betroffene Frau allfällige Fragen zum besseren Verständnis der Situation stellt und den Ablauf der Geschehnisse nochmals mit der sie begleitenden Hebamme bespricht. Dort können sich solche Eindrücke entweder bestätigen, auflösen, klären oder in den richtigen Zusammenhang bringen lassen. Dies ist für das Gesamtverständnis der Frau in Bezug auf ihre Erlebnisse sehr wichtig und kann für die Geburtsverarbeitung wesentlich sein).

Ein starker, anhaltender Schmerz im Blasenbereich veranlasste sie, mir zusätzlich mit einem Katheter die Blase zu entleeren. Der abgehende Urin war wirklich eine grosse Erlösung für mich. Nun lag ich da, mit mehreren Schläuchen an meinem Körper und Müdigkeit kam langsam über mich. Mein Partner war mit seinen Kräften inzwischen ebenfalls an seine Grenzen gekommen. Ich glaube, wir schliefen in jeder Wehenpause wieder ein. Doch plötzlich fiel mir auf, dass der Wehenschreiber viel heftiger als sonst schrieb oder waren die Herztöne des Kindes viel schneller geworden? Auf jeden Fall platzte in diesem Moment meine Fruchtblase (laut Hebamme war das Fruchtwasser schon grün verfärbt) und da begann erst der wirkliche Schmerz. Mit diesem Platzen wurde von einem Moment auf den anderen alles anders. Ich hatte konstant sehr starke Schmerzen.
Es wurde hektisch, der Arzt war da und beriet sich mit der Hebamme und ich schrie und weinte. Mein Partner erzählte mir später, dass ich energisch und laut wurde. Gleichzeitig begann er auch zu weinen und mir tat es gut zu sehen, wie er seine Gefühle ausdrücken konnte. Ich glaube, in diesem Moment war mein grösstes Ziel nur noch diese Schmerzen sofort loszuwerden. Das Stechen im Blasenbereich wurde unausstehlich stark und plötzlich befanden sich mehrere Personen im Gebärzimmer.

Ich erinnere mich vage, dass ich mehrmals untersucht wurde und Arzt und Hebamme sich nicht einig waren, wie nun die Lage des Kindes war. Die Hebamme war überzeugt, dass eine Fehlstellung des Köpfleins vorlag. Ein Ultraschall wurde gemacht. Woran ich mich ebenfalls erinnere ist, dass ich keinen Moment daran dachte, ein Kaiserschnitt sei die Lösung, das kam mir nie in den Sinn und ich hätte auch nie einen vorgeschlagen. Ich wollte einfach, dass diese Schmerzen aufhörten und das Kind vergass ich! Ich habe heute noch das Gefühl, dass ich nicht bei einer Geburt war, sondern bei irgendetwas anderem. Mein Sohn wurde nicht von mir geboren, nein, er war einfach plötzlich da. Für meinen Partner war und ist dieses Gefühl natürlich anders.
Es fällt mir auf, dass es für mich auch sehr schwierig ist, diese Geschehnisse in der richtigen Reihenfolge zu ordnen. In mir kommen beim Schreiben wieder seltsame Gefühle auf, auch ungute Gefühle.

Und dann fiel das Wort Kaiserschnitt, ich nahm es jedoch gar nicht wirklich wahr. Mein Partner regelte diese Situation, er unterschrieb die Papiere und dann ging alles ganz schnell. Es wurde telefoniert, verschiedene Personen kamen zu mir, sprachen mit mir, das alles interessierte mich eigentlich nicht, ich hatte nur meine Schmerzen im Kopf. Plötzlich lag ich auf dem Bett, wurde durch den Gang gefahren. Ich erinnere mich an Personen, die mich anschauten, ich sehe heute noch die hellen Lichter an der Decke des Ganges. Die Fahrt war für mich unendlich. Mein Partner war nicht mehr da. Ich kam in den Operationssaal. Auch hier wieder die hellen Lichter, die vielen Menschen. Viele sprachen mit mir, niemand interessierte mich. Ich wurde beruhigt, ich solle keine Angst haben. Ich hatte gar keine Angst, ich wollte einfach diese Schmerzen loswerden. Sie stachen mir in den Rücken, um die Spinalanästhesie zu legen, auch das tat nicht weh. Sie legten mich aufs Bett. Mein Partner war endlich wieder da. Er hielt mich ganz fest und ich glaubte daran, dass ich bald erlöst würde. Eine Stimme sagte mir, nur noch 15 Minuten. Ich konnte nichts damit anfangen. Dies passte nicht zu dem Erlebten. In nur 15 Minuten soll einfach so alles vorbei sein? Für mich war das absolut abstrakt, unrealistisch, merkwürdig.

Ich wurde aufgeschnitten und man versuchte, mich zu beruhigen, es würde nicht mehr lange gehen und der Schnitt tat auch nicht weh. Doch ansonsten hatte ich immer noch Schmerzen. Es war fast nicht auszuhalten. Ich spürte den unwahrscheinlichen Druck, den die Personen auf meinen Bauch ausübten. Doch da, plötzlich die Stimme von Brigitte, eine sehr Vertrauen erweckende, sanfte, ruhige Stimme. Das tat mir gut. Sie sagte mir, ich solle nach links schauen. Hier in diesem Tuch werde in wenigen Augenblicken unser Kind liegen. Ich glaube, dass ich ihre Worte wahrnahm, weil ich mich an dieses Tuch erinnere. Doch dann habe ich keine Erinnerung mehr und kurz danach lag schon ein Kind auf dem Tuch. Ich durfte es anschauen, im Voraus dachte ich, ich würde dann in diesem Moment weinen, doch es kamen keine Tränen. Das Kind, mein Partner und die Hebamme verschwanden, es wurde wieder auf mich eingeredet. Mir wurde schlecht, doch niemand glaubte mir und so erbrach ich im Liegen.

Ich fragte noch, was es sei – ein Knabe. Kurz danach kam mein Partner mit Liam. Er legte ihn auf meine Brust, ich war glücklich. Brigitte machte Fotos – zum Glück – sonst wäre diese Erinnerung auch weg. Später fuhren sie mich in mein Zimmer, mein Partner und Liam waren schon da und da begann das erste Staunen. Kurz danach rief ich meine Mutter an, die in wenigen Stunden ins Ausland fliegen wollte. Sie kam, um den wunderschönen Knaben zu bestaunen und zu halten. Es tat mir gut, sie zu sehen. Sie sagte mir, sie habe gespürt, dass irgendetwas nicht stimmte. Sie sei den ganzen Tag sehr unruhig gewesen, obwohl sie sonst die Ruhe in Person ist. Ich war froh, sie ebenfalls als überglückliche Mutter und Grossmutter zu sehen. Die restliche Familie traf kurz danach ein. Das tat mir gut.

Reto durfte während den folgenden Tagen bei mir bleiben, das war für uns beide sehr wichtig. Ich brauchte ihn an meiner Seite. Wir haben jeden Moment geteilt. Er half mir bei allem. Ich war so geschwächt, dass ich Liam fast nicht halten konnte. Ohne Reto hätte ich den Anfang nicht geschafft.
Wenn ich so zurück blicke, bin ich sehr dankbar, dass ich so viele gute Menschen um mich hatte. Nicht nur während der Geburt, sondern auch in meinem persönlichen Umfeld. Diese Unterstützung war

für mich sehr wichtig. Mein Partner war für mich die wichtigste Stütze, seine Hilfe könnte ich mir nicht wegdenken.

Das Thema Geburt ist für mich vorerst abgeschlossen, ich bin dankbar, dass wir ein gesundes Kind haben und mir geht es inzwischen auch wieder gut. Ich habe jedoch sehr wohl Angst oder ungute Gefühle, wenn es um eine erneute Geburt geht. Doch die Nachbetreuung mit Brigitte half mir sehr, diese Gedanken, Ängste und Gefühle etwas zu ordnen. Geburt bedeutet für mich nicht das Gebären eines Kindes. Ich auf jeden Fall habe keines geboren.

Vatersicht

„Ich glaube, es geht los." Géraldine verzerrte ihr Gesicht, als ein heftiger Wehenschub über sie erging. Aus dem Schlaf gerissen musste ich mich zuerst in der Situation zurechtfinden. Ich begann, die zeitlichen Abstände zwischen den Wehen zu messen und versuchte, Géraldine während den Schmerzen zu unterstützen, indem ich ihr zuredete und sie in die Arme nahm. Meine früheren Bedenken, in diesem Anfangsstadium total überfordert und nervös zu sein, bestätigten sich nicht. Bald darauf fuhr ich sie in die Klinik. Wir beide sprachen nicht viel miteinander und waren in unsere eigenen Gedankenwelten versunken. Die erwartete Angst blieb aus, dafür war völlig ungewiss, was weiter passieren würde. Der Gedanke daran, bald mein Kind in den Armen zu halten, war für mich irgendwie absurd und kaum vorstellbar.

In der Klinik angekommen, empfing uns Brigitte, die Hebamme, und führte uns ins Gebärzimmer, welches mir von einer Besichtigung her bekannt war. Heute war dies unser Zimmer. Géraldine konnte sich endlich hinlegen. Ihr schmerzverzerrtes Gesicht war nass vor Schweiss, ihr Griff um meinen Arm hart. Ich versuchte sie zu ermutigen und sprach ihr weiterhin gut zu, obwohl ich mich zeitweise überfordert fühlte. Die beruhigende und aufklärende Art der Hebamme half Géraldine, mit ihrem Schmerz umzugehen. Sie atmete richtig, obwohl sie sich dies nie zugetraut hatte.
Brigitte liess mich aktiv an der Geburtsbegleitung teilnehmen und zeigte mir, wie ich Géraldine zusätzlich unterstützen konnte. Ich fühlte mich nie nutzlos und fehl am Platz.

Der Muttermund öffnete sich über Stunden kaum, obwohl Géraldine heftige Wehen in relativ kurzen Abständen zu verarbeiten hatte. Ihre Schmerzen wurden immer stärker, die Schmerzmittel schienen nichts zu nützen. Ich litt psychisch mit und empfand eine grosse Hilflosigkeit. Hier war meine Partnerin in den Wehen, umklammerte meinen Arm und hinterliess Kratzspuren. Allzu gerne hätte ich ihr diese Qual abgenommen. Es war schwierig, sie so leiden zu sehen und ihr nicht mehr helfen zu können.
Als nach dem Blasensprung die Schmerzen unaushaltbar wurden und es klar war, dass der Kopf unseres Kindes sich ungünstig im Geburtskanal eingestellt hatte, entschieden sich der Arzt und die Hebamme für einen Kaiserschnitt. Wir hatten diese Möglichkeit im Voraus besprochen und obwohl wir uns beide eine natürliche Geburt erhofft hatten, waren wir uns einig, dass wir im Notfall nichts risikieren wollten. Vor Erleichterung kamen mir die Tränen. Ich wusste, das Ende war nun in absehbarer Nähe. Géraldine wurde in den Operationssaal verlegt, während ich mir spezielle Kleider überziehen musste. Danach ging alles recht schnell. Ich konnte zusehen, während ich Géraldine an den Händen hielt, wie unser Sohn aus ihrem Bauch gedrückt wurde und kurze Zeit später hielt ich ihn in meinen Armen, was ein unglaublich spezielles Gefühl verursachte, welches ich noch nie zuvor empfunden hatte. Ich bin Vater geworden.

Jacqueline

Spontangeburt und unerwarteter Kaiserschnitt

Bei unserem ersten Kind, unserem Sohn Mike, war alles neu und interessant für mich. Die Zeit der Schwangerschaft verging rasch und ich war total überrascht, als es soweit war mit der Geburt. Mike ist drei Wochen zu früh auf die Welt gekommen. Als wir im Spital waren, ging alles recht schnell. Ich verlor schon während mehrerer Stunden immer wieder etwas Fruchtwasser, hatte aber praktisch keine Wehen. Deshalb erhielt ich ein halbes Vaginalzäpfchen zur Einleitung. Die

Hebammen und der Arzt meinten, ich solle nun noch ein bisschen schlafen um Kraft zu tanken. Ich war aber da schon innerlich überzeugt, dass es nicht mehr so lange dauern würde, bis das Kind kommt. Und ich hatte Recht. Mike hatte es eilig. Innert kurzer Zeit hatte ich starke Wehen und nun ging's vier Stunden voll Power durch und er war da! So schnell kann's gehen und meine erste Schwangerschaft war, meinem Gefühl nach, kaum dass sie begonnen hatte, schon zu Ende. Mike ist auch heute noch ein recht lebhafter und quirliger Bursche.

Und dann wurde ich ein zweites Mal schwanger. Während der ganzen Zeit war ich überzeugt, dass ich mein Kind bis zum Termin würde austragen können. Ich wünschte mir auch ein etwas ruhigeres Ende meiner Schwangerschaft. Aber es kommt ja immer anders als man denkt. Allerdings dachte ich nicht im Traum daran, dass es so kommen könnte wie es dann kam. Ein Kaiserschnitt war für mich nie ein Thema gewesen.

Gut, gegen Ende der Schwangerschaft rechnete ich im Geheimen schon damit, dass unser zweites Kind auch drei Wochen zu früh kommen könnte, weil es der grosse Bruder schon vorgemacht hatte. Die Schwangerschaftskontrolle am Maienzug-Freitag war für mich denn auch nur mehr eine Routineangelegenheit. Eine Nachbarin sagte auch noch zu mir: „Geh nur besser einmal zuviel als zu wenig. Und zu 99% ist ja eh immer alles in Ordnung".
Wie lange ich Tim zu diesem Zeitpunkt eigentlich schon nicht mehr richtig gespürt habe, weiss ich nicht mehr. Und dann bin ich an diesem Abend drei geschlagene Stunden dagelegen mit dem Herzton- und Wehenschreiberband um den Bauch. Gleich zu Beginn der Kontrolle fiel der Herzton unseres Kindes kurz ab, danach stellten die Hebammen Unregelmässigkeiten im Herzschlagrhythmus fest, weshalb nun mit Dauer-CTG die Herztätigkeit genauer geprüft wurde. Erst sah es gar nicht so schlecht aus für uns. Ein sehr ruhiges Kind halt. Aber mein Arzt hat mich an diesem selben Abend schon auf einen eventuellen Kaiserschnitt vorbereitet, falls sich wieder Herztonabfälle zeigen würden. Ich wurde zwar entlassen, sollte aber auf jeden Fall am Samstagmorgen zu einer weiteren CTG–Kontrolle kommen.

Der Arzt meinte, ich solle nicht alleine kommen und für alle Fälle die gepackte Tasche mitbringen. Wir aber glaubten immer noch nicht an die Möglichkeit eines Kaiserschnitts. Ich habe auch sehr gut und ruhig geschlafen vom Freitag auf den Samstag.

Es ist schwer für mich, dies alles niederzuschreiben, denn es kommt mir immer noch unwirklich vor. So unwirklich wie damals, als es passiert ist. Schon ein halbes Jahr ist vergangen, und doch habe ich das Gefühl, als sei es erst gestern gewesen. Dies hatte ich bei meinem ersten Kind nicht so erfahren. Habe ich das wirklich alles erlebt? Aber die Narbe an meinem Bauch bestätigt es, auch das komische Gefühl in der Bauchgegend, das ich von Zeit zu Zeit noch verspüre. Und vor allem: Es ist nichts mehr so wie es vorher war. Bei Mike war das anders, obwohl ich da auch lange Zeit Mühe mit dem Sitzen hatte. Aber es war doch natürlich, wie ich ihn auf die Welt brachte und ich habe danach auch nicht mehr soviel darüber nachgedacht. Nicht all diese Fragen gestellt: Wieso und warum? Nein, denn eigentlich war ich glücklich, dass wir nur vier Stunden arbeiten mussten und nicht 12 oder mehr wie andere! Bei Tim hingegen mache ich mir oft Gedanken, wie es wohl gewesen wäre, wenn er normal vaginal auf die Welt gekommen wäre. Hätte er einen anderen Charakter? Natürlich sind wir zutiefst froh, dass er jetzt vor allem gesund und munter ist. Bei ihm ist das nicht so selbstverständlich und wir sind auch sehr dankbar! Aber eigentlich wollte ich ja von diesem Samstag erzählen.

Um 10.00 Uhr mussten wir für die erneute CTG–Kontrolle im Spital sein. Mike haben wir bei meiner Schwiegermutter abgegeben und voller Optimismus gesagt, dass wir in zwei bis drei Stunden wieder zurück sein sollten. Im Spital bekam ich also wieder den Herzton– und Wehenmessergurt um den Bauch gelegt. Diesmal jedoch sah es nicht so gut aus. Das erkannten sogar wir als medizinische Laien, während wir die Herztöne von Tim hörten; sie wurden von Zeit zu Zeit ganz langsam, bevor sie sich dann wieder stabilisierten. Ich darf gar nicht daran denken, was hätte passieren können. Und dann, etwa eine halbe Stunde später fiel die Entscheidung: Kaiserschnitt! Ich habe noch gefragt, ob man es nicht mit Einleiten probieren könne, aber das kam wegen der heiklen Situation anscheinend nicht in Frage.

(Anmerkung der Herausgeberin: Ein Kind, welches schon ohne Wehentätigkeit solche Stresszeichen zeigt, darf man nicht noch mit künstlichen Wehen zusätzlich strapazieren). Die Operation wurde auf 13 Uhr festgelegt. Ich musste jedoch immer am CTG bleiben, um Tims Herztöne zu überwachen, um falls nötig sofort operiert werden zu können. Na ja, zum Glück musste ich nicht notfallmässig operiert werden. So hatte ich doch wenigsten zwei Stunden Zeit, mich damit auseinanderzusetzen, dass meine Schwangerschaft bald beendet sein würde. Dieses Mal noch früher als das letzte Mal.

Doch das Schwierigste war für mich die unnatürliche Geburt. Für mich ist der Kaiserschnitt eine ganz kalte Sache. Zum Glück hatte ich die volle Unterstützung meines Mannes und eine sehr liebe Hebamme, das war unser aller Glück. Sie half mir geduldig, mich und auch unseren Kleinen seelisch und mental auf den Wechsel durch die Kaiserschnittgeburt vorzubereiten.

Natürlich bin ich froh, dass man diese Methode erfunden hat, um sowohl uns Frauen wie auch unseren Kindern zu helfen, aber ein Kaiserschnitt ist keine natürliche Sache. Und das Glücksgefühl, wenn das Baby schliesslich unten raus „flutscht", habe ich am allermeisten vermisst. In keinster Weise ist dieses Gefühl, wie der Druck nachlässt, nachzuvollziehen, wenn man das Kind wie beim Kaiserschnitt einfach herausnimmt. Man merkt einfach nichts. Es ist ja alles lahm. Für mich war es dann auch sehr wichtig zu wissen, dass ich mein Kind gleich wieder bei mir haben durfte. Das hat natürlich dank der Hebamme Brigitte sehr gut geklappt. Ich hatte eine hervorragende Betreuung und wir alle haben aus der Situation das Beste gemacht, trotzdem würde ich nach wie vor ohne Zweifel eine natürliche Geburt dem Kaiserschnitt vorziehen. Ich hoffe auch, dass es für Tim keine Nachteile geben wird, weil er so plötzlich und schonungslos und ohne viel Vorbereitungszeit auf die Welt gekommen ist. Für mich war es nachträglich sehr wichtig zu wissen, dass es keine andere Möglichkeit gegeben hat. Und doch frage ich mich ab und zu, was gewesen wäre, wenn unser Kind mit einer normalen Geburt auf die Welt gekommen wäre.

Ich würde niemandem zu einem Kaiserschnitt raten. Ich hatte hinterher viel mehr Mühe als bei Mikes Geburt. All die Schmerzen und zusätzlich die Gewissheit: Jetzt hast du einen Schnitt da unten am Bauch. Gleichzeitig hatte ich ein komisches Schuldgefühl und den Eindruck, dass ich und auch Tim um eine schöne Geburt betrogen worden waren. Ja, dieses Glücksgefühl am Schluss nach der Geburt, das vermisste ich am allermeisten.

Dank zweier liebevoller Gespräche mit meiner Hebamme drei Monate später hat diese Geburt einen anderen Wert für mich bekommen. Diese Gespräche waren sehr wichtig für mich und haben mir viel geholfen. Danach musste ich nicht mehr dauernd nur „daran" denken. Auch die Narbe ist heute ein Teil von mir, zum Glück sieht man sie fast nicht mehr. Und trotzdem! Ich werde dieses Erlebnis nie mehr vergessen, so wie ich auch Mikes Geburt nie vergessen werde. Es ist komisch, ich habe nun wirklich einige Zeit nicht mehr darüber nachgedacht und jetzt, wie ich das alles aufschreibe, stimmt es mich irgendwie traurig. Ich könnte heulen. Aber ich denke, dass alles so auf meinem (unserem) Lebensblatt aufgeschrieben ist und es schon richtig ist, wie es war. Das ist halt ein Heilungs- und Verarbeitungsweg und morgen sieht es schon wieder ganz anders aus!

Tagesseminar für Kaiserschnittmütter

Seit einigen Jahren führe ich ein Tagesseminar für Kaiserschnittmütter in der Gruppe durch. Es ist jedes Mal für alle Teilnehmerinnen sehr berührend und bereichernd – auch für mich.
Ihr werdet unterstützt, die Enttäuschung Kaiserschnitt ernst zu nehmen, nicht (mehr) zu unterdrücken und die damit verbundenen Gefühle zuzulassen; In der Gruppe könnt ihr die eigenen Gefühle in der anderen gespiegelt sehen, euch verstanden fühlen, gemeinsam betrauern, aber auch lachen und Kontakt aufnehmen.

All dies wird euch stärken und ermutigen, um euren Kaiserschnitt-Weg immer stärker zu bejahen. Denn: Davonlaufen können wir nicht und Unterdrückung ist primär kräfteraubend für die Frau und Mutter, langfristig sogar belastend für die Partnerschaft. Am Ende steht: mehr Kraft und Lebensfreude!

Themen

- Geburtsverarbeitung und persönlicher Austausch
- Wenn das Baby für die Mama weint….
- Informationen über körperliche/seelische Probleme und Hilfen
- Tipps und Anweisungen zu heilsamen, versöhnenden Gesten und Ritualen für Mutter und Kind - Traumreise Inanna

Kursgrösse: Ideal hat sich die Anzahl von 8 Frauen erwiesen.

Seminarort: In der Schweiz im Raum Winterthur, Nähe Zürich. Der genaue Kursort wird nach Anmeldung bekannt gegeben. In Deutschland und Österreich biete ich Kurse an, wenn jemand vor Ort die Organisation dafür übernimmt. Entsprechende Kontaktaufnahmen freuen mich auf jeden Fall.

Zeit: Ein ganzer Tag von 9.00 Uhr -17 30 Uhr, jeweils am Samstag.

Anmeldung & Info: Brigitte Meissner Tel.0041 (0) 52 203 37 37

Weiterbildungen und Seminare für Fachpersonen rundum Mutter und Kind

Beide Kurse finden jeweils einmal im Jahr in Deutschland, Österreich und der Schweiz statt. Die Craniosacral Therapiekurse für Deutschland werden über das Hebammenweiterbildungsinstitut www.herztoene.net organisiert.

Emotionale Narben einer Geburt achtsam begleiten

Kursdauer 2 Tage

In diesem Seminar wird aufgezeigt, was traumatische, unnatürliche oder sehr schnelle und sehr lange Geburten für Auswirkungen auf Mutter und Kind haben können. Typische Symptome und Schwierigkeiten werden besprochen, die sich in und nach solchen Situationen gehäuft zeigen.

Sie lernen, wie Sie als Fachperson achtsame Hilfestellungen geben können, um Frauen in solch schwierigen Situationen unterstützend zu begleiten und was Sie im Gebärsaal oder auf der Wochenbettstation tun können, um während oder nach Interventionen bei Frauen und Babys das Risiko einer Traumatisierung zu reduzieren. Sie lernen nachträgliches Heilen des Bonding im Wochenbett.

Sie lernen an diesen zwei Tagen, welche typischen Zyklen Mütter bei der Geburtsverarbeitung durchleben, um die zum Teil überwältigenden oder enttäuschenden Erfahrungen rund um die Geburt in ihr Leben zu integrieren. Am Ende der zwei Tage können Sie bewusst erkennen, wo, wie und wann Geburten verletzen können, sowohl emotional als auch körperlich und wie Sie helfen können Geburtstraumata zu vermindern.

Zielgruppe: Hebammen, Wochenbett- und Kinderkrankenschwestern, Still – und Mütterberaterinnen, Therapeuten verschiedener Richtungen, Ärzte.

Kursleitung: Brigitte Renate Meissner, Autorin
Hebamme, AKP, Craniosacral Therapeutin

Information & Anmeldung: 0041/(0) 52 203 37 37, bei Brigitte Meissner

Craniosacral Therapie für Hebammen und Kinderkrankenschwestern

Kursdauer 4-6 Tage

Dieser Kurs ist speziell für sowohl im Spital als auch freischaffend tätige Hebammen, Wochenbett- oder Kinderkrankenschwestern konzipiert. Nach Saugglocke, Zange oder II. Sectio und auch sehr langen Geburten, haben viele Babys vermehrt Spannungen. Diese führen in der Folge oft zu weiteren Problemen wie vermehrte Tendenz zum Schiefhals, Bauchkrämpfe, kein Tiefschlaf etc.
Sofortige Erste-Hilfe-Griffe nach Geburtsinterventionen beim Baby werden intensiv gelernt und neue Wege das Bonding zu stärken aufgezeigt. So können Sie wichtige Präventivhilfe schon im Gebärzimmer oder auf der Wochenstation leisten. Sie lernen zudem die wichtigsten Griffe, um in der Schwangerschaft und unter der Geburt bei der Frau blockierte Becken und Ischias zu lösen und pp. (ausschreiben) im Wochenbett die Körperstatik der Frau wieder herzustellen.

Die Grundbasis der Craniosacral Therapie wird erarbeitet, ohne sich im Detail zu verlieren. Sie lernen die Quintessenz dieser wunderbaren Hilfsmethode, um sie im Gebärsaal als Erste-Hilfe-Technik anzuwenden oder auf der Station und in der Nachsorge situationsgemäss einzusetzen. Die Geburtsverarbeitung von Mutter und Baby ist selbstverständlich Kernthema. Dieser Kurs beinhaltet viel praktische Arbeit.

Der Hauptfokus in diesem Kurs liegt darin Geburtsspannungen bei Babys zu vermindern und bei den Frauen das Becken zu lösen und durch bewusste, einfühlsame Begleitung Geburtstraumata bei beiden zu vermindern.

Schwere Fälle sollen auf jeden Fall an ausgebildete Therapeutinnen weitergewiesen werden.

Kursleitung: Brigitte Renate Meissner, Autorin
Hebamme, AKP, Craniosacral Therapeutin

Information & Anmeldung: 0041/(0) 52 203 37 37, bei Brigitte Meissner

INDEX

Apgartest
Es handelt sich hierbei um einen Test, der beim Neugeborenen in den ersten zehn Lebensminuten dreimal erhoben wird. Der jeweilige Wert gibt momentane Anhaltspunkte über die gelungene Anpassung und Umstellung des kindlichen Kreislaufs. Je nachdem erhält ein Kind Sauerstoff als Starthilfe. Der Test besteht aus fünf Teilen. Geprüft werden nach einer, fünf und zehn Minuten: 1) Atmung 2) Hautfarbe 3) Herzschlag 4) Reflexe 5) Muskeltonus.
Ein anfänglich schlechter Apgarwert bedeutet aber keinesfalls, dass das Kind später Probleme entwickeln wird.

Beckenendlage
Fachlich korrekter Ausdruck einer in der Umgangssprache genannten Steisslage. Beide Bezeichnungen werden in diesem Buch benützt.

CTG
Das steht als Abkürzung für Cardiotokographie, was einfach die Bezeichnung für den Wehen- und Herztonschreiber ist. Umgangssprachlich spricht man davon, dass bei der Frau ein CTG gemacht wird, wenn die kindlichen Herztöne aufgezeichnet werden.

Glukoselösung
Diese wird den Babys manchmal verabreicht, um ein Absinken des Blutzuckers beim Neugeborenen oder Frühgeborenen zu vermeiden. Vor allem wenn das Baby nach der Geburt für längere Zeit nicht fähig ist die Muttermilch zu sich zu nehmen, ist es die erste Nahrungsergänzung. Ein Ungleichgewicht im Blutzuckerhaushalt könnte wieder andere Komplikationen nach sich ziehen.

Isolette
Diese wird im Volksmund als Brutkasten bezeichnet.

Infusion
Über eine venöse Leitung, die gelegt wurde, können der Patientin Flüssigkeit oder Medikamente zugeführt werden.

Moxibustion/Moxen
Dabei wird ein Akupunkturpunkt mittels eines speziellen Kräuterstäbleins an beiden kleinen Zehen während 10–15 Minuten erwärmt. Das bewirkt eine Aktivierung im Energiekreislauf, welches in etwa 50% der behandelten Fälle zu einer Drehung des Kindes führt.

Neonatologie
Das ist die Neugeborenen–Intensivstation. Dort werden alle Frühgeburten und Neugeborenen stationiert, welche entweder noch extrem klein sind und/oder gesundheitliche Schwierigkeiten haben oder intensive Überwachung und Hilfe für lebenswichtige Funktionen wie Atmung oder Nahrung benötigen.

Periduralanästhesie/Spinalanästhesie
Diese Anästhesieform ist mittlerweile sehr verbreitet, sie wird in vielen Bereichen, sowohl in der Geburtshilfe als auch in der Chirurgie bei Operationen angewandt. Dabei wird nur der betroffene Körperabschnitt schmerzunempfindlich gemacht. Sie hat die Vollnarkose schon recht stark aus den Operationssäalen verdrängt.
Ein Mittel zur örtlichen Betäubung wird entweder in den Spalt zwischen Rückenmark und Wirbelkanal gespritzt (Peridural- oder Epiduralanästhesie) oder in das Nervenwasser, welches das Rückenmark umfliesst (Spinalanästhesie). Für eine bestimmte Zeit werden die dadurch schmerzfrei gemachten Gebiete (meist unterhalb des Bauchnabels) zuerst warm, dann gefühllos und können zumeist nicht mehr bewegt werden, bis die Wirkung der Medikamente nachlässt.

Telemetrie
Das ist eine Herztonüberwachung, die mit Hilfe eines Kästchens, welches mit einer Art Fernempfang ausgestattetet ist, funktioniert. Dieses Empfangskästchen leitet die aufgefangenen Herztonfrequenzen und Wehenimpulse direkt und ohne Kabelverbindung von der Frau an das Schreibgerät. Somit hat die Gebärende mehr Bewegungsfreiheit und muss nicht an den Kabeln, welche sonst direkt mit dem CTG–Apparat verbunden sind, hängen. Es wird auch benützt, wenn eine Frau in der Badewanne überwacht wird, um nicht mit der Elektrizität in Konflikt zu kommen.

So finden Sie Hebammen in Ihrer Nähe

Der Verband Ihres Landes kann Ihnen eine Adressliste der Hebammenpraxen oder der frei praktizierenden Hebammen in Ihrer Nähe geben.

Hebammenverband Schweiz
Flurstr. 26 Postfach
CH-3000 Bern 22 Tel. 031 332 63 40

Dies ist der grosse Verband:
Bund Deutscher Hebammen e.V.
Gartenstr. 26
D-76133 Karsruhe Tel. 0721 98 18 90

Oder:
Bund Freischaffende Hebammen Deutschland e V.
Am alten Nordkanal 10
D-41748 Viersen Tel. 0216 2352 149

Österreichisches Hebammengremium
Postfach 438
Spörlingasse 3-5/2
A-1060 Wien Tel. 01 597 14 04

In Österreich können Sie die „*Informationsbroschüre des laufenden Jahres*" anfordern, welche auch die Adressen aller praktizierenden Hebammen enthält.

Wichtige Verbandsadressen

Adressen Schweiz

Berufsverband Schweiz. Stillberaterinnen IBCLC
Postfach 686
3000 Bern 25
041 671 01 73

La Leche Liga Schweiz
Postfach 197
8053 Zürich
www.stillberatung.ch
E-mail: info@stillberatung.ch
Tel./Fax: 081 943 33 00

Schweizerischer Dachverband für Craniosacral-Therapie
Cranio Suisse
Hochfarbstrasse 2
CH-8006 Zürich
Tel. 043 268 22 30 - Fax 043 268 22 31
Email: contact@craniosuisse.ch
www.craniosuisse.ch

Schweizerischer Dachverband für Osteopathie

SAOM (Suisse association of osteopathic medicine)
Sekretariat Tel. 062/ 296 93 77
Internet : www.saom.ch

Adressen Österreich

VSLÖ
Verband der Still-und Laktationsberaterinnen Österreichs, IBCLC
Lindenstr. 20
2362 Biedermannsdorf
www.stillen.at
info@stillen.at
Tel. 0043 022 36 72 336

La Leche Liga Östereich
Postfach
6240 Rattenberg
www.lalecheliga.at

Österreich. Verband der Upledger CranioSacral Therapeuten
Franz Schöpfergasse 39
A-8570 Voitsberg
Tel. 03142 / 22 084

Österreichische Gesellschaft für Osteopathie
Pappenheimgasse 10-16
A-1200 Wien
Tel. 06 9911 90 6887
Internet: www.oego.org.

Adressen Deutschland

BDL Bund deutscher Laktationsberaterinnen e.V.
Saarbrückenerstr. 172
38113 Braunschweig
Tel. 0531 250 6990

La Leche Liga Deutschland
Postfach 650096
81214 München
www.lalecheliga.de
E-mail: mail@lalecheliga.de
Tel./Fax: 06851/2524

Deutscher Verband der Craniosacral Therapeuten
Bahnhofplatz 6
D-85540 Haar
Tel. 089 4614 9175

Geburtsbezogene
Craniosacrale Kinderbehandlung
Joachim Lichtenberg
Hechingerstr. 64
D-72072 Tübingen
Tel. 07071 – 5 26 08

Verband der Osteopathie Deutschlands e.V.
Bundesgeschäftsstelle
Untere Albrechtstr. 5
D-65185 Wiesbaden
Tel 0611 91 03 661
Internet : www.osteopathie.de

Andere wichtige Adressen
Da jedes Land eine etwas andere Struktur im Aufbau von diesen Angeboten hat, habe ich mich auf die wichtigsten Adressen in der Schweiz beschränkt. In den Nachbarländern erkundigen Sie sich bei der Telefonauskunft nach den jeweiligen Fachverbänden.

Schweiz. Berufsverband für Geburtsvorbereitung
052 345 34 14
Siehe auch www. Geburtsvorbereiterin.ch

SVM
Schweiz. Verein der Mütterberatungsschwestern
01 382 30 33

Schweiz. Hebammenverband, www.hebammen.ch
031 332 63 40

Zentrale Kontaktstelle für Zwillings-und Mehrlingseltern
081 771 15 73

Twinmedia Verlag mit Literatur für Mehrlingseltern
0041/ 062 875 28 80

Der Verlag und Buch-Shop für Mehrlingsseltern - Literatur
www.twinmedia.ch
mail@twinmedia.ch
Tel: 062 875 28 80 (Fax .. 81)

Twinmedia ist ein Verlag und Buchshop mit spezieller Literatur für Mehrlingseltern z.B. „Das Stillen von Zwillingen“ oder „Wir werden Zwillingseltern“ etc. und Herausgeber des vierteljährlich erscheinenden Magazins „Multipack“. Dieses kann einzeln abonniert werden, wird aber auch als Clubzeitschrift automatisch allen Mitgliedern der Zwillingselternclubs Aargau und Zürich in der Schweiz zugesandt.

Empfehlenswerte Literatur

„Geburt – ein schwerer Anfang leichter gemacht“
Mit vielen Tipps und Hinweisen für Babys, Kinder oder Mütter nach schweren Geburten. Lösungswege werden aufgezeigt. Hilfreich nach Zange, Saugglocke, Kaiserschnitt oder Frühgeburt.
Brigitte Renate Meissner ISBN 978-3-9522246-0-X

„Emotionale Narben aus Schwangerschaft u. Geburt auflösen“
Mutter-Kind-Bindungen heilen oder unterstützen – in jedem Alter. Mit Babyheilbad, Heilgespräch und Checkliste für Trauma- und Trauerauslöser. Ein liebevoller Ratgeber für Fachpersonen und Eltern.
Brigitte Renate Meissner ISBN 978-3-9522246-7-7

„Entspannte Babys – entspannte Eltern“
So helfe ich meinem Kind glücklich und entspannt zu sein. Warum weinen manche Babys so oft? Wichtiges aus Wissenschaft und Psychologie. Hilfreiche Massnahmen – was Eltern tun können.
Brigitte Renate Meissner ISBN 978-3-9522246-4-2

„Geburtsgeschichten“
Frauen erzählen die Geburtserlebnisse mit ihren Kindern. Ermutigende und interessante Beiträge aus dem Leben von anderen Müttern. Eine ausgewogene Mischung zwischen Information und Unterhaltung
Brigitte Renate Meissner ISBN 978-3-9522246-3-4

„Auf die Welt gekommen“
Die neuen Babytherapien
Verschiedene Therapien für Kinder und Babys werden darin vorgestellt, einzelne Therapeuten kommen zu Wort.
Herausgeber: Thomas Harms ISBN 3-934391-07-9

„Das Kind, das eine Katze sein wollte“
Ein berührendes Buch, das uns ermutigt mit unseren Babys und Kindern mehr zu kommunizieren.
Caroline Eliacheff ISBN 3-423-35135-7

„Männer sind vom Mars, Frauen von der Venus"
Ein freundlich/humorvoller Ratgeber, um uns gegenseitig besser zu verstehen. Ideal, wenn Paare Eltern werden, denn dann bringen die Belastungen die Unterschiede noch mehr ans Licht.
John Gray ISBN 3-478-08550-0

„Kinder sind vom Himmel"
Der Autor zeigt auf, wie verschieden die Geschlechter schon im Kindesalter sind und zeigt auf wie typische Verhaltensmuster von Jungen und Mädchen von den Eltern aufgefangen werden können. Eine schöne Unterstützung in der Erziehung.
John Gray ISBN 3-442-30876-3

„Warum Babys weinen"
Die Autorin zeigt einfühlsam wie wichtig es ist Babys ihre Gefühle zuzugestehen und wie wir sie gut begleiten können.
Aleta J. Solter ISBN 978-3-466-34166-5

„Unsere Geschichte – unser Potential"
Der Autor und Therapeut schreibt interessant über die möglichen Prägungen unserer Geburt und Schwangerschaft.
Hanspeter Ruch ISBN 3-928632-89-2

Die Hebammensprechstunde
Ein Buch zur Begleitung für Schwangerschaft, Geburt und Stillzeit, mit vielen Tipps aus Pflanzenheilkunde, Homöopathie und Aromatherapie.
Von Ingeborg Stadelmann ISBN 3-9803760-0-1

Trauma Heilung
Ein Buch zum Lernen wie Traumata entstehen und wie wir alte Traumata loslassen können.
Peter A. Levine ISBN 3-9220026-91-5

Begünstigte Hilfswerke

Beschneidung von Mädchen und Frauen

Wie schon in der Einleitung erwähnt, haben alle Frauen und auch die Ärzte ihre Beiträge in diesem Buch frei zur Verfügung gestellt. Deshalb gebe ich für jedes verkaufte Buchexemplar einen Schweizerfranken an die unten aufgeführten Hilfswerke, die sich für Aufklärung und gegen die Genitalverstümmelung von jungen Mädchen einsetzen. Dieses Problem beschreibe ich hier in ein paar kurzen Worten.
In weiten Teilen Afrikas und auch in Teilen der arabischen Welt und Asiens wird seit langer Zeit die für uns nicht nachvollziehbare, grausig–traurige Tradition der Genitalbeschneidung praktiziert. Das bedeutet, dass kleine Mädchen ab einem gewissen Alter eines Tages auf die Seite genommen werden, wo ein paar erwachsene Frauen sie festhalten, während eine andere Frau mit einem Messer, einer Rasierklinge oder auch nur einer Glasscherbe die Klitoris und oft zusätzlich die kleinen Schamlippen des Mädchens herausschneidet. Dies bei vollem Bewusstsein und ohne Betäubung des betroffenen Kindes. In etwa 15–20% aller Fälle werden auch Teile der äusseren Schamlippen weggeschnitten. Das Ganze wird mit Nadel und Faden (zumeist unsteril) zugenäht, nur eine kleine Öffnung zum Harnlassen bleibt.

Die unsäglichen Schmerzen, welches jedes dieser Mädchen während und nach dieser Prozedur, bis zur abgeschlossenen „Wundheilung" erleidet, sind unfassbar und kaum zu beschreiben. Leider ist die verbleibende Öffnung meist viel zu klein, und das Kind und später die junge Frau kann oft nur tropfenweise Wasser lösen und auch das Menstruationsblut geht nur schlecht ab. Dies führt dazu, dass die Mädchen nach Einsetzen der Menstruation häufig an Infektionen leiden. Wenn sie verheiratet werden, wird die Öffnung entweder soweit nötig aufgeschnitten, um den Geschlechtsverkehr zu ermöglichen oder sie wird durch den Ehemann im Beischlaf mit Gewalt „aufgebrochen".

Diese ganze Prozedur der Beschneidung kostet vielen Mädchen das Leben, denn viele verbluten oder sterben an Folgeinfektionen wegen der katastrophalen hygienischen Bedingungen, unter denen die Beschneidungen zumeist stattfinden.
Ich freue mich über jede Leserin und jeden Leser, welche sich bewegt fühlen, diese Hilfswerke zusätzlich zu unterstützen, damit eine so wichtige Arbeit und Hilfe immer weitergeführt werden kann. Dies kann für Tausende von heranwachsenden jungen Mädchen vielleicht schon die Freiheit und Erlösung von dieser schmerzhaften, unnötigen und so oft tödlich verlaufenden Tradition bedeuten. Beteiligen Sie sich am Kampf gegen die Genitalverstümmelung von Frauen. Die folgenden zwei Hilfswerke werden von mir begünstigt:
Für den Schutz in Deutschland lebender afrikanischer Mädchen und Frauen gegen die Genitalverstümmelung setzen sich unter anderem die Organisationen „Terre des Femmes" und „Menschen für Menschen" ein. Über die Initiativen der Organisationen in Deutschland und Afrika informieren sie sich bitte unter folgender Anschrift:

TERRES DES FEMMES Ev. Menschenrechte für die Frau
Konrad-Adenauerstr. 40
72072 Tübingen Deutschland
Tel. (0049) /0707 179730 und www.frauenrechte.de

Für zusätzliche Spenden Ihrerseits bitte immer wie folgend gezeigt, den Namen des Hilfswerks angeben und das Stichwort:
TERRES DES FEMMES
„Aufklärung Genitalverstümmelung"

Deutschland: Kreissparkasse Tübingen BLZ 641 500 20
Kontonummer 881 999

Schweiz: Thurgauer Kantonalbank, BLZ 78416
Kontonummer 500.012.479

Österreich: Sparkasse Bregenz BLZ 20601
Kontonummer: 49759

Menschen für Menschen

Karlheinz Böhms Äthiopienhilfe
Postfach
8034 Zürich 34
Tel. (0041) 043 499 10 60
www.aethiopienhilfe.ch

Für zusätzliche Spenden Ihrerseits bitte immer wie folgend gezeigt, den Namen des Hilfswerks angeben und das Stichwort:
Menschen für Menschen
„Aufklärung Genitalverstümmelung"

Schweiz: Postcheckkonto 90-700 000-4

Deutschland: Stadtsparkasse München BLZ 701 500 00
Kontonummer: 18180018

Österreich: Postsparkasse (Psk) BLZ 60.000
Kontonummer 7.199.000

Danksagung

Als erstes möchte ich meinen Eltern, meiner Mutter Yolande und meinem Vater Rudolf, dafür danken, dass sie mir das Leben geschenkt haben. Liebe Eltern, ich weiss, dass ihr mit eurem ganzen Herzen, mit eurer ganzen Kraft und Seele versucht habt, uns Kindern das Beste von euch zu geben. Danke. Ich liebe euch. Vor allem danke ich dir meine Mutter, dass du dich trotz unserer gemeinsamen schweren Geburt später doch wieder öffnen konntest, um meine Schwester zu empfangen. Ich habe soviel über die Geburtsverarbeitung durch unsere gemeinsame Geschichte gelernt.
Ich danke auch sehr Dr. Michael Krause aus Nürnberg für seinen Beitrag, den ich schon in meinem Buch „Geburtsgeschichten“ abgedruckt habe. Und ich danke an dieser Stelle nochmals all den Ärzten, welche meine Arbeit in meinen anderen Buchprojekten mit Beiträgen unterstützt haben: Dr. Lüchinger, Dr. Schär, Dr. Graf und Dr. Schwertfeger. Ein besonderer Dank an meine beiden Lektorinnen, Veronica Bonilla und Gabriele Hohwieler-Brünner, für ihre tolle Lektoratsarbeit. Beide Frauen sind selber Mütter von drei und zwei Kindern und haben mir ihre Hilfe zu Beginn meiner Tätigkeit frei zur Verfügung gestellt. Vielen lieben Dank!
Ich danke auch all denen, die an meine Arbeit und mich glauben und die mir dies auch gesagt oder gezeigt haben, für mich ist diese Unterstützung absolut fundamental. Besonderer Dank gilt vor allem jenen die meine Erkenntnisse und die Hilfsmöglichkeiten wie das Heilgespräch und Heilbad im Arbeitsalltag mit Müttern und Kindern umsetzen. Und ich danke jeder Frau, welche mir ihre Geschichte zur Verfügung stellte. Eure Geschichten und euer Herz darin haben mich tief berührt. Lieben Dank auch all den Männern, die bereit waren ihre Sicht der Geburt mit uns zu teilen. Ausserdem danke ich allen Frauen und Babys, welche ich bis anhin als Hebamme und Therapeutin begleiten durfte. Ihr habt mich noch mehr Liebe und Ehrfurcht vor dem Leben gelehrt. Unabhängig von eurem Geburtserlebnis! Dies ist nicht mein Buch, sondern „unser“ Buch. Und ich danke Gott für mein Leben und die grosse Hilfe und Freude, die ich bei meiner Arbeit erhalte. Und ich danke für das Wunder des Seins, dessen klarster und zärtlichster Ausdruck „unsere“ Babys sind.

Netzwerk Verarbeitung - Geburt

Brigitte Renate Meissner ist Gründerin des sich weiterhin im Aufbau befindlichen „Netzwerk Verarbeitung Geburt", welches Frauen in der Schweiz und Deutschland und Österreich in Zukunft immer leichter ermöglichen soll, eine Hebamme in ihrer Nähe zu finden, die therapeutisch weitergebildet ist und sie in der Verarbeitung der Geburt unterstützen und begleiten kann. Das Netzwerk besteht absichtlich nur auf Internetbasis. Sehen Sie unter:

www.Geburtsverarbeitung.ch

www.Geburtsverarbeitung.de

wo die Adresslisten unter den jeweiligen Länderwappen eingeordnet sind. Alle Hebammen im Netzwerk haben einige Jahre Berufserfahrung und können verschiedenste Weiterbildungen in Körpertherapien und/oder zur Unterstützung und Begleitung in seelischen Verarbeitungsprozessen nachweisen.

Hebammen, welche interessiert sind, sich für dieses Angebot auf den jeweiligen Länderlisten eintragen zu lassen, können erste Informationen über die Aufnahmebedingungen auf der Webseite selber einsehen. Über die dort angegebene Kontaktadresse können Sie sich anmelden.

ÜBER DIE AUTORIN

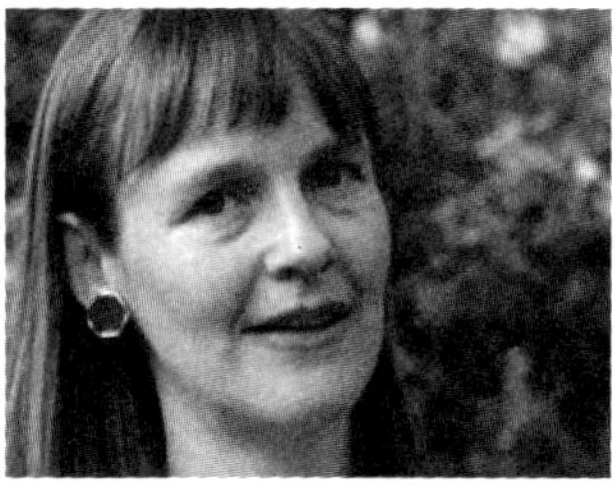

Brigitte Renate Meissner ist Hebamme, Krankenschwester und Craniosacral Therapeutin. Sie ist in der Schweiz sowohl freiberuflich mit eigener Praxis im Raume Brugg/Aargau als auch in Winterthur/Zürich tätig. Sie hat sich in verschiedenen Richtungen der Alternativmedizin (Bachblüten, Homöopathie, Fussreflexzonenmassage, Akupunktur) zusätzlich weitergebildet. Sie hält Vorträge und Seminare zu den Themen ihrer Bücher. Weitere Buchprojekte sind in Planung und Arbeit.

Hebammenpraxis und Craniosacral Therapie

- Schwangerschaftsbegleitung mit Craniosacral-Therapie
- Stillberatungen
- Geburtsverarbeitung: Im persönlichen Gespräch lösen sich seelische Wunden. Mit Unterstützung von Bachblüten, Traumalösungen oder Craniosacral Therapie. Je nach Bedürfnis der einzelnen Frau.
- Craniosacral Behandlung von Babys und Kleinkindern nach Kaiserschnitt, Vakuum oder sonstiger schwerer Geburt. Bei Schreikindern.
- Craniosacral Behandlung bei Erwachsenen nach Unfällen, Operationen, Rückenbeschwerden, Stress, Schleudertrauma, Verspannungen.
- Narbenentstörungen, Bachblütentherapie und Traumreisen
- Kaiserschnittfrauenseminar: „Kaiserschnitt - wo ist da mein Geburtserlebnis?" In sich abgeschlossenes Tagesseminar zur Geburtsverarbeitung für enttäuschte Kaiserschnittmütter. Siehe Seite 259
- Seminare und Weiterbildungen für Fachpersonen siehe Seite 260

Information und Anmeldung:

Brigitte Meissner Tel. 0041/(0) 52 203 37 37,

Buchbestellungen

Bücher von Brigitte Renate Meissner:

„Geburt – ein schwerer Anfang leichter gemacht"
ISBN 978-3-9522246-0-X

„Geburtsgeschichten"
ISBN 978-3-9522246-3-4

„Kaiserschnitt und Kaiserschnittmütter"
ISBN 978-3-9522246-2-6

„Emotionale Narben aus Schwangerschaft und Geburt auflösen"
ISBN 978-3-9522246-7-7

„Entspannte Babys – entspannte Eltern"
ISBN 978-3-9522246-4-2

Andere Bücher sind in Planung, siehe hinten im Buch.
Meine Bücher können wirklich überall in den Buchhandlungen der Schweiz, Deutschland und Österreich bestellt werden. Trotzdem wird mir immer wieder berichtet, dass es scheinbar manchmal in Deutschland oder Österreich in einzelnen Buchhandlungen schwierig ist, meine Bücher zu beziehen - manchmal sind die Buchhändler einfach zu bequem, um richtig nachzusehen. Hier nun ein paar Hinweise, die Bestellungen zu erleichtern:

- Sagen Sie in der Buchhandlung, dass meine Bücher im Verzeichnis lieferbarer Bücher, kurz VLB genannt, aufgeführt sind. Der Buchhändler kann die Bücher bei allen gängigen Grosshändlern wie Libri, K&V oder KNO beziehen oder bei BOD Norderstedt.
- In der Schweiz sind die Bücher in jeder Buchhandlung bestellbar, da das Schweizer Buchzentrum und Bücher Balmer meine Bücher ganzjährlich auf Lager haben.

Ansonsten problemlos online unter www.amazon.de oder at.
Und auch bei www.libri.de zu bestellen.

Andere Bücher der Autorin

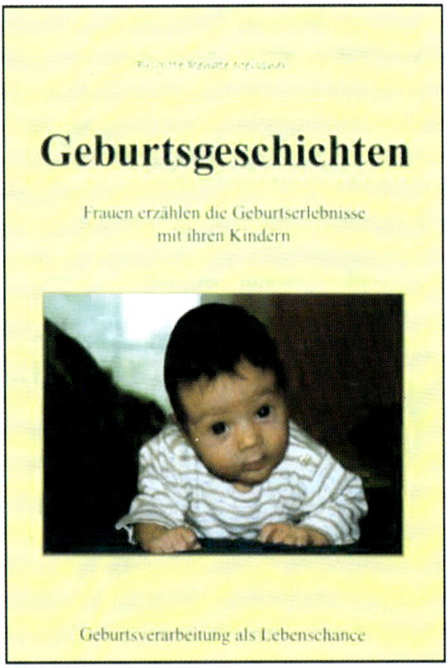

„Geburtsgeschichten“

Interessant und einfühlsam führt die Autorin auf, wie verschieden Frauen die Geburtserlebnisse mit ihren Kindern erleben und verarbeiten. Sie zeigt welche Zyklen und Gefühle Mütter natürlicherweise durchleben, um diese zum Teil überwältigende Erfahrung integrieren zu können. Und sie lässt Frauen mit verschiedensten Geburten auch selber zu Wort kommen: Alle Berichte sind berührend in ihrer Einzigartigkeit. Eine interessante und wohltuende Lektüre mit Information und Unterhaltung und drei Beiträgen von Ärzten.

Für Hebammen ist dieses Buch besonders interessant, weil die persönlichen Schilderungen der jungen Mütter genau aufzeigen, wann und warum diese sich unter der Geburt alleine gelassen fühlten. Wir lernen, wie wir noch eine einfühlsamere Begleitung, gerade bei Klinikgeburten, entwickeln können.

„Geburtsgeschichten“, ISBN 978-3-9522246-3-4 19.80 Euro / 32.50 Sfr.
Überall im Buchhandel oder auch www.amazon.de und www.libri.de

Andere Bücher der Autorin

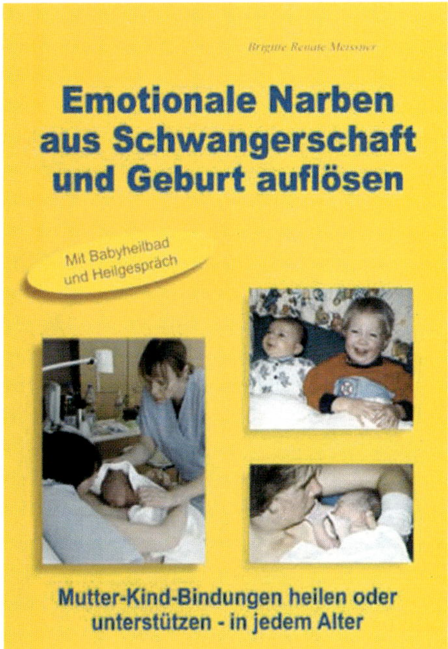

„Emotionale Narben aus Schwangerschaft und Geburt auflösen“
Mutter-Kind-Bindungen heilen oder unterstützen – in jedem Alter

Die Autorin stellt die von ihr entwickelten drei Grundpfeiler vor, um verletzte Mutter-Kind-Bindungen hilfreich zu unterstützen. Mit Hilfe einer Checkliste können Belastungen aus der Zeit der Schwangerschaft, rundum die Geburt oder aus der nachgeburtlichen und frühkindlichen Zeit eruiert werden. Die Ausführungen beleuchten wie sowohl das Mutter-Kind-Heilbad, das Heilgespräch, als auch der rosafarbene Liebesstrahl dazu beitragen alte Belastungen und emotionale Narben aufzulösen oder zumindest zu vermindern. Dieser Ratgeber stellt eine wichtige Hilfe für Mütter, Eltern und v. a. für Fachpersonen rundum Mütter und Kinder dar. Viele Fallbeispiele zeigen eindrücklich verschiedene Verhaltensmöglichkeiten der Kinder, mögliche Gefühle der Frauen und sehr berührende Heilmomente auf.

„Emotionale Narben aus Schwangerschaft und Geburt auflösen“
ISBN 978-3-9522246-7-7, Im Buchhandel/ www.amazon.de / www.libri.de

Neuerscheinungen der Autorin

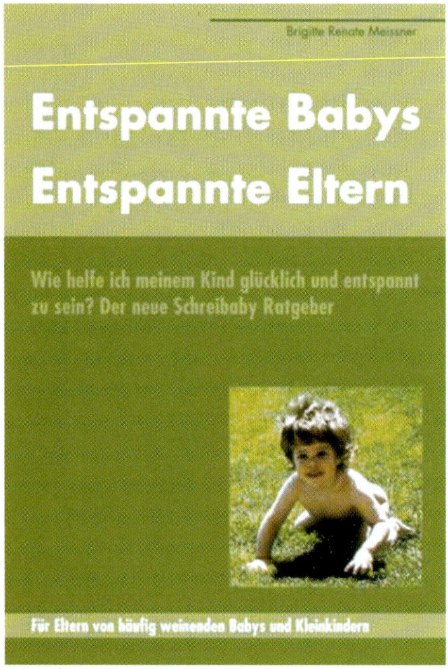

„Entspannte Babys, entspannte Eltern“, ab April 2010

Wie helfe ich meinem Baby zu entspannen, weniger zu weinen und besser zu schlafen? Der neue Schreibaby Ratgeber. Einfühlsame Informationen, hilfreiche Tipps und Hinweise für suchende Eltern (und Fachpersonen), die den Alltag mit ihrem scheinbar endlos weinenden Säugling oder Kleinkind zu bewältigen haben. In vielen Fällen kann jedoch relativ einfach Abhilfe gegeben werden. Der vorliegende Ratgeber zeigt Zusammenhänge und Möglichkeiten auf. Die wichtigsten Themen:

- Warum weinen manche Babys so oft, die häufigsten Gründe
- Wie Sie Ihrem Kind Erleichterung verschaffen
- Wie Sie sich selbst Erleichterung verschaffen
- Hilfreiche Massnahmen/ Körpertherapien.

„Entspannte Babys, entspannte Eltern“, ISBN 978-3-9522246-4-2,
15.60 Euro / 24.80 SFr. Im Buchhandel oder online unter
www.amazon.de und www.libri.de

Neuerscheinungen der Autorin

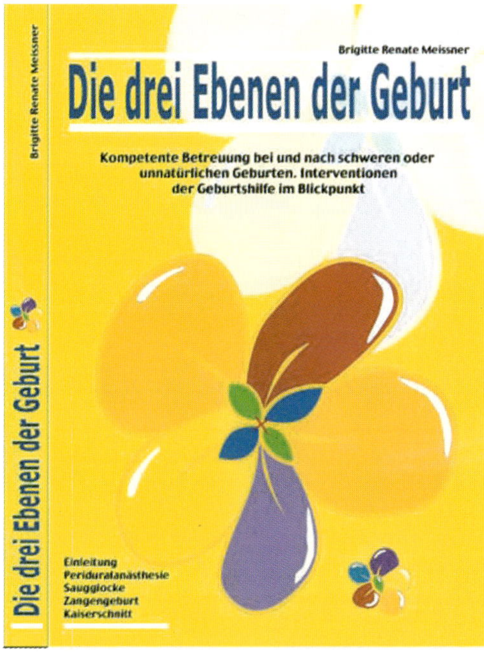

„Die drei Ebenen der Geburt“, Dezember 2010
Kompetente Betreuung von Frauen und Kindern bei und nach Einleitung, PDA, Saugglocke, Zangengeburt oder Kaiserschnitt.

Die Autorin zeigt Fachpersonen rundum Mutter und Kind, Hintergründe aus Wissenschaft und Praxis auf, warum Babys zu Schreikindern werden und stellt logische Zusammenhänge zu den erlebten Geburten her. Die drei Ebenen der Geburt werden vorgestellt und ihr Einfluss erörtert. Die Leserin erhält viele einfühlsame Hinweise für hilfreiche Handlungen im Klinikalltag und der therapeutischen Nachbetreuung und lernt neue Wege, das Bonding zu unterstützen, auch im Nachhinein. Dieses Buch sensibilisiert dafür, dass Interventionen in der Geburtshilfe ganz klare spezifische Auswirkungen auf Mütter und Babys haben - und dass wir helfen können! Ein Fachbuch für Hebammen, Therapeuten und andere Fachpersonen.

„Die drei Ebenen der Geburt“, ISBN 978-3-9522246-6-9, 19.80 Euro/ 34.80 SFr. Im Buchhandel/www.amazon.de und www.libri.de

Neuerscheinungen der Autorin

Voraussichtliches Erscheinungsdatum ab ca. August 2011!

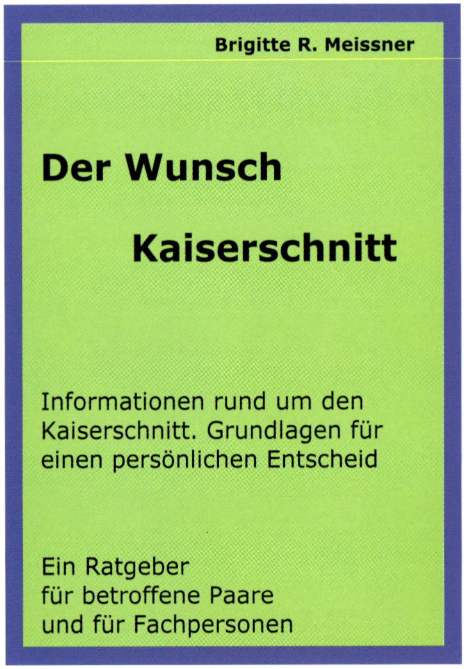

„Der Wunsch Kaiserschnitt" erst ab ca. Mitte 2011

Grundlagen für einen persönlichen Entscheid. Frauen möchten aus sehr verschiedenen Gründen einen Wunschkaiserschnitt. Dieser unersetzliche Ratgeber unterstützt und informiert Frauen in der „Abklärungsphase" adequat und umfassend. Die Autorin, Hebamme und Therapeutin, beleuchtet die verschiedenen Gründe, die Frauen dazu bringt die Möglichkeit eines geplanten Kaiserschnittes in Betracht zu ziehen. Sie stellt Geburtsschmerz dem Operationsschmerz gegenüber, zeigt, wann Frauen Mut fassen sollten eine Alternative zum Wunschkaiserschnitt zu versuchen und weiss aber auch, dass wo grosse Angst ist, oft keine Argumente helfen. Werdende Mütter erhalten hier viele hilfreiche Hinweise wie das Kaiserschnitterlebnis für die Mutter und auch für das Kind bestmöglich gestaltet und vorbereitet werden kann, wenn die Würfel gefallen sind.

„Der Wunsch Kaiserschnitt", ISBN 978-3-9522246-5-0,
15.60 Euro/2 4.80 SFr. Im Buchhandel/ www.amazon.de und www.libri.de

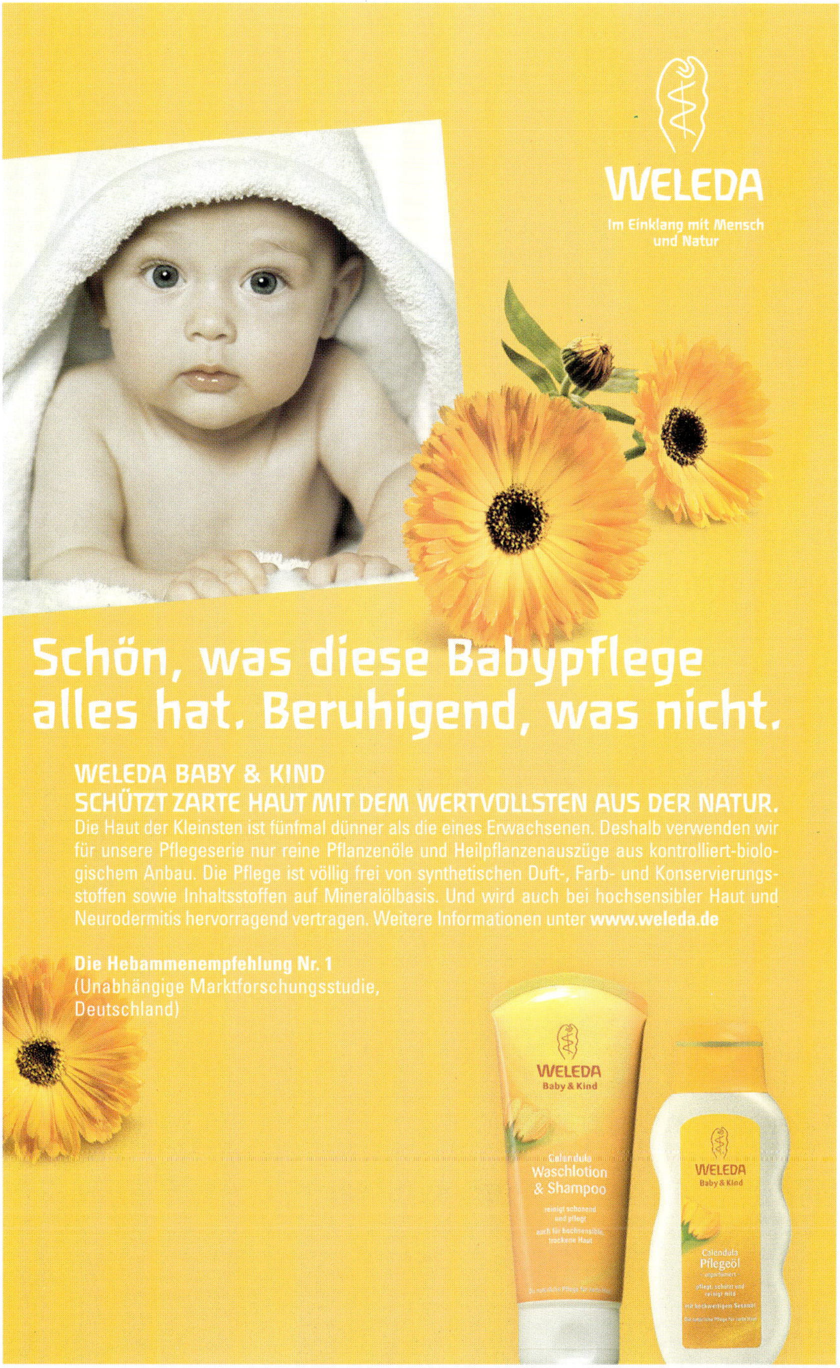
WELEDA
Im Einklang mit Mensch und Natur
Schön, was diese Babypflege alles hat. Beruhigend, was nicht.
WELEDA BABY & KIND
SCHÜTZT ZARTE HAUT MIT DEM WERTVOLLSTEN AUS DER NATUR.
Die Haut der Kleinsten ist fünfmal dünner als die eines Erwachsenen. Deshalb verwenden wir für unsere Pflegeserie nur reine Pflanzenöle und Heilpflanzenauszüge aus kontrolliert-biologischem Anbau. Die Pflege ist völlig frei von synthetischen Duft-, Farb- und Konservierungsstoffen sowie Inhaltsstoffen auf Mineralölbasis. Und wird auch bei hochsensibler Haut und Neurodermitis hervorragend vertragen. Weitere Informationen unter www.weleda.de
Die Hebammenempfehlung Nr. 1
(Unabhängige Marktforschungsstudie, Deutschland)
WELEDA
Baby & Kind
Calendula
Waschlotion & Shampoo
WELEDA
Baby & Kind
Calendula
Pflegeöl

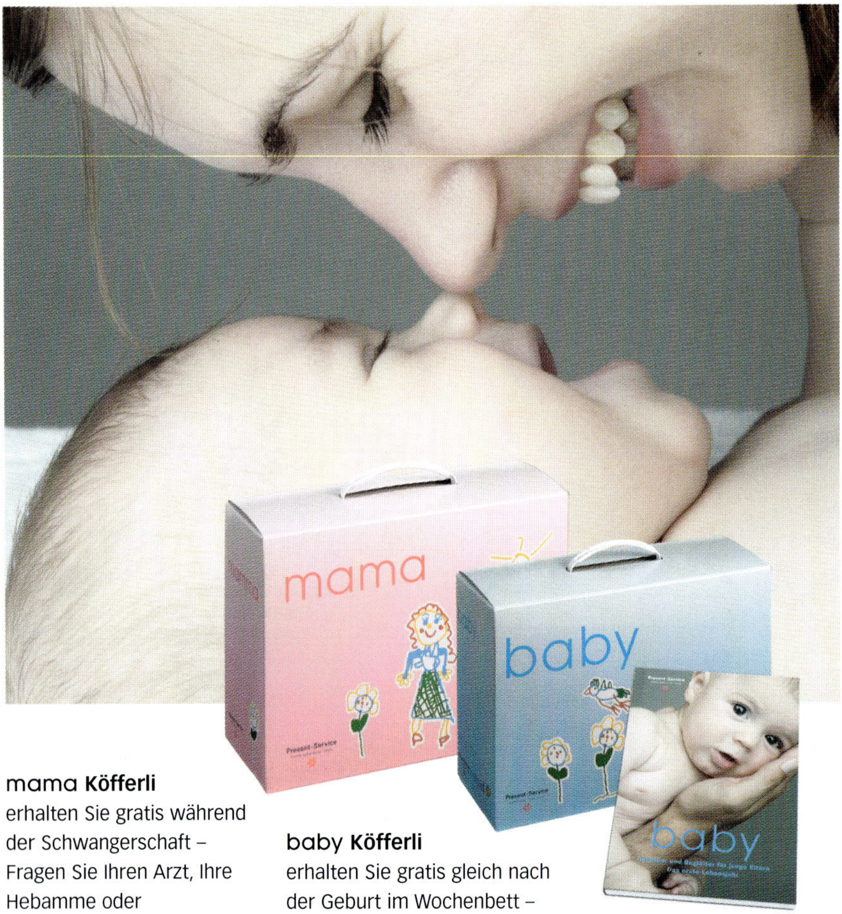

mama Köfferli
erhalten Sie gratis während der Schwangerschaft – Fragen Sie Ihren Arzt, Ihre Hebamme oder Geburtsvorbereiterin.

baby Köfferli
erhalten Sie gratis gleich nach der Geburt im Wochenbett – Fragen Sie Ihre Hebamme oder Schwester im Spital.

Mit nachgeburtlichem Ratgeber-Buch im baby-Köfferli.

In unseren Geschenkpackungen erhalten Sie kostenlos, neben weiteren wichtigen Informationen, viele attraktive Muster und Produkte zum Ausprobieren. In der baby Geschenkpackung liegt zusätzlich auch das nachgeburtliche baby Ratgeber-Buch bei.

Present-Service
mama baby junior family

Present-Service CH-6303 Zug Tel. 041 740 01 40 www.present-service.ch www.famexpo.ch
we care about you. Present-Service

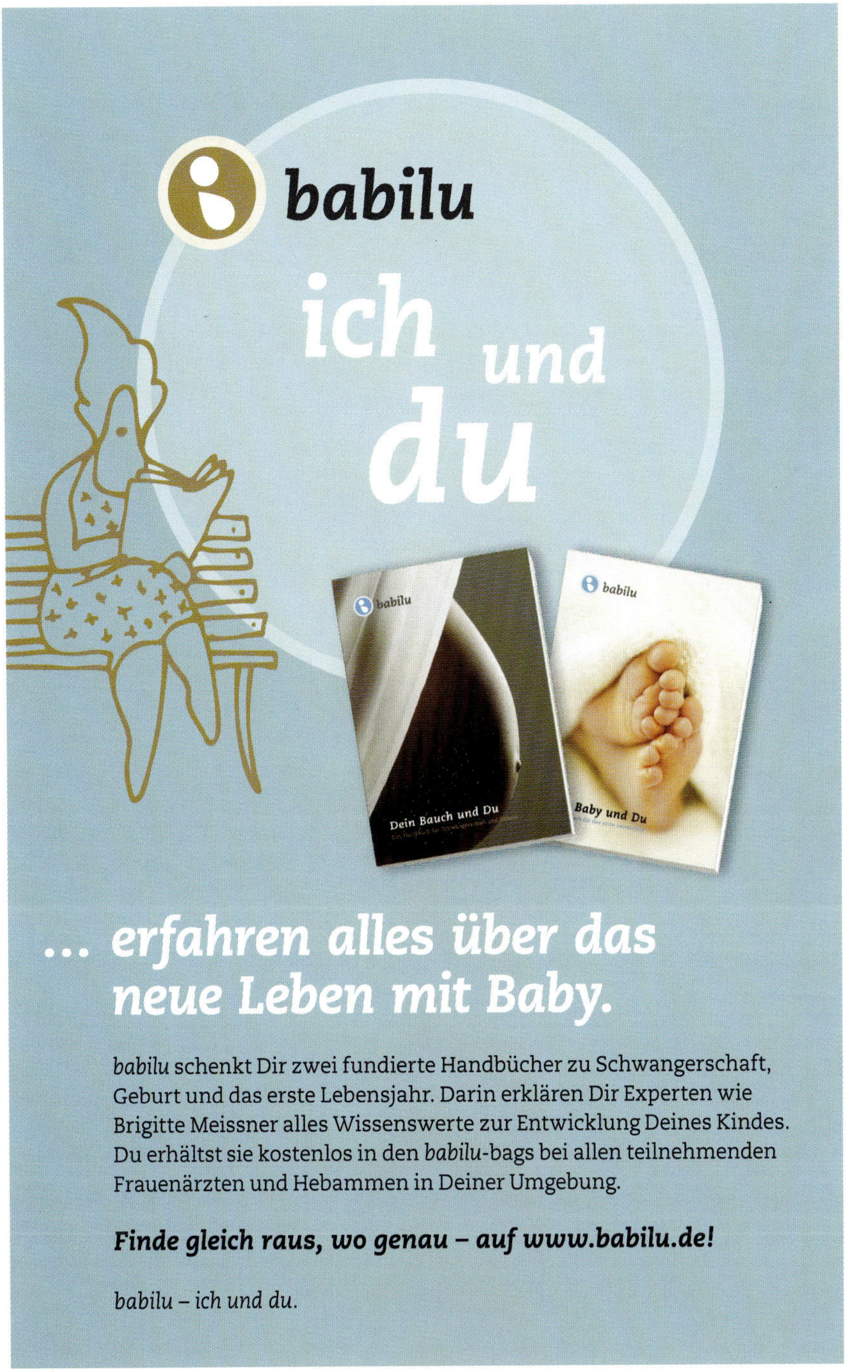
babilu
ich und du
babilu
Dein Bauch und Du
babilu
Baby und Du
... erfahren alles über das neue Leben mit Baby.
babilu schenkt Dir zwei fundierte Handbücher zu Schwangerschaft, Geburt und das erste Lebensjahr. Darin erklären Dir Experten wie Brigitte Meissner alles Wissenswerte zur Entwicklung Deines Kindes. Du erhältst sie kostenlos in den *babilu*-bags bei allen teilnehmenden Frauenärzten und Hebammen in Deiner Umgebung.
Finde gleich raus, wo genau – auf www.babilu.de!
babilu – ich und du.